内科常见病中西医诊治及护理进展

陈宝和　李红丹　张凤　朱小莉　林婧婧　高丽静　主编

天津出版传媒集团
天津科学技术出版社

图书在版编目（CIP）数据

内科常见病中西医诊治及护理进展 / 陈宝和等主编 . -- 天津 : 天津科学技术出版社 , 2024.5

ISBN 978-7-5742-2112-3

Ⅰ . ①内… Ⅱ . ①陈… Ⅲ . ①内科－常见病－中西医结合－诊疗 ②内科－常见病－中西医结合－护理 Ⅳ . ① R5 ② R47

中国国家版本馆 CIP 数据核字（2024）第 094641 号

内科常见病中西医诊治及护理进展
NEIKE CHANGJIANBING ZHONGXIYI ZHENZHI JI HULI JINZHAN

责任编辑：李　彬

责任印制：兰　毅

出版：天津出版传媒集团 / 天津科学技术出版社

地址：天津市西康路 35 号

邮编：300051

电话：（022）23332377

网址：www.tjkjcbs.com.cn

发行：新华书店经销

印刷：山东讯立达文化传媒有限公司

开本：787×1092　1/16　印张 14　字数 400 000

2024 年 5 月第 1 版第 1 次印刷

定价：35.00 元

目　录

第一章　高血压病的治疗新进展

是以血压升高为主要临床表现伴或不伴有多种心血管危险因素的综合征，通常简称为高血压。高血压是多种心、脑血管疾病的重要病因和危险因素，影响重要脏器，如心，脑、肾的结构与功能，最终导致这些器官的功能衰竭，迄今仍是心血管疾病死亡的主要原因之一。

第一节　血压分类和定义

人群中血压水平呈连续性正态分布，正常血压和血压升高的划分并无明确界线。高血压的标准是根据临床及流行病学资料人为界定的。高血压定义为收缩压≥ 140mmHg 和（或）舒张压≥ 90mmHg，根据血压升高水平，又进一步将高血压分为 1 ～ 3 级。当收缩压和舒张压分属于不同分级时，以较高的级别作为标准。以上标准适用于男、女性任何年龄的成人。

第二节　病因

原发性高血压的病因为多因素，可分为遗传和环境因素两个方面。高血压是遗传易感性和环境因素相互作用的结果。一般认为在比例上，遗传因素约占 40%，环境因素约占 60%。

一、遗传因素

高血压具有明显的家族聚集性，父母均有高血压，子女的发病概率高达 46%，约 60% 高血压患者可询问到有高血压家族史。高血压的遗传可能存在主要基因显性遗传和多基因关联遗传两种方式。在遗传表型上，不仅血压升高发生率体现遗传性，而且在血压高度、并发症发生以及其他有关因素方面，如肥胖，也有遗传性。

二、环境因素

1. 饮食　不同地区人群血压水平和高血压患病率与钠盐平均摄入量显著有关，摄盐越多，血压水平和患病率越高，但是同一地区人群中个体间血压水平与摄盐量并不相关，摄盐过多导致血压升高主要见于对盐敏感的人群中。钾摄入量与血压呈负相关。饮食中钙摄入对血压的影响尚有争议，多数人认为饮食低钙与高血压发生有关。高蛋白质摄入属于升压因素，动物和植物蛋白质均能升压。饮食中饱和脂肪酸或饱和脂肪酸 / 不饱和脂肪酸比值较高也属于升压因素。饮酒量与血压水平线性相关，尤其与收缩压，每天饮酒量超过 50g 乙醇者高血压发病率明显增高。

2. 精神应激 城市脑力劳动者高血压患病率超过体力劳动者，从事精神紧张度高的职业者发生高血压的可能性较大，长期生活在噪声环境中听力敏感性减退者患高血压也较多。高血压患者经休息后往往症状和血压可获得一定改善。

三、其他因素

1. 体重 超重或肥胖是血压升高的重要危险因素。体重常是衡量肥胖程度的措标，一般采用体重指数（BMI），即体重（kg）/ 身高（m）（20 ～ 24 为正常范围）。腰围反映向心性肥胖程度。高血压患者约 1/3 有不同程度肥胖。血压与 BMI 呈显著正相关。肥胖的类型与高血压发生关系密切，腹型肥胖者容易发生高血压。

2. 避孕药 服避孕药妇女血压升高发生率及程度与服用时间长短有关。35 岁以上妇女容易出现血压升高。口服避孕药引起的高血压一般为轻度，并且可逆转，在终止避孕药后 3 ～ 6 个月血压常恢复正常。

3. 睡眠呼吸暂停低通气综合征（SAHS） SAHS 是指睡眠期间反复发作性呼吸暂停。有中枢性和阻塞性之分，后者主要是上呼吸道特别是鼻咽部有狭窄的病理基础，如腺样和扁桃体组织增生、软腭松弛、腭垂过长、舌根部脂肪浸润后垂以及下腭畸形等。SAHS 患者 50% 有高血压，血压高度与 SAHS 病程有关。

第三节　发病机制

高血压的发病机制，即遗传与环境因素通过什么途径和环节升高血压，至今还没有一个完整统一的认识。其原因如下：

第一，高血压不是一种均匀同质性疾病，不同个体之间病因和发病机制不尽相同。

第二，高血压的病程较长，进展一般较缓慢，不同阶段有始、维持和加速等不同机制参与。

第三，参与血压正常生理调节的机制不等于高血压发病机制，某一种机制的异常或缺陷常被其他各种机制代偿。

第四，高血压的发病机制与高血压引起的病理生理变化很难截然分开，血压的波动性和高血压定义的人为性以及发病时间的模糊性也使始动机制很难确定。

从血流动力学角度，血压主要决定于心排出量和体循环周围血管阻力，平均动脉血压（MBP）＝合排血量（CO）× 总外周血管阻力（PR）。高血压的血流动力学特征主要是总外周血管阻力相对或绝对增高。从总外周血管阻力增高出发，目前高血压的发病机制较集中在以下几个环节。

一、交感神经系统活性亢进

各种病因因素使大脑皮层下神经中枢功能发生变化，各种神经递质浓度与活性异常，包括去甲肾上腺素、肾上腺素、多巴胺、神经肽 Y、5- 经色胺、血管加压素、脑啡肽、脑钠肽

和中枢肾素 - 血管紧张素系统，导致交感神经系统活性亢进，血浆儿茶酚胺浓度升高，阻力小动脉收缩增强。

二、肾性水钠潴留

各种原因引起肾性水钠潴留，通过全身血流自身调节使外周血管阻力和血压升高，压力 - 利尿钠（pressure-natriuresis）机制再将潴留的水钠排泄出去。也可能通过排钠激素分泌释放增加，例如内源性类洋地黄物质，在排泄水钠同时使外周血管阻力增高。这个学说的理论意义在于将血压升高作为维持体内水钠平衡的一种代偿方式。

有较多因素可引起肾性水钠潴留，例如亢进的交感活性使肾血管阻力增加；肾小球有微小结构病变；肾脏排钠激素（前列腺素、激肤酶、肾髓质素）分泌减少，或者肾外排钠激素（内源性类洋地黄物质、心房肽）分泌异常，或者潴钠激素（18- 羟去氧皮质酮、醛固酮）释放增多。

三、肾素 – 血管紧张素 – 醛固酮系统（RAAS）激活

经典的 RAAS 包括：肾小球人球动脉的球旁细胞分泌肾素，激活从肝脏产生的血管紧张素原（AGT），生成血管紧张素 I（AI），然后经肺循环的转换酶（ACE）生成血管紧张素 II（A II）。A II 是 RAAS 的主要效应物质，作用于血管紧张素 II 受体（AT1），使小动脉平滑肌收缩，刺激肾上腺皮质球状带分泌醛固酮，通过交感神经末梢突触前膜的正反馈使去甲肾上腺素分泌增加。这些作用均可使血压升高，参与高血压发病并维持。近年来发现很多组织，例如血管壁、心脏、中枢神经、肾脏及肾上腺，也有 RAAS 各种组成成分。组织 RAAS 对心脏、血管的功能和结构的作用，可能在高血压发生和维持中有更大影响。

四、细胞膜离子转运异常

血管平滑肌细胞有许多特异性的离子通道、载体和酶，组成细胞膜离子转运系统，维持细胞内外钠、钾、钙离子浓度的动态平衡。遗传性或获得性细胞膜离子转运异常，包括钠泵活性降低，钠一钾离子协同转运缺陷，细胞膜通透性增强，钙泵活性降低，可导致细胞内钠、钙离子浓度升高，膜电位降低，激活平滑肌细胞兴奋 - 收缩耦联，使血管收缩反应性增强和平滑肌细胞增生与肥大，血管阻力增高。

五、胰岛素抵抗

胰岛素抵抗（insulin resiSTance，简称 IR）是指必须以高于正常的血胰岛素释放水平来维持正常的糖耐量，表示机体组织对胰岛素处理葡萄糖的能力减退。约 50% 原发性高血压患者存在不同程度的 IR，在肥胖、血甘油三醋升高、高血压与糖耐量减退同时并存的四联症患者中最为明显。近年来认为胰岛素抵抗是 2 型糖尿病和高血压发生的共同病理生理基础，但是胰岛素抵抗是如何导致血压升高，尚未获得肯定解释。多数认为是胰岛素抵抗造成继发性高胰岛素血症引起的，因为胰岛素抵抗主要影响胰岛素对葡萄糖的利用效应，胰岛素的其他生物学效应仍然保留，继发性高胰岛素血症使肾脏水钠重吸收增强，交感神经系统活性亢进，动脉弹性减退，从而血压升高。在一定意义上，胰岛素抵抗所致交感活性亢进使机体产热增加，是对肥胖的一种负反馈调节，这种调节以血压升高和血脂代谢障碍为代价。

然而，上述从总外周血管阻力增高出发的机制尚不能解释单纯收缩期性高血压和脉压明显增大。通常情况下，大动脉弹性和外周血管的压力反射波是收缩压与脉压的主要决定因素，所以近年来重视动脉弹性功能在高血压发病中的作用。现在已知，覆盖血管内膜面的内皮细胞能生成、激活和释放各种血管活性物质，例如一氧化氮（NO）、前列环素（PGI2）、内皮素（ET-1）、内皮依赖性血管收缩因子（EDCF）等，调节心血管功能。随着年龄增长以及各种心血管危险因素，例如血脂异常、血糖升高、吸烟、高同型半胱氨酸血症等，氧自由基产生增加，NO 灭活增强，氧化应激（oxidative STress）反应等均影响动脉弹性功能和结构。由于大动脉弹性减退，脉搏波传导速度增快，反射波抵达中心大动脉的时相从舒张期提前到收缩期，出现收缩期延迟压力波峰，可以导致收缩压升高，舒张压降低，脉压增大。阻力小动脉结构（血管数目稀少或壁 / 腔比值增加）和功能（弹性减退和阻力增大）改变，影响外周压力反射点的位置或反射波强度，也对脉压增大起重要作用。

第四节　病理

高血压早期无明显病理改变。心脏和血管是高血压病理生理作用的主要靶器官。长期高血压引起的心脏改变主要是左心室肥厚和扩大。长期高血压引起的全身小动脉病变，主要是壁腔比值增加和管腔内径缩小，导致重要靶器官如心、脑、肾组织缺血。长期高血压及伴随的危险因素可促进动脉粥样硬化的形成及发展，该病变主要累及体循环大、中动脉。高血压时还可出现微循环毛细血管稀疏、扭曲变形，静脉顺应性减退。现在认为血管内皮功能障碍是高血压最早期和最重要的血管损害。

一、心脏

长期压力负荷增高，儿茶酚胺与血管紧张素Ⅱ等生长因子都可刺激心肌细胞肥大和间质纤维化。高血压主要是左心室肥厚和扩大，根据左心室肥厚和扩张的程度，可以分为对称性肥厚、不对称性室间隔肥厚和扩张性肥厚。长期高血压发生心脏肥厚或扩大时，称为高血压心脏病。高血压心脏病常合并冠状动脉粥样硬化和微血管病变，最终可导致心力衰竭或严重心律失常，甚至猝死。

二、脑

长期高血压对脑组织的影响，无论是脑卒中或慢性脑缺血，都是脑血管病变的后果。长期高血压使脑血管发生缺血与变性，形成微动脉瘤，从而发牛脑出血。高血压促使脑动脉粥样硬化，粥样斑块破裂可并发脑血栓形成。脑小动脉闭塞性病变，引起针尖样小范围梗死病灶，称为腔隙性脑梗死。高血压的脑血管病变部位，特别容易发生在大脑中动脉的豆纹动脉、基底动脉的旁正中动脉和小脑齿状核动脉。这血管直接来自压力较高的大动脉，血管细长而且垂直穿透，容易形成微动脉瘤或闭塞性病变。因此脑卒中通常累及壳核、丘脑、尾状核、内囊等部位。

三、肾脏

肾单位数目随年龄增长而减少。长期持续高血压使肾小球内囊压力升高，肾小球纤维化、萎缩，以及肾动脉硬化，进一步导致肾实质缺血和肾单位不断减少。慢性肾衰竭是长期高血压的严重后果之一，尤其在合并糖尿病时。恶性高血压时，入球小动脉及小叶间动脉发生增殖性内膜炎及纤维素样坏死，可在短期内出现肾衰竭。

四、视网膜

视网膜小动脉早期发生痉挛，随着病程进展出现硬化改变。血压急骤升高可引起视网膜渗出和出血。

第五节　临床表现及并发症

一、症状

大多数起病缓慢、渐进，一般缺乏特殊的临床表现。约1/5患者无症状，仅在测量血压时或发生心、脑、肾等并发症时才被发现。一般常见症状有头晕、头痛、颈项板紧、疲劳、心悸等，呈轻度持续性，多数症状可自行缓解，在紧张或劳累后加重。也可出现视力模糊、鼻出血等较重症状。症状与血压水平有一定的关联，因高血压性血管痉挛或扩张所致。典型的高血压头痛在血压下降后即可消失。高血压患者可以同时合并其他原因的头痛，往往与血压高度无关，例如精神焦虑性头痛、偏头痛、青光眼等。如果突然发生严重头晕与眩晕，要注意可能是短暂性脑缺血发作或者过度降压、直立性低血压，这在高血压合并动脉粥样硬化、心功能减退者容易发生。高血压患者还可以出现受累器官的症状，如胸闷、气短、心绞痛、多尿等。另外，有些症状可能是降压药的不良反应所致。

二、体征

血压随季节、昼夜、情绪等因素有较大波动。冬季血压较高，夏季较低；血压有明显昼夜波动，一般夜间血压较低，清晨起床活动后血压迅速升高，形成清晨血压高峰。患者在家中的自测血压值往往低于诊所血压值。

高血压时体征一般较少。周围血管搏动、血管杂音、心脏杂音等是重点检查的项目。常见的并应重视的部位是颈部、背部两侧肋脊角、上腹部脐两侧、腰部肋脊处的血管杂音。血管杂音往往表示管腔内血流紊乱，与管腔大小、血流速度、血液黏度等因素有关，提示存在血管狭窄、不完全性阻塞或者代偿性血流量增多、加快，例如肾血管性高血压、大动脉炎、主动脉狭窄、粥样斑块阻塞等。肾动脉狭窄的血管杂音，常向腹两侧传导，大多具有舒张期成分。心脏听诊可有主动脉瓣区第二心音亢进、收缩期杂音或收缩早期喀喇音。

有些体征常提示继发性高血压可能，例如腰部肿块提示多囊肾或嗜铬细胞瘤；股动脉搏动延迟出现或缺如，并且下肢血压明显低于上肢，提示主动脉缩窄；向心性肥胖、紫纹与多毛，提示Cushing综合征可能。

三、恶性或急进型高血压

少数患者病情急骤发展，舒张压持续≥130mmHg，并有头痛、视力模糊、眼底出血、渗出和乳头水肿，肾脏损害突出，持续蛋白尿、血尿与管型尿。病情进展迅速，如不及时有效降压治疗，预后很差，常死于肾功能衰竭、脑卒中或心力衰竭。病理上以肾小动脉纤维样坏死为特征。发病机制尚不清楚，部分患者继发于严重肾动脉狭窄。

四、并发症

1. 高血压危象　因紧张、疲劳、寒冷、嗜铬细胞瘤发作、突然停服降压药等诱因，小动脉发生强烈痉挛，血压急剧上升，影响重要脏器血液供应而产生危急症状。在高血压早期与晚期均可发生。危象发生时，出现头痛、烦躁、眩晕、恶心、呕吐、心悸、气急及视力模糊等严重症状，以及伴有痉挛动脉（椎基底动脉、颈内动脉、视网膜动脉、冠状动脉等）累及相应的靶器官缺血症状。

2. 高血压脑病　发生在重症高血压患者，由于过高的血压突破了脑血流自动调节范围，脑组织血流灌注过多引起脑水肿。临床表现以脑病的症状与体征为特点，表现为弥漫性严重头痛、呕吐、意识障碍、精神错乱，甚至昏迷、局灶性或全身抽搐。

3. 脑血管病 包括脑出血、脑血栓形成、腔隙性脑梗死、短暂性脑缺血发作，参阅神经科教材。

第六节 诊断和鉴别诊断

高血压诊断主要根据诊所测量的血压值，采用经核准的水银柱或电子血压计，测量安静休息坐位时上臂肱动脉部位血压。一般来说，左、右上臂的血压相差＜1.33～2.66/1.33kPa（10～20/10mmHg），右侧＞左侧。如果左、右上臂血压相差较大，要考虑一侧锁骨下动脉及远端有阻塞性病变，例如大动脉炎、粥样斑块。必要时，如疑似直立性低血压的患者还应测量平卧位和站立位（1秒和5秒后）血压。是否血压升高，不能仅凭1次或2次诊所血压测量值来确定，需要一段时间的随访，观察血压变化和总体水平。

一旦诊断高血压，必需鉴别是原发性还是继发性。原发性高血压患者需作有关实验室检查，评估靶器官损害和相关危险因素。

第七节 治疗

近年来随着大规模抗高血压临床试验的开展和心血管分子生物学研究的进展，高血压的传统认识得到了更新，循证医学已成为共识。高血压病不仅是血液动力学异常疾病，而且也伴随脂肪、糖代谢紊乱和心、脑、肾等靶器官的不良重塑。因此治疗要在有效控制血压水平的同时，改善上述诸代谢紊乱，预防和逆转靶器官的不良重塑，这是降低心血管并发症的发生和病死率的关键。

一、高血压降压目标

降压目标即理想血压水平，应将血压降到最大能耐受程度，在此水平上心血管并发症的危险程度最低。Dalby、GPPT、GBPCS等研究随访3～10年，治疗组高血压病患者心血管并发症的发生与死亡仍远远高于同地区血压正常人群，最有可能的解释就是这些病人得到的血压下降并不是最适当的，因此要达到理想血压水平是十分重要的。什么是理想靶血压水平迄今为止，规模最大、为期3年的HOT临床试验已圆满结束，其结果显示血压下降到138/83mmHg（1mmHg=0.133kPa）时，心血管事件的发生率最低。此外，血压下降到此水平以下也是非常安全的。

二、高血压病人的药物治疗

（一）抗高血压药物评价

1. 利尿剂　欧美诸多临床试验如 EWPHE、SHEP、STOP、MRC 等通过应用小剂量噻嗪类利尿剂，发现比大剂量能更明显降低脑卒中和冠心病事件的发生和逆转左室肥厚，且对糖、脂肪、电解质代谢无不良影响。吲达帕胺作为非噻嗪类利尿药，除利尿作用外还有钙拮抗作用，降压温和，疗效确切，对心脏有保护作用。对糖、脂质代谢无不良作用，为一长效理想降压药。

2. β－阻滞剂　大规模临床试验证明它可减少冠心病事件，对心肌梗死（MI）具有二级预防作用，但尚未证明对高血压患者预防 MI 的发生是否优于利尿剂。与利尿剂、钙拮抗剂合用有良好的降压效果，但吸烟往往会降低其疗效。CIBSII 试验证实比索洛尔治疗心力衰竭病人，若谨慎给药，逐渐加量，患者能够很好耐受并使心功能改善，但不提高总生存率。

3. 钙拮抗剂（CCB）　主要有三类，其中以血管选择性最强的二氢吡啶类应用最多，用于治疗高血压和冠心病，取得了良好效果。中国老年收缩期高血压临床试验（Syst-China）与欧洲老年收缩期高血压临床试验（Syst-Eur）两项研究得出相似的研究结果，服用尼群地平 2 ～ 3 年后，对心血管系统具有保护效应，脑卒中的发生率较对照组降低 40%，同时心血管事件、癌症及出血等不良反应没有明显增加。1999 年国际高压学会（WHO-ISH）公布的高血压治疗指南指出对所有高血压各亚组病人钙拮抗剂均能有效降压，且耐受性好，在老年高血压病患者中有预防脑卒中的益处。最好使用长效钙拮抗剂而避免使用短效制剂。

4. 血管紧张素转换酶抑制剂（ACEI）　ACEI 具有较强的降压作用，能逆转血管壁、心脏的不良重塑，恢复其结构和功能。并能改善胰岛素抵抗，对糖、脂肪等代谢无不良作用。其抗高血压机制除减少血管紧张素Ⅱ生成，减慢缓激肽降解，增加前列腺素合成外，还与血管内皮功能恢复，内皮舒张因子（EDRF）生成增加有关。ACEI 能预防或逆转肾小球基底膜的糖化，有效地延缓胰岛素依赖型糖尿病患者，特别是伴有蛋白尿患者肾脏病变的进程，改善患者的预后。CAPPP 临床试验提示 ACEI 能有效降低心力衰竭患者的病残率和病死率。

5. 血管紧张素Ⅱ受体阻滞剂　近年推出的血管紧张素Ⅱ受体阻滞剂在血液动力学上的特性与 ACEI 较为接近，但对心脏与肾脏的远期益处是否与 ACEI 相似，尚有待于更多的临床验证。这类药物较之 ACEI 的优点是没有咳嗽副作用。

6. α－阻滞剂　降压确切，对高脂血症和糖耐量异常者可能有利。能逆转左室肥厚，改善胰岛素抵抗，明显改善前列腺肥大患者的排尿困难，至今临床试验尚未证明长期应用能降低心血管并发症发生与病死率。

（二）初始药物治疗和药物联合应用

1. 初始药物治疗　原则上应该根据病人的情况选择不同的药物，而不强调一线药物的作用，坚持以个体化为治疗准则。WHO-ISH 认为任何一类均可作初始药物，使用顺序如下：利尿剂、β-阻滞剂、ACEI、CCB、α-阻滞剂。美国国家联合委员会（JNCVI）报告指出：病人的初始治疗，如果没有用其他药物指征，应该选择利尿剂或 β 阻滞剂，因为大量随机对照临床试验证明，这两种药物能够显著降低病人的发病率和病死率。不耐受或无效时，再使用 ACEI、CCB、α-阻滞剂。

2. 长效药物　新的 WHO-ISH 高血压治疗指南在药物剂型上提倡 1 天 1 次的长效制剂，其优点在于：患者易于接受；比短效制剂降压更持续、更平稳，并有可能保护靶器官；服用长效制剂能避免服用短效药物的患者因漏服或在夜间可能出现突发性血压升高而导致心血管性猝死的危险性增高。

3. 小剂量联合用药 药物治疗从小剂量开始以减少不良反应，如果患者对单一药物有较好反应，但血压未能达到目标，应当在患者能够很好耐受的情况下增加该药物的剂量。可以通过联合用药最大限度地降低血压，将可能存在的与剂量相关的副作用减少到最小。如果一个药物的疗效反应很差，或是耐受性差，可换另一类型药物，而非加大第一个药物剂量或加用第二个药物。

三、特殊类型高血压或并发症或合并症选用药物原则

1. 老年高血压 老年人收缩压是冠心病、心衰、脑卒中、晚期肾病总病死率的危险因子，收缩压升高比舒张压升高更危险。经美国 SHEP、Syst-Eur、Syst-China 三组临床试验证明，降压治疗组可降低这类患者心血管并发症的发生与病死率。老年人由于球旁器退化，血浆肾素活性（PRA）较低，肝肾功能均有不同程度减退，用药剂量应为年轻人的 1/2。首选长效钙拮抗剂，对单纯收缩期高血压有特效，其次为 ACEI。

老年人降压标准应和年轻人一样＜ 140/90mmHg，收缩压可＜ 160mmHg，如不能达到，则越接近正常越好。避免使用能引起体位性低血压的药物（如 α - 阻滞剂、大剂量双氢克尿噻）和影响认知能力的药物（如可乐定、甲基多巴）。85 岁以上老年高血压是否要治疗仍有争论。但血压极高者或有靶器官损害者应采用药物治疗。

2. 高血压左室肥厚（LVH） 是高血压最重要并发症，血液动力学因素（容量和压力负荷）和神经体液因子（如肾上腺素、血管紧张素Ⅱ、内皮素、加压素等）综合作用导致了 LVH。后者较前者更为重要。各种降压药，除了肼苯哒嗪和长压定外，都可减少 LVH。限盐、降低体重对减轻 LVH 都有效，ACEI+ 利尿剂的作用比其他药都好。LVH 的心电图指标改善预示心血管疾患的危险性减少，但尚不清楚是 LVH 减轻的作用还是血压下降的作用。

3. 冠心病心绞痛或 MI 降压对冠心病患者肯定有好处，但要避免降压过快而引起反射性心动过速、交感神经紧张。此类病人首选 β - 阻滞剂与长效钙拮抗剂。MI 后应当用无内在拟交感作用的 β - 阻滞剂，可减少再发 MI 和猝死，MI 后也可用 ACEI。CCS-1 临床试验证实卡托普利早期治疗急性 MI（AMI）是安全和有益的，特别是对前壁梗死、心率正常或偏快者益处更大。ACEI 可预防心衰，减少病死率。如为无 Q 性 MI 或 MI 后心功能良好者可用维拉帕米或地尔硫）。有些高血压病患者合并 LVH，发作心绞痛不一定有冠状动脉狭窄，是因为心肌氧供需失衡。

4. 脑血管病 高血压是出血或缺血型脑卒中最危险的因素。一般认为在早期急性缺血型脑卒中，除非血压很高（如＞ 180/105mmHg），应暂停用降压药，直至病情稳定。否则过度降压会明显减少脑血流量。脑梗死时用溶栓疗法 24 小时内要监测血压，只有血压在＞ 180mmHg/105mmHg 时，才可以用静注降压药控制血压。出血型卒中血压明显升高，应紧急降压。

5. 肾脏病变 已知所有 CCB 与 ACEI 都有肾脏保护作用。著名的 AIPRI 试验结果表明，双通道排泄的苯那普利长期应用可降低肾功能不全患者尿蛋白，延缓肾衰进程。血压应降至 130/85mmHg，若蛋白尿＞ 1g/d 的目标血压应为 125/75mmHg。在肾功能不全患者首先用 ACEI，特别是双通道排泄的，但应从小剂量开始，密切观察肾功能变化。若内生肌酐清除率＜ 30ml/min，一般不用 ACEI。此外还可选用 CCB，襻类利尿药和 α - 阻滞剂。

6. 高血压合并糖尿病 改善生活方式和降压药物治疗具有同样作用，须将血压控制在 130/85mmHg 以下。ACEI、α - 阻滞剂、钙拮抗剂和小剂量双氢克尿噻最适用于这种病人。虽然 β - 阻滞剂影响周围血流，延长低血糖时间，掩盖低血糖反应症状，但糖尿病病人用双

氢克尿噻加 β-阻滞剂治疗对减少冠心病病死率和总的心血管事件肯定有效。非胰岛素依赖型糖尿病有 1/3 合并有肾病，是肾病最常见病因之一。降压治疗可延缓或阻止肾功能损害进展，延长寿命。降压药的选择对有无肾病是十分重要的，有的药物本身可加速糖尿病代谢并发症的发生。ACEI、α-阻滞剂和利尿剂降压治疗后，可使病人在蛋白尿出现之后存活 10 年由 30% 增至 80%。ACEI 是首选药物，它不仅能减慢肾病进展，在血压正常糖尿病患者也是如此，这是近年来 ACEI 临床应用最大突破，若 ACEI 不适合应用则考虑血管紧张素Ⅱ受体拮抗剂。一般要将血压降至最低水平即可维持主要脏器的灌注压就可，这样可加强抗肾病的疗效。

7. 高脂血症　首选减体重，限总热量、脂肪酸、胆固醇（TC）、食盐、酒，加强体育锻炼。大剂量双氢克尿噻及襻利尿剂使 TC、甘油三酯（TG）、低密度脂蛋白（LDL）一过性升高，但调节饮食可减少或消除这种副作用。小剂量双氢克尿噻无这些副作用，用双氢克尿噻能肯定减少这类病人的猝死率、总病死率及 MI 再发率。α-阻滞剂可降低 TC，增加高密度脂蛋白（HDL）。ACEI、血管紧张素Ⅱ受体拮抗剂、钙拮抗剂及中枢交感兴奋剂对血脂起中性作用。而他汀类药对冠心病和脑卒中有初级和次级预防作用。

8. 妊娠　妊娠高血压一般定义为绝对血压升高（140/90mmHg 或更高）或妊娠期前或妊娠前 3 个月血压水平升高［收缩压升高≥ 25mmHg 和（或）舒张压≥ 15mmHg］。血压＞170/110mmHg 时应加以治疗，但至今有关将血压降至何种水平尚无定论。现用于紧急降低妊娠高血压的药物是硝苯地平、肼苯达嗪、拉贝洛尔。用于长期治疗妊娠高血压的药物包括 β-阻滞剂（阿替洛尔用于整个妊娠期，可伴有胎儿发育迟缓）、甲基多巴、哌唑嗪、肼苯达嗪、硝苯地平等。一般妊娠期间避免使用的药物包括 ACEI、血管紧张素Ⅱ受体拮抗剂、利尿剂。

9. 围手术期高血压　可能与肾上腺功能增强有关。血压＞ 180/110mmHg 使围手术期 MI、脑卒中发生率增加，手术宜延后，降压最好使用 β-阻滞剂，其次可选利尿剂、交感神经抑制剂、ACEI、贴剂可乐定。手术前应补钾，以防术后缺钾。用降压药控制良好的病人应在术后立即恢复用药，如无法口服，可用静注降压药。个别报道认为钙拮抗剂会使术中出血增加。

10. 高血压危象　高血压危象包括急症和次急症情况，高血压急症是指那些需要立即降低血压（不必达到正常范围），以预防或减少靶器官损伤，例如高血压脑病、颅内出血、不稳定性心绞痛、AMI、伴有肺水肿的急性心衰、夹层动脉瘤或子痫。高血压次急症是指那些期望在几个小时内降低血压的状况，例如包括Ⅲ期高血压的水平，高血压伴有视神经乳头水肿，进行性靶器官并发症和严重的围手术期高血压。缺少症状或没有新的、进行性的靶器官损伤的单纯血压升高非常罕见。许多高血压急症的治疗都是经非胃肠给药，也可以给予起效较快的口服药，选择的范围包括襻类利尿药、β-阻滞剂、ACEI、α2 受体阻滞剂或钙拮抗剂。

第八节　中医诊疗

一、范围

眩晕是临床常见病证，可见于梅尼埃病、良性位置性眩晕、低血糖症、低血压症、脑动脉硬化症、椎 - 基底动脉供血不足、贫血等。临床上高血压病可归于眩晕的范畴。

眩是指眼花或眼前发黑，晕是指头晕甚或感觉自身或外界景物旋转。二者常同时并见，故称为“眩晕”。轻者闭目即止，重者如坐车船，旋转不定，不能站立，或伴有恶心、呕吐、汗出，甚则仆倒等症状。

《内经》对本病的病因病机做了较多的论述，认为眩晕属肝所主，与髓海不足、血虚、邪中等多种因素有关。如《素问·至真要大论》云：“诸风掉眩，皆属于肝。”《灵枢·海论》曰：“髓海不足，则脑转耳鸣，胫酸眩冒。”《灵枢·卫气》说：“上虚则眩。”《灵枢·大惑论》说：“故邪中于项，因逢其身之虚……入于脑则脑转，脑转则引目系急，目系急则目眩以转矣。”《素问·六元正纪大论》云：“木郁之发……甚则耳鸣眩转。”汉代张仲景认为，痰饮是眩晕的重要致病因素之一，《金匮要略·痰饮咳嗽病脉证并治》说：“心下有支饮，其人苦冒眩，泽泻汤主之。”至金元时期，对眩晕的概念、病因病机及治法方药均有了进一步的认识。《素问玄机原病式·五运主病》言：“风火皆属阳，多为兼化，阳主乎动，两动相搏，则为之旋转。”主张眩晕的病机应从风火立论。而《丹溪心法·头眩》则强调“无痰则不作眩”，提出了痰水致眩学说。明清时期对于眩晕发病又有了新的认识。《景岳全书·眩运》指出：“眩运一证，虚者居其八九，而兼火兼痰者，不过十中一二耳。”强调指出：“无虚不能作眩。”《重订严氏济生方·眩晕门》载：“所谓眩晕者，眼花屋转，起则眩倒是也，由此观之，六淫外感，七情内伤，皆能导致。”首提六淫七情所伤致眩说。《医学正传·眩运》言：“大抵人肥白而作眩者，治宜清痰降火为先，而兼补气之药；人黑瘦而作眩者，治宜滋阴降火为要，而带抑肝之剂。”指出眩晕的治疗亦当分别针对不同体质及证候，辨证治之。此外《医学正传·眩运》还记载了“眩运者，中风之渐也”，认识到眩晕与中风之间有一定的内在联系。

二、病因、病机

眩晕的病因主要有外邪、情志、饮食、体质、年龄、作息、外伤等方面。正如《类证治裁·眩晕》所言：“良由肝胆乃风木之脏，相火内寄，其性主动主升。或由身心过动，或由情志郁勃，或由地气上腾，或由冬藏不密，或由高年肾液已衰，水不涵木，以致目昏耳鸣，震眩不定。”其病性有虚实两端，属虚者居多，如阴虚易肝风内动，血虚则脑失所养，精亏则髓海不足，均可导致眩晕。属实者多由于痰浊壅遏，化火上蒙，或瘀血凝滞，经脉痹阻而形成眩晕。

（一）病因

1. 情志不遂

忧郁恼怒太过，肝失条达，肝气郁结，气郁化火，肝阴耗伤，风阳易动，上扰头目，发为眩晕。

2. 年高体弱

肾为先天之本，主藏精生髓，脑为髓之海。若年高肾精亏虚，髓海不足，无以充盈于脑，或体虚多病，损伤肾精肾气，或房劳过度，阴精亏虚，均可导致髓海空虚，发为眩晕。如肾阴素亏，水不涵木，肝阳上亢，肝风内动，亦可发为眩晕。

3. 久病劳倦

若久病体虚，脾胃虚弱，或失血之后，耗伤气血，或忧思劳倦，均可导致气血两虚，气虚则清阳不升，血虚则清窍失养，故而发为眩晕。

4. 饮食不节

嗜酒无度，过食肥甘，损伤脾胃，以致健运失司，水湿内停，积聚生痰，痰阻中焦，清阳不升，头窍失养，故发为眩晕；或饮食衰少，气血不足，致脑失所养，发为眩晕。

5. 外感六淫

寒则收引，热则弛张，颠顶之上惟风可到，湿性黏滞，燥性干涩，均致经脉运行失度，挛急异常，而致脑失所养，发为眩晕。

此外，跌仆坠损，头脑外伤，瘀血停留，阻滞经脉，而致气血不能上荣于头目，故眩晕时作。

（二）病机

眩晕之基本病理变化，不外虚实两端。虚者为气、血、精不足，髓海失养；实者为风、火、痰、瘀扰乱，清窍失宁。本病的病位在于脑窍，其病变脏腑与肝、脾、肾三脏相关。肝乃风木之脏，其性主动主升，若肝肾阴亏，水不涵木，阴不维阳，阳亢于上，或气火暴升，上扰头目，则发为眩晕。脾为后天之本，气血生化之源，若脾胃虚弱，气血亏虚，清窍失养，或脾失健运，痰浊中阻，或风阳夹痰，上扰清空，均可发为眩晕。肾主骨生髓，脑为髓海，肾精亏虚，髓海失充，亦可发为眩晕。在眩晕的病变过程中，各种病因彼此影响，病机相互兼夹或转化。如脾胃虚弱，气血亏虚而生眩晕，而脾虚又可聚湿生痰，二者相互影响，临床上可以表现为气血亏虚兼有痰湿中阻的证候。如痰湿中阻，郁久化热，形成痰火为患，甚至火盛伤阴，形成阴亏于下、痰火上蒙的复杂局面。再如肾精不足，本属阴虚，若阴损及阳，或精不化气，可以转为肾阳不足或阴阳两虚之证。此外，风阳每夹有痰火，肾虚可以导致肝旺，久病入络形成瘀血，故临床常形成虚实夹杂之证候。若中年以上，阴虚阳亢，风阳上扰，眩晕常作者往往有中风暴厥的可能。

三、辨证治疗

1. 肝阳上亢证

症状：眩晕，耳鸣，头目胀痛，口苦，失眠多梦，遇烦劳郁怒而加重，甚则仆倒，颜面潮红，急躁易怒，肢麻震颤，舌红苔黄，脉弦或数。

证机概要：肝阳风火，上扰清窍。

治法：平肝潜阳，清火息风。

代表方：天麻钩藤饮加减。本方功用平肝潜阳，清火息风，可用于肝阳偏亢，风火上扰而导致的眩晕。

常用药：天麻、石决明、钩藤平肝潜阳息风；牛膝、杜仲、桑寄生补益肝肾；黄芩、山栀、菊花清肝泻火；白芍柔肝滋阴。

若肝火上炎较甚，口苦目赤，烦躁易怒者，酌加龙胆草、川楝子、夏枯草；若肝肾阴虚较甚，目涩耳鸣，腰酸膝软，可酌加何首乌、生地黄、玄参；若见目赤便秘，可选加当归龙荟丸；若眩晕剧烈，兼见手足麻木或震颤者，加羚羊角、石决明、蜈蚣等。

2. 痰湿中阻证

症状：眩晕，头重昏蒙，或伴视物旋转，胸闷恶心，呕吐痰涎，食少多寐，舌苔白腻，脉濡滑。

证机概要：痰浊中阻，上蒙清窍，清阳不升。

治法：化痰祛湿，健脾和胃。

代表方：半夏白术天麻汤加减。本方燥湿化痰，平肝息风，用于治疗脾虚湿盛，风痰上扰之眩晕。

常用药：半夏、陈皮健脾燥湿化痰；白术、苡仁、茯苓健脾化湿；天麻化痰息风，止头眩。

若眩晕较甚，呕吐频作，视物旋转，可酌加代赭石、竹茹、生姜、旋覆花；若脘闷纳呆，加砂仁、白蔻仁；若兼见耳鸣重听，可酌加郁金、菖蒲、葱白；若痰郁化火，头痛头胀，心烦口苦，渴不欲饮，舌红苔黄腻，脉弦滑者，宜用黄连温胆汤。

3. 瘀血阻窍证

症状：眩晕，头痛，兼见健忘，失眠，心悸，精神不振，耳鸣耳聋，面唇紫暗，舌暗有瘀斑，脉涩或细涩。

证机概要：瘀血阻络，气血不畅，脑失所养。

治法：祛瘀生新，活血通窍。

代表方：通窍活血汤加减。本方活血化瘀，通窍止痛，用于治疗跌仆外伤，瘀阻头窍而导致的眩晕、头痛诸症。

常用药：川芎、赤芍、桃仁、红花活血化瘀，通窍止痛；白芷、菖蒲、老葱通窍理气，温经止痛；当归养血活血；地龙、全蝎善入经络，镇痉祛风。

若兼见神疲乏力，少气自汗等症，加入黄芪、党参；若兼心烦面赤，舌红苔黄者，加栀子、连翘、薄荷、桑叶、菊花；若兼畏寒肢冷，感寒加重，可加附子、桂枝；头颈部不能转动者，加威灵仙、鬼箭羽、王不留行。

4. 气血亏虚证

症状：眩晕动则加剧，劳累即发，面色㿠白，神疲乏力，倦怠懒言，唇甲不华，发色不泽，心悸少寐，纳少腹胀，舌淡苔薄白，脉细弱。

证机概要：气血亏虚，清阳不展，脑失所养。

治法：补益气血，调养心脾。

代表方：归脾汤加减。本方功用补益气血，健脾养心，主治因心脾两虚，气血不足而导致的眩晕等。

常用药：党参、白术、黄芪益气健脾；当归、熟地、大枣补血生血养心；茯苓、炒扁豆、生姜补中健脾；远志、茯神龙眼肉养血安神。

若中气不足，清阳不升，兼见气短乏力，纳少神疲，便溏下坠，脉象无力者，可合用补中益气汤；若自汗时出，易于感冒，当重用黄芪，加防风、浮小麦；若脾虚湿盛，腹泻或便溏，腹胀纳呆，舌淡舌胖，边有齿痕，可酌加苡仁、炒扁豆、泽泻等，当归宜炒用；若兼见形寒肢冷，腹中隐痛，脉沉者，可酌加桂枝、干姜；若血虚较甚，面色㿠白，唇舌色淡者，可加阿胶、紫河车粉（冲服）；兼见心悸怔忡，少寐健忘者，可加柏子仁、合欢皮、夜交藤。

5. 肾精不足证

症状：眩晕日久不愈，精神萎靡，腰酸膝软，少寐多梦，健忘，两目干涩，视力减退；或遗精滑泄，耳鸣齿摇；或颧红咽干，五心烦热，舌红少苔，脉细数；或面色㿠白，形寒肢冷，舌淡嫩，苔白，脉弱尺甚。

证机概要：肾精不足，髓海空虚，脑失所养。

治法：滋养肝肾，益精填髓。

代表方：左归丸加减。本方滋阴补肾，填精补髓，主治因肾精不足，髓海失养而导致的眩晕。

常用药：熟地、山萸肉、山药滋阴补肾；龟板、鹿角胶、紫河车滋肾助阳，益精填髓；杜仲、枸杞子、菟丝子补益肝肾；牛膝强肾益精。

若阴虚火旺，症见五心烦热，潮热颧红，舌红少苔，脉细数者，可加鳖甲、知母、黄柏、丹皮、地骨皮等；若肾失封藏固摄，遗精滑泄者，可酌加芡实、莲须、桑螵蛸、紫石英等；若兼失眠，多梦，健忘者，加阿胶、鸡子黄、酸枣仁、柏子仁等。

若阴损及阳，肾阳虚明显，表现为四肢不温，形寒怕冷，精神萎靡，舌淡脉沉者，或予右归丸，或酌配巴戟天、仙灵脾、肉桂。若兼见下肢浮肿，尿少等症，可加桂枝、茯苓、泽泻等；若兼见便溏，腹胀少食，可加白术、茯苓。

第九节　护理要点

一、一般护理

1. 头痛、眩晕、视力模糊的患者应卧床休息，抬高床头，保证充足的睡眠。指导患者使用放松技术，如缓慢呼吸、心理训练、音乐治疗等，避免精神紧张、情绪激动和焦虑，保持情绪平稳。保持病室安静，减小声光刺激和探视，护理操作动作要轻巧并集中进行，少打扰患者。对因焦虑而影响睡眠的患者遵医嘱应用镇静剂。

2. 有氧运动可降压减肥、改善脏器功能、提高活动耐力，减轻胰岛素抵抗，指导轻症患者选择适当的运动，如慢跑、健身操、骑自行车、游泳等（避免竞技性、力量型的运动），一般每周 3 ～ 5 次，每次 30 ～ 40min，出现头晕、心慌、气短、极度疲乏等症状时立即停止运动。

3. 合理膳食，每日摄钠量不超过 6g，减少热量、胆固醇、脂肪摄入，适当增加蛋白质，多吃蔬菜、水果，摄入足量的钾、镁、钙，避免过饱，烟酒及刺激性的饮料，可以降低血压，减经体重，防止高血脂和动脉硬化，防止便秘，减轻心脏负荷。

二、病情观察与护理

1. 注意神志、血压、心率、尿量呼吸频率等生命体征的变化，每日定时测量并记录血压。血压有持续升高时，密切注意有无剧烈头痛、呕吐、心动过速、抽搐等高血压脑病和高血压危象的征象。出现上述现象时应给子氧气吸入，建立静脉通路，通知病危，准备各种抢救物品及急救药物，详细书写特别护理记录单；配合医生采取紧急抢救措施，快速降压、制止抽搐，以防脑血管疾病的发生。

2. 注意用药及观察：高血压患者服药后应注意观察服药反应，并根据病情轻重血压的变化决定用药剂量与次数，详细做好记录。若有心、脑、肾严重并发症，则药物降压不宜过快，否则供血不足易发生危险，血压变化大时，要立即报告医师子以及时处理。要告诉患者按时服药及观察。忌乱用药或随意增减剂量与擅自停药。用降压药期间要经常测量血压并做好记录，以提供治疗参考，注意起床动作要缓慢，防止体位性低血压引起摔倒。用利尿剂降压时注意记出入量，排尿多的患者应注意补充含钟高的食物和饮料，如玉米面、海带、蘑菇、枣、桃、香蕉、橘子汁等。用药要逐渐减量、停药，避免突然停用引起心绞痛发作。

3. 患者如出现肢体麻木，活动僵硬或言语含糊不清时，应警惕高血压并发脑血管疾病。对已有高血压心脏病者，要注意有无呼吸困难，水肿等心力衰竭表现；同时检查心率，有无心律失常的发生。观察尿量及尿的化验变化，以发现肾脏是否受累。发现上述并发症时，要协助医生相应的治疗及做好护理工作。

4. 高血压急症时，应迅速准确按医嘱给予降压药，脱水剂及镇痉药物，注意观察药物疗效及不良反应，严格按药物剂量调节滴速，以免血压骤降引起意外。

5. 出现脑血管意外、心力衰竭，肾衰竭者，给予相应抢救配合。

第二章　慢性收缩性心力衰竭治疗进展

第一节　定义

心力衰竭（heart failure）是各种心脏结构或功能性疾病导致心室充盈及（或）射血能力受损而引起的一组综合征。由于心室收缩功能下降射血功能受损，心排血量不能满足机体代谢的需要，器官、组织血液灌注不足，同时出现肺循环和（或）体循环淤血，临床表现主要是呼吸困难和无力而致体力活动受限和水肿。

第二节　病因

一、基本病因

几乎所有类型的心脏、大血管疾病均可引起心力衰竭（心衰）。心力衰竭反映心脏的泵血功能障碍，也就是心肌的舒缩功能不全。从病理生理的角度来看，心肌舒缩功能障碍大致上可分为由原发性心肌损害及由于心脏长期容量及（或）压力负荷过重，导致心肌功能由代偿最终发展为失代偿两大类：

（一）原发性心肌损害

1. 缺血性心肌损害　冠心病心肌缺血和（或）心肌梗死是引起心力衰竭的最常见的原因之一。

2. 心肌炎和心肌病　各种类型的心肌炎及心肌病均可导致心力衰竭，以病毒性心肌炎及原发性扩张型心肌病最为常见。

3. 心肌代谢障碍性疾病　以糖尿病心肌病最为常见，其他如继发于甲状腺功能亢进或减低的心肌病，心肌淀粉样变性等。

（二）心脏负荷过重

1. 压力负荷（后负荷）过重　见于高血压、主动脉瓣狭窄、肺动脉高压、肺动脉瓣狭窄等左、右心室收缩期射血阻力增加的疾病。为克服增高的阻力，心室肌代偿性肥厚以保证射血量。持久的负荷过重，心肌必然发生结构和功能改变而终至失代偿，心脏排血量下降。

2. 容量负荷（前负荷）过重　见于以下两种情况：①心脏瓣膜关闭不全，血液反流，如主动脉瓣关闭不全、二尖瓣关闭不全等；②左、右心或动静脉分流性先天性心血管病如间隔缺损、动脉导管未闭等。此外，伴有全身血容量增多或循环血量增多的疾病如慢性贫血、甲状腺功能亢进症等，心脏的容量负荷也必然增加。容量负荷增加早期，心室腔代偿性扩大，心肌收缩功能尚能维持正常，但超过一定限度心肌结构和功能发生改变即出现失代偿表现。

二、诱因

有基础心脏病的患者，其心力衰竭症状往往由一些增加心脏负荷的因素所诱发。常见的诱发心力衰竭的原因有：

1. **感染** 呼吸道感染是最常见，最重要的诱因。感染性心内膜炎作为心力衰竭的诱因也不少见，常因其发病隐袭而易漏诊。

2. **心律失常** 心房颤动是器质性心脏病最常见的心律失常之一，也是诱发心力衰竭最重要的因素。其他各种类型的快速性心律失常以及严重的缓慢性心律失常均可诱发心力衰竭。

3. **血容量增加** 如摄入钠盐过多，静脉输入液体过多、过快等。

4. **过度体力劳累或情绪激动** 如妊娠后期及分娩过程，暴怒等。

5. **治疗不当** 如不恰当停用利尿药物或降血压药等。

6. **原有心脏病变加重或并发其他疾病** 如冠心病发生心肌梗死，风湿性心瓣膜病出现风湿活动，合并甲状腺功能亢进或贫血等。

第三节 病理生理

目前已经认识到心力衰竭是一种不断发展的疾病，一旦发生心力衰竭即使心脏没有新的损害，在各种病理生理变化的影响下，心功能不全将不断恶化进展。当基础心脏病损及心功能时，机体首先发生多种代偿机制。这些机制可使心功能在一定的时间内维持在相对正常的水平，但这些代偿机制也均有其负性的效应。当代偿失效而出现心力衰竭时病理生理变化则更为复杂。其中最重要的可归纳为以下四个方面：

一、代偿机制

当心肌收缩力减弱时，为了保证正常的心排血量，机体通过以下的机制进行代偿。

1. **Frank-STarling 机制** 即增加心脏的前负荷，使回心血量增多，心室舒张末期容积增加，从而增加心排血量及提高心脏做功量。心室舒张末期容积增加，意味着心室扩张，舒张末压力也增高，相应的心房压、静脉压也随之升高。待后者达到一定高度时即出现肺的阻性充血或腔静脉系统充血。

2. **心肌肥厚** 当心脏后负荷增高时常以心肌肥厚作为主要的代偿机制，心肌肥厚心肌细胞数并不增多，以心肌纤维增多为主。细胞核及作为供给能源的物质线粒体也增大和增多，但程度和速度均落后于心肌纤维的增多。心肌从整体上显得能源不足，继续发展终至心肌细胞死亡。心肌肥厚心肌收缩力增强，克服后负荷阻力，使心排血量在相当长时间内维持正常，患者可无心力衰竭症状，但这并不意味心功能正常。心肌肥厚者，心肌顺应性差，舒张功能降低，心室舒张末压升高，客观上已存在心功能障碍。

3. **神经体液的代偿机制** 当心脏排血量不足，心腔压力升高时，机体全面启动神经体液机制进行代偿，包括：

(1)交感神经兴奋性增强: 心力衰竭患者血中去甲肾上腺素(NE)水平升高,作用于心肌p-肾上腺素能受体，增强心肌收缩力并提高心率，以提高心排血量。但与此同时周围血管收缩，增加心脏后负荷，心率加快，均使心肌耗氧量增加。除了上述血流动力学效应外，NE 对心肌细胞有直接的毒性作用，可促使心肌细胞凋亡，参与心脏重塑（remodeling）的病理过程。此外，交感神经兴奋还可使心肌应激性增强而有促心律失常作用。

(2) 肾素 - 血管紧张素 - 醛固酮系统（RAAS）激活：由于心排血量降低，肾血流量随之减低，RAAS 被激活。其有利的一面是心肌收缩力增强，周围血管收缩维持血压，调节血液的再分配，保证心、脑等重要脏器的血液供应。同时促进醛固酮分泌，使水、钠潴留，增加总体液量及心脏前负荷，对心力衰竭起到代偿作用。

近年的研究表明，RAAS 被激活后，血管紧张素Ⅱ（angiotensin Ⅱ，AⅡ）及醛固酮分泌增加使心肌、血管平滑肌、血管内皮细胞等发生一系列变化，称之为细胞和组织的重塑。在心肌上 AⅡ通过各种途径使新的收缩蛋白合成增加；细胞外的醛固酮刺激成纤维细胞转变为胶原纤维，使胶原纤维增多，促使心肌间质纤维化。在血管中使平滑肌细胞增生管腔变窄，同时降低血管内皮细胞分泌一氧化氮的能力，使血管舒张受影响。这些不利因素的长期作用，加重心肌损伤和心功能恶化，后者又进一步激活神经体液机制，如此形成恶性循环，使病情日趋恶化。

二、心力衰竭时各种体液因子的改变

近年来不断发现一些新的肽类细胞因子参与心力衰竭的发生和发展，重要的有:

1. 心钠肽和脑钠肽（atrial natriuretic peptide，ANP and brain natriuretic peptide，BNP）正常情况下，ANP 主要储存于心房，心室肌内也有少量表达。当心房压力增高，房壁受牵引时，ANP 分泌增加，其生理作用为扩张血管，增加排钠，对抗肾上腺素、肾素 - 血管紧张素等的水、钠潴留效应。正常人 BNP 主要储存于心室肌内，其分泌量亦随心室充盈压的高低变化，BNF 的生理作用与 ANP 相似。

心力衰竭时，心室壁张力增加，心室肌内不仅 BNP 分泌增加，ANP 的分泌也明显增加，使血浆中 ANP 及 BNP 水平升高，其增高的程度与心衰的严重程度呈正相关。为此，血浆 ANP 及 BNF 水平可作为评定心衰的进程和判断预后的指标。

心衰状态下，循环中的 ANP 及 .BNP 降解很快，且其生理效应明显减弱，即使输注外源性 ANP 亦难以达到排钠、利尿降低血管阻力的有益作用。新近研究开发的重组人 BNP（Nesiritide）临床应用，可发挥排钠、利尿、扩管等改善心衰的有益作用。

2. 精氨酸加压素（arginine vasopressin，AVP） 由垂体分泌，具有抗利尿和周围血管收缩的生理作用。对维持血浆渗透压起关键作用。AVP 的释放受心房牵张受体（atrial STretch receptors）的调控。心力衰竭时心房牵张受体的敏感性下降，使 AVP 的释放不能受到相应的抑制，而使血浆 AVP 水平升高，继而水的潴留增加；同时其周围血管的收缩作用又使心脏后负荷增加；对于心衰早期，AVP 的效应有一定的代偿作用，而长期的 AVP 增加，其负面效应将使心力衰竭进一步恶化。

3. 内皮素（endothelin） 是由血管内皮释放的肽类物质，具有很强的收缩血管的作用。心力衰竭时，受血管活性物质如去甲。肾上腺素、血管紧张素、血栓素等的影响，血浆内皮素水平升高，且直接与肺动脉压力特别是肺血管阻力升高相关。除血流动力学效应外，内皮素还可导致细胞肥大增生，参与心脏重塑过程。目前，实验研究已证实内皮素受体拮抗剂 bosentan 可以对抗内皮素的血流动力学效应并减轻心肌肥厚，明显改善慢性心衰动物的近期及远期预后。临床应用内皮素受体拮抗剂初步显示可改善心衰患者的血流动力学效应。

三、关于舒张功能不全

心脏舒张功能不全的机制，大体上可分为两大类：一种是主动舒张功能障碍，其原因多为 Ca^{2+} 不能及时地被肌浆网回摄及泵出胞外，因为这两种过程均为耗能过程，所以当能量供应不足时，主动舒张功能即受影响。如冠心病有明显心肌缺血时，在出现收缩功能障碍前即可出现舒张功能障碍。另一类舒张功能不全是由于心室肌的顺应性减退及充盈障碍，它主要见于心室肥厚如高血压及肥厚性心肌病时，这一类病变将明显影响心室的充盈压，当左室舒张末压过高时，肺循环出现高压和淤血，即舒张性心功能不全，此时心肌的收缩功能尚可保持较好，心脏射血分数正常，故又称为 LVEF 正常（代偿）的心力衰竭。由于临床上这种情况可发生在高血压及冠心病，而目前这两种病又属多发病，因此这一类型的心功能不全日渐受到重视。但需要指出的是，当有容量负荷增加心室扩大时，心室的顺应性是增加的，此时即使有心室肥厚也不致出现单纯的舒张性心功能不全。舒张与收缩功能不全的心腔压力与容量的变化。

四、心肌损害和心室重塑

原发性心肌损害和心脏负荷过重使心脏功能受损，导致上述的心室扩大或心室肥厚等各种代偿性变化。在心腔扩大、心室肥厚的过程中，心肌细胞、胞外基质、胶原纤维网等均有相应变化，也就是心室重塑过程。目前大量的研究表明，心力衰竭发生发展的基本机制是心室重塑。由于基础心脏病的性质不同，进展速度不同以及各种代偿机制的复杂作用，心室扩大及肥厚的程度与心功能的状况并不平行，有些患者心脏扩大或肥厚已十分明显，但临床上尚可无心力衰竭的表现。但如基础心脏疾病病因不能解除，或即使没有新的心肌损害，随着时间的推移，心室重塑的病理变化仍可自身不断发展，心力衰竭必然会出现。从代偿到失代偿除了因为代偿能力有一定的限度、各种代偿机制的负面影响之外，心肌细胞的能量供应相对及绝对的不足及能量的利用障碍导致心肌细胞坏死、纤维化也是一个重要的因素。心肌细胞减少使心肌整体收缩力下降；纤维化的增加又使心室的顺应性下降，重塑更趋明显，心肌收缩力不能发挥其应有的射血效应，如此形成恶性循环，终至不可逆转的终末阶段。

第四节　临床表现

临床上左心衰竭最为常见，单纯右心衰竭较少见。左心衰竭后继发右心衰竭而致全心衰者，以及由于严重广泛心肌疾病同时波及左、右心而发生全心衰者临床上更为多见。

一、左心衰竭

以肺淤血及心排血量降低表现为主：

（一）症状

1. 程度不同的呼吸困难

（1）劳力性呼吸困难：是左心衰竭最早出现的症状，系因运动使回心血量增加，左房压力升高，加重了肺淤血。引起呼吸困难的运动量随心衰程度加重而减少。

(2) 端坐呼吸：肺淤血达到一定的程度时，患者不能平卧，因平卧时回心血量增多且横膈上抬，呼吸更为困难。高枕卧位、半卧位甚至端坐时方可使憋气好转。

(3) 夜间阵发性呼吸困难：患者已入睡后突然因憋气而惊醒，被迫采取坐位，呼吸深快。重者可有哮鸣音，称之为“心源性哮喘”。大多于端坐休息后可自行缓解。其发生机制除因睡眠平卧血液重新分配使肺血量增加外，夜间迷走神经张力增加，小支气管收缩，横膈高位，肺活量减少等也是促发因素。

(4) 急性肺水肿：是“心源性哮喘”的进一步发展，是左心衰呼吸困难最严重的形式。

2. 咳嗽、咳痰、咯血

咳嗽、咳痰是肺泡和支气管黏膜淤血所致，开始常于夜间发生，坐位或立位时咳嗽可减轻，白色浆液性泡沫状痰为其特点。偶可见痰中带血丝。长期慢性淤血肺静脉压力升高，导致肺循环和支气管血液循环之间形成侧支，在支气管黏膜下形成扩张的血管，此种血管一旦破裂可引起大咯血。

3. 乏力、疲倦、头晕、心慌

这些是心排血量不足，器官、组织灌注不足及代偿性心率加快所致的主要症状。

4. 少尿及肾功能损害症状

严重的左心衰竭血液进行再分配时，首先是肾的血流量明显减少，患者可出现少尿。长期慢性的肾血流量减少可出现血尿素氮、肌酐升高并可有肾功能不全的相应症状。

（二）体征

1. 肺部湿性啰音 由于肺毛细血管压增高，液体可渗出到肺泡而出现湿性啰音。随着病情的由轻到重，肺部啰音可从局限于肺底部直至全肺。患者如取侧卧位则下垂的一侧啰音较多。

2. 心脏体征 除基础心脏病的固有体征外，慢性左心衰的患者一般均有心脏扩大（单纯舒张1生心衰除外）、肺动脉瓣区第二心音亢进及舒张期奔马律。

二、右心衰竭

以体静脉淤血的表现为主。

（一）症状

1. 消化道症状 胃肠道及肝脏淤血引起腹胀、食欲不振、恶心、呕吐等是右心衰最常见的症状。

2. 劳力性呼吸困难 继发于左心衰的右心衰呼吸困难业已存在。单纯性右心衰为分流性先天性心脏病或肺部疾患所致，也均有明显的呼吸困难。

（二）体征

1. 水肿 体静脉压力升高使皮肤等软组织出现水肿，其特征为首先出现于身体最低垂的部位，常为对称性可压陷性。胸腔积液也是因体静脉压力增高所致，因胸膜静脉还有一部分回流到肺静脉，所以胸腔积液更多见于同时有左、右心衰时，以双侧多见，如为单侧则以右侧更为多见，可能与右膈下肝淤血有关。

2. 颈静脉征 颈静脉搏动增强、充盈、怒张是右心衰时的主要体征，肝颈静脉反流征阳性则更具特征性。

3. 肝脏肿大 肝脏因淤血肿大常伴压痛，持续慢性右心衰可致心源性肝硬化，晚期可出现黄疸、肝功能受损及大量腹水。

4. 心脏体征 除基础心脏病的相应体征之外，右心衰时可因右心室显著扩大而出现三尖瓣关闭不全的反流性杂音。

三、全心衰竭

右心衰继发于左心衰而形成的全心衰，当右心衰出现之后，右心排血量减少，因此阵发性呼吸困难等肺淤血症状反而有所减轻。扩张型心肌病等表现为左、右心室同时衰竭者，肺淤血症状往往不很严重，左心衰的表现主要为心排血量减少的相关症状和体征。

第五节　诊断和鉴别诊断

一、诊断

心力衰竭的诊断是综合病因、病史、症状、体征及客观检查而做出的。首先应有明确的器质性心脏病的诊断。心衰的症状体征是诊断心衰的重要依据。疲乏、无力等由于心排血量减少的症状无特异性，诊断价值不大，而左心衰竭的肺淤血引起不同程度的呼吸困难，右心衰竭的体循环淤血引起的颈静脉怒张、肝大、水肿等是诊断心衰的重要依据。

二、鉴别诊断

心力衰竭主要应与以下疾病相鉴别。

1. 支气管哮喘左心衰竭夜间阵发性呼吸困难，常称之为“心源性哮喘”应与支气管哮喘相鉴别。前者多见于老年人有高血压或慢性心瓣膜病史，后者多见于青少年有过敏史；前者发作时必须坐起，重症者肺部有干湿性啰音，甚至咳粉红色泡沫痰，后者发作时双肺可闻及典型哮鸣音，咳出白色黏痰后呼吸困难常可缓解。测定血浆 BNP，水平对鉴别心源性和支气管性哮喘有较重要的参考价值。

2. 心包积液、缩窄性心包炎时，由于腔静脉回流受阻同样可以引起颈静脉怒张、肝大、下肢水肿等表现，应根据病史、心脏及周围血管体征进行鉴别，超声心动图检查可得以确诊。

3. 肝硬化腹水伴下肢水肿应与慢性右心衰竭鉴别，除基础心脏病体征有助于鉴别外，非心源性肝硬化不会出现颈静脉怒张等上腔静脉回流受阻的体征。

第六节　治疗

一、心力衰竭患者的临床评定

（一）临床评估

1. 心脏病性质及程度判断

收缩期心力衰竭的临床表现为：①左心室增大、左心室收缩末期容量增加及

LVEF ≤ 40%。②有基础心脏病的病史、症状及体征。③有或无呼吸困难、乏力和液体潴留（水肿）等症状。

（1）根据病史及体格检查，提供各种心脏病的病因线索，如冠心病、心脏瓣膜病、高血压、心肌病和先天性心脏病。根据临床症状及体征判断左心衰竭、右心衰竭或全心衰竭。

（2）二维超声心动图（2DE）及多普勒超声检查：①诊断心包、心肌或心脏瓣膜疾病。②定量或定性房室内径，心脏几何形状，室壁厚度，室壁运动，心包、瓣膜及血管结构，瓣膜狭窄定量、关闭不全程度，测量 LVEF，左室舒张末期容量（LVEDV）和收缩末期容量（LVESV）。③区别舒张功能不全和收缩功能不全，LVEF ≤ 40% 为左室收缩功能不全。LVEF 还能鉴别收缩功能不全或其他原因引起的心力衰竭。④ LVEF 及 LVESV 是判断收缩功能和预后的最有价值的指标。左室收缩末期容量指数（LVESVI=LVESV/ 体表面积）达 45ml/m2 的冠心病患者，其死亡率增加 3 倍。⑤为评价治疗效果提供客观指标。

在左室扩大、呈球形及左室短径已大于长径的 1/2 时，通过 M 型超声心动图左室短径的测量，用立方法计算左室容量及 LVEF 显然有很大的局限性，尤其当存在节段性室壁运动异常时，M 型心脏超声测量会产生误差，故推荐采用 2DE 的改良 Simpson 法测量左室容量及 LVEF。2DE 与造影或尸检比较，测量左室容量和 LVEF 相关较好，但准确数据的采集取决于心室图像内膜的清晰度，并要求有较好的重复性。在某些老龄、肥胖和肺气肿患者，获得满意的 2DE 图像较为困难，故临床应用受到一定的限制。由于超声检查简便、价廉、便于床旁检查及重复检查，故左室功能的测定还是以 2DE 最为普遍。

（3）核素心室造影及核素心肌灌注显像：核素心室造影可准确测定左室容量、LVEF 及室壁运动。核素心肌灌注显像可诊断心肌缺血和心肌梗死，对鉴别扩张型心肌病和缺血性心肌病有一定帮助。

（4）X 线胸像：提供心脏增大，肺淤血、肺水肿及原有肺部疾病信息。

（5）心电图：提供既往心肌梗死，左室肥厚，广泛心肌损害及心律失常信息。

（6）冠状动脉造影：有心绞痛或既往有心肌梗死，需血管重建者或临床怀疑冠心病者应行冠状动脉造影，也可鉴别缺血性和非缺血性心肌病。但冠状动脉造影不能判断存活心肌。存活心肌的评估对陈旧性心肌梗死患者血管重建的必要性至关重要。有心肌存活的患者，血管重建可有效改善左室功能。

（7）目前应用于临床判断存活心肌的方法有：①刺激心肌收缩力储备的小剂量多巴酚丁胺超声心动图负荷试验（DSE）。②核素心肌灌注显像（201TL 和 99Tcm-MIBISPECT）及代谢示踪剂氟脱氧葡萄糖（FDG）判断心肌活性的正电子发射断层摄影（PET）。

小剂量多巴酚丁胺超声心动图负荷试验评估存活心肌的临床应用价值已为临床所公认，其诊断存活心肌的敏感性为 80% ～ 85%，特异性为 85%。由于方法简便、安全、价格低廉，可作为评估存活心肌的首选方法。201TL 再注射心肌显像是一种比较可靠的评价存活心肌的方法。硝酸酯 99Tcm-MIBI 心肌显像可提高评价存活心肌的准确性。核素诊断心肌存活性的敏感性为 90%，特异性 70%。PET 灌注、代谢显像是评价存活心肌的最可靠的无创方法，但价格昂贵，技术复杂，目前尚不能成为常规检查手段。

（8）心肌活检：对不明原因的心肌病诊断价值有限，有助于明确心肌炎症性或浸润性病变的诊断。

2. 心功能不全的程度判断

（1）NYHA 心功能分级：Ⅰ级：日常活动无心力衰竭症状。Ⅱ级：日常活动出现心力衰竭症状（呼吸困难、乏力）。Ⅲ级：低于日常活动出现心力衰竭症状。Ⅳ级：在休息时出现心力衰竭症状。心力衰竭患者的 LVEF 与心功能分级症状并非完全一致。

（2）6min 步行试验：在特定的情况下，测量在规定的时间内步行的距离。虽然心力衰竭患者在 6min 内步行的距离可能受到医师诱导或患者的主观能动性的影响，但此方法安全、简便、易行，已逐渐在临床应用。6mim 步行距离不但能评定患者的运动耐力，而且可预测患者预后。SOLVD（Studies of Left Ventricular Dysfunction）试验亚组分析显示，6min 步行距离短的与距离长的患者比较，在 8 个月的随诊期间，死亡率前者为 10.23%，后者为 2.99%（P=0.01）；心力衰竭的住院率，前者为 22.16%，后者为 1.99%（P ＜ 0.0001），提示 6min 步行距离短的患者预后差。

3. 液体潴留及其严重程度判断

每次随诊时应记录患者的体重，注意颈静脉充盈的程度及肝颈静脉回流征，并注意肺和肝充血的程度（肺部啰音，肝脏肿大），检查下肢和骶部水肿，腹部移动性浊音以发现腹水。液体潴留的判断对决定是否需要利尿剂治疗十分重要，短时间内体重增加是液体潴留的可靠指标，故体重测量是有用的判断液体潴留的方法。

4. 其他生理功能评价

有创性血液动力学检查主要用于严重威胁生命，并对治疗无反应的泵衰竭或需对呼吸困难和低血压休克作鉴别诊断时。有心律失常时可作 24h 动态心电图记录。

（二）心力衰竭治疗评估

1. 临床状况的评估

（1）数十年来，临床一直普遍沿用 NYHA 心功能分级来评价心力衰竭治疗后症状的变化。

（2）6min 步行试验作为心力衰竭患者运动耐力的客观指标，可用来评价药物治疗效果。

2. 疾病进展的评估

（1）死亡率：死亡率是临床预后的主要指标，为此，大系列临床试验设计以存活率来评价治疗效果已对临床实践产生重要影响。但是，死亡率并不能完全评价疾病的进展，不少心力衰竭患者虽然存活但症状恶化，需多次反复住院，并且需要强化和昂贵的治疗。因此，需要结合疾病进展情况来综合评定。

（2）综合评价疾病进展包括以下方面：①死亡。②猝死。③症状恶化（NYHA 心功能分级加重）。④因心力衰竭加重需要增加药物剂量或增加新药治疗。⑤因心力衰竭或其他原因需住院治疗，其中住院事件在临床和经济效益方面最有意义。

二、心力衰竭的预防

（一）防止初始的心肌损伤

冠状动脉疾病和高血压已逐渐上升为心力衰竭的主要病因，积极控制血压、血糖、调脂治疗和戒烟等，可减少发生心力衰竭的危险性。4S（Scandinavian Simvastatin Survival Study）试验表明，降低胆固醇后，不仅使总死亡率降低 30%，而且发生心力衰竭的危险性亦降低了 20%（P=0.015）。SHEP（Systolic Hypertension in the Elderly Program）试验显示，降低血压使卒中危险性降低 30%，心力衰竭危险性降低 49%（P ＜ 0.001），特别是以往有心肌梗死史者，发生心力衰竭的危险性降低达 81%（P=0.002）。HOPE（Heart Outcomes Prevention Evaluation study）试验显示，对心血管病高危人群不伴有心力衰竭或左室功能低下者应用雷米普利治疗，心血管事件的复合危险性降低 22%；心力衰竭的危险性亦降低 16%。除了积极控制上述心血管危险因素外，在国内控制 A 组 β 溶血性链球菌感染，预防风湿热和瓣膜性心脏病，戒除酗酒以防止酒精中毒性心肌病亦是重要的措施。

（二）防止心肌进一步损伤

急性心肌梗死期间，溶栓治疗或冠状动脉血管成形术，使有效再灌注的心肌节段得以防止缺血性损伤。临床试验已证明可降低死亡率和发生心力衰竭的危险性。对近期从心肌梗死恢复的患者，应用神经内分泌拮抗剂（ACE 抑制剂或 β 受体阻滞剂），可降低再梗死或死亡的危险性，特别是心肌梗死时伴有心力衰竭的患者。ACE 抑制剂和 β 受体阻滞剂合并应用可有互补效益。急性心肌梗死无心力衰竭的患者，应用阿司匹林可降低再梗死的危险而有利于防止心力衰竭。

（三）防止心肌损伤后的恶化

已有左室功能不全，不论是否伴有症状，应用 ACE 抑制剂均可防止发展成严重心力衰竭的危险性，有以下的临床试验加以证实。SAVE（Survival And Ventricular Enlargement study）试验、AIRE（Acute Infarction Ramipril Efficacy study）试验、TRACE（Trandolapril Cardiac Evaluation）试验，均入选心肌梗死后患者，应用 ACE 抑制剂分别使总死亡率降低 19%、27% 和 22%；心力衰竭发生的危险性降低 22%、23% 和 29%。SOLVD（Studies Of Left Ventricular Dysfunction）预防试验，观察缺血或非缺血性心脏病，LVEF ≤ 35%、无或仅有轻度心力衰竭症状的患者应用依那普利治疗，使因心力衰竭死亡和住院的复合危险性降低 20%。

三、心力衰竭一般治疗

1. 去除或缓解基本病因

所有心力衰竭患者都应对导致心力衰竭的基本病因进行评价。凡有原发性瓣膜病并心力衰竭 NYHA 心功能Ⅱ级及以上，主动脉瓣疾患有晕厥、心绞痛的患者均应予手术修补或置换瓣膜。缺血性心肌病心力衰竭患者伴心绞痛，左室功能低下但证实有存活心肌的患者，冠状动脉血管重建术可望改善心功能。其他如甲状腺功能亢进的治疗，室壁瘤的手术矫正等均应注意。

2. 去除诱发因素

控制感染，治疗心律失常特别是心房颤动并快速心室律；纠正贫血、电解质紊乱；注意是否并发肺梗死等。

3. 改善生活方式，降低新的心脏损害的危险性

如戒烟、戒酒，肥胖患者应减轻体重。控制高血压、高血脂、糖尿病。饮食宜低脂、低盐，重度心力衰竭患者应限制入水量，应每日称体重以早期发现液体潴留。

应鼓励心力衰竭患者作动态运动，以避免去适应状态。重度心力衰竭患者，可在床边小坐，其他不同程度的心力衰竭患者，可每日多次步行，每次 3 ～ 5min；心力衰竭稳定，心功能较好者，可在专业人员监护下进行症状限制性有氧运动，如步行，每周 3 ～ 5 次，每次 20 ～ 30min。但避免作用力的等长运动。

在呼吸道疾病流行或冬春季节，可给予流感、肺炎球菌疫苗等以预防感染。

4. 密切观察病情演变及定期随访

应特别了解患者对饮食及药物治疗的顺从性，药物的不良反应等，及时发现病情恶化并采取措施。

5. 关于心肌能量药物的应用问题

心肌能量药物如辅酶 Q10、肌苷、1，6 二磷酸果糖或某些激素如生长激素等常用于心力衰竭的治疗。虽然这些药物常被称为是“天然”的，然而，它们对心力衰竭的有效性和作用机制，

短期和长期应用的安全性等均未经过验证，再者，这些制剂和已肯定的治疗心力衰竭有效药物之间是否有相互作用亦不清楚。因此，不推荐应用营养制剂或激素治疗。

6. 注意避免应用的药物

非甾体类抗炎药物如吲哚美辛（消炎痛）、Ⅰ类抗心律失常药以及大多数的钙拮抗剂均应避免应用。

四、瓣膜性心脏病心力衰竭

在瓣膜性心脏病患者，主要问题是瓣膜本身有机械性损害，而任何内科治疗或药物均不能使其消除或缓解。实验研究表明，单纯的心肌细胞牵拉刺激就可促发心肌重塑，因而治疗瓣膜性心脏病的关键就是修复瓣膜损害。

国际上较一致的意见是：所有有症状的瓣膜性心脏病心力衰竭（NYHA 心功能Ⅱ级及以上），以及重度主动脉瓣病变伴有晕厥、心绞痛者，均必须进行介入治疗或手术置换瓣膜，因为有充分证据表明介入或手术治疗是有效和有益的，可提高长期存活率。

迄今为止，应用神经内分泌拮抗剂，如 ACE 抑制剂、β 受体阻滞剂、醛固酮受体拮抗剂治疗慢性收缩性心力衰竭的长期临床试验，均未将瓣膜性心脏病心力衰竭患者纳入研究，因此没有证据表明,上述治疗可以改变瓣膜性心脏病心力衰竭患者的自然病程或提高存活率，更不能用来替代已有肯定疗效的介入或手术治疗。

ACE 抑制剂具有血管扩张作用，应慎用于瓣膜狭窄的患者，以免前负荷过度降低致心输出量减少，引起低血压、晕厥等。主动脉狭窄患者亦应避免应用 β 受体阻滞剂等负性肌力药物。二尖瓣狭窄患者，左心室并无压力负荷或容量负荷过重，因此没有任何特殊的内科治疗。β 受体阻滞剂仅适用于心房颤动并快速心室率或有窦性心动过速时。

血管扩张剂包括 ACE 抑制剂主要适用于慢性主动脉瓣关闭不全（AR）患者，目的是减轻后负荷，增加前向心排血量而减少返流。可应用于以下情况：①有症状的重度 AR 患者，因其他心脏疾病或非心脏因素而不能手术者。②重度心力衰竭患者，在换瓣手术前短期治疗以改善血液动力学异常，此时，不能应用负性肌力药。③无症状 AR 患者，已有左室扩大，而收缩功能正常，可长期应用，以延长其代偿期。④已经手术置换瓣膜，但仍有持续左室收缩功能异常。

无症状的慢性二尖瓣关闭不全（MR）患者，LVEF 正常时，并无后负荷增加，因此，应用降低后负荷的药物使患者处于低后负荷的状态是否有利尚不清楚。扩血管剂仅适用于伴有高血压的无症状性、左室功能正常的 MR 患者。有症状的 MR 患者则适用于手术治疗。

五、心力衰竭的药物治疗

（一）肯定为标准治疗的药物

1. 利尿剂

利尿剂通过抑制肾小管特定部位钠或氯的重吸收遏制心力衰竭时的钠潴留，减少静脉回流而减轻肺淤血，降低前负荷而改善心功能。常用的利尿剂有作用于 HEnLE 襻的襻利尿剂，如呋塞米，作用于远曲肾小管的噻嗪类，如氯噻嗪和氯噻酮，以及保钾利尿剂如螺内酯、氨苯喋啶、阿米洛利，后二者不受醛固酮调节。

所有利尿剂均能增加尿量和钠排泄，但其药理学特性各异。襻利尿剂增加尿钠排泄可达钠滤过负荷的 20% ～ 25%，且能加强游离水的清除。除肾功能严重受损（肌酐清除率＜ 5ml/min）者外，一般均能保持其利尿效果。相反，噻嗪类增加尿钠排泄的分数仅为钠滤过负荷的 5% ～ 10%，使游离水的排泄趋于减少，而且，肾功能中度损害（肌酐清除率＜ 30ml/min）时就失效。因此，襻利尿剂是多数心力衰竭患者的首选药物。

（1）利尿剂在心力衰竭治疗中的地位

许多对照试验证明，利尿药物能够增加心力衰竭患者的尿钠排泄，减轻液体潴留的体征。这些短期研究均表明在利尿剂开始治疗后数天内，就可降低颈静脉压、肺淤血、腹水、外周水肿和体重。观察还证明，利尿剂治疗能改善心力衰竭患者的心功能、症状和运动耐量，但单一利尿剂治疗不能保持长期的临床稳定。至今尚无利尿剂治疗心力衰竭的长期临床试验，因此利尿剂对心力衰竭患者死亡率和患病率的影响还不清楚。不过多数心力衰竭干预试验的患者均同时服用利尿剂。所有这些观察均证明，对有液体潴留的心力衰竭患者，利尿剂是任何一种有效治疗策略中的必不可少的组成部分，但单一利尿剂治疗是不够的。

利尿剂在心力衰竭治疗中起关键作用，这是因为：①与任何其他治疗心力衰竭药物相比，利尿剂能更快地缓解心力衰竭症状，使肺水肿和外周水肿在数小时或数天内消退；相反，洋地黄、ACE 抑制剂或 β 受体阻滞剂可能需要数周或数月方显效。②利尿剂是唯一能够最充分控制心力衰竭液体潴留的药物。虽然，洋地黄和小剂量 ACE 抑制剂也能增加尿钠排泄，但很少有心力衰竭患者不使用利尿剂而能保持钠平衡者。试图用 ACE 抑制剂替代利尿剂的试验皆导致肺和外周淤血。③合理使用利尿剂是其他治疗心力衰竭药物取得成功的关键因素之一。如利尿剂用量不足造成液体潴留，会降低对 ACE 抑制剂的反应；增加使用 β 受体阻滞剂的危险。另一方面，不恰当的大剂量使用利尿剂则会导致血容量不足，增加 ACE 抑制剂和血管扩张剂发生低血压的危险及 ACE 抑制剂和 Ang Ⅱ受体阻滞剂出现肾功能不全的危险。所有这些充分说明，恰当使用利尿剂应看作是任一有效治疗心力衰竭措施的基石。

（2）临床应用

①利尿剂治疗的适应证：所有心力衰竭患者，有液体潴留的证据或原先有过液体潴留者，均应给予利尿剂。NYHA 心功能Ⅰ级患者一般不需应用利尿剂。然而，即使应用利尿剂后心力衰竭症状得到控制，临床状态稳定，亦不能将利尿剂作为单一治疗。利尿剂一般应与 ACE 抑制剂和 β 受体阻滞剂联合应用。

②利尿剂的起始和维持：通常从小剂量开始，如呋塞米每日 20mg；氢氯噻嗪每日 25mg，并逐渐增加剂量直至尿量增加，体重每日减轻 0.5 ～ 1.0kg。利尿剂应用的目的是控制心力衰竭的液体潴留，一旦病情控制（肺部啰音消失，水肿消退，体重稳定），即可以最小有效量长期维持，一般需无限期使用。在长期维持期间，仍应根据液体潴留情况随时调整剂量。每日体重的变化是最可靠的监测利尿剂效果和调整利尿剂剂量的指标。在利尿剂治疗的同时，应适当限制钠盐的摄入量。

③制剂的选择：仅有轻度液体潴留而肾功能正常的心力衰竭患者，可选用噻嗪类，尤其适用于伴有高血压的心力衰竭患者。氢氯噻嗪 100mg/D 已达最大效应（剂量效应曲线已达平台期），再增量亦无效。有明显液体潴留，特别当伴有肾功能受损时宜选用襻利尿剂，如呋塞米。呋塞米的剂量与效应呈线性关系，故剂量不受限制。

④对利尿剂的反应和利尿剂抵抗：对利尿剂的治疗反应取决于药物浓度和进入尿液的时间过程。轻度心力衰竭患者即使小剂量利尿剂也反应良好，因为利尿剂从肠道吸收速度快，到达肾小管的速度也快。然而，随着心力衰竭的进展，肠管水肿或小肠低灌注，药物吸收延迟，加之，由于肾血流和肾功能减低，药物转运受到损害。因而当心力衰竭进展恶化时，常需加大利尿剂剂量。最终，再大的剂量也无反应，即出现利尿剂抵抗。此时，可用以下方法克服：a. 静脉应用利尿剂：如呋塞米持续静滴（1 ～ 5mg/h）。b. 2 种或 2 种以上利尿剂联合使用。c. 应

用增加肾血流的药物：如短期应用小剂量的多巴胺或多巴酚丁胺（2 ～ 5μg·kg^{-1}·min^{-1}）。非甾体类吲哚美辛能抑制多数利尿剂的利钠作用，特别是襻利尿剂，并促进利尿剂的致氮质血症倾向，应避免使用。

（3）不良作用

①电解质丢失：利尿剂可引起低钾、低镁血症而诱发心律失常。当肾素血管紧张素 - 醛固酮系统高度激活时易于发生低钾、低镁血症。并用 ACE 抑制剂，并给予保钾利尿剂特别是醛固酮受体拮抗剂螺内酯常能预防钾、镁的丢失，较补充钾盐、镁盐更为有效，且易耐受。RALES（Randomized Aldactone Evaluation Study）试验表明，小剂量螺内酯（25mg/D）与 ACE 抑制剂以及襻利尿剂合用是安全的。出现低钠血症时应注意区别缺钠性低钠血症和稀释性低钠血症，因二者治疗原则不同。缺钠性低钠血症发生于大量利尿后，属容量减少性低钠血症。患者可有体位性低血压，尿少而比重高，治疗应予补充钠盐。稀释性低钠血症又称难治性水肿，见于心力衰竭进行性恶化患者。此时钠、水有潴留，而水潴留多于钠潴留，故属高容量性低钠血症。患者尿少而比重偏低，治疗应严格限制入水量，并按利尿剂抵抗处理。

②神经内分泌激活：利尿剂的使用可激活内源性神经内分泌，特别是肾素 - 血管紧张素系统（RAS）。虽然 Ang Ⅱ水平的升高有助于支持血容量不足时的血压和肾功能，然而神经内分泌的短期激活会增加电解质丢失的发生率和严重程度；长期激活则会促进疾病的发展，除非患者同时接受神经内分泌拮抗剂治疗。因而，利尿剂应与 ACE 抑制剂以及 β 受体阻滞剂联合应用。

③低血压和氮质血症：过量应用利尿剂可降低血压和损害肾功能，但低血压和氮质血症也可能是心力衰竭恶化的表现。在后一种情况下如减少利尿剂用量可使病情加剧。心力衰竭患者如无液体潴留，低血压和氮质血症可能与容量减少有关。这种患者如血压和肾功能的变化显著或产生症状，则应减少利尿剂用量。然而，如果患者有持续液体潴留，则低血压和氮质血症有可能是心力衰竭恶化和外周有效灌注量降低的反映，应继续维持所用的利尿剂，并短期使用能增加终末器官灌注的药物如多巴胺或多巴酚丁胺。

2. ACE 抑制剂

ACE 抑制剂有益于慢性心力衰竭的治疗主要通过 2 个机制：①抑制 RAS。②作用于激肽酶Ⅱ，抑制缓激肽的降解，提高缓激肽水平。

ACE 抑制剂不仅抑制循环的 RAS，而且也抑制组织的 RAS。研究表明，组织的 RAS 在心力衰竭的病理机制中起重要作用。当心肌受到急性损伤时循环的 RAS 激活，血浆中 Ang Ⅱ水平增高；当心脏处于相对稳定状态时，循环 RAS 活性降低，但心脏组织 RAS 仍处于持续激活状态；心力衰竭时，心肌 ACE 活性增加，血管紧张素原 mRNA 水平上升，Ang Ⅱ受体密度增加。实验研究更表明 Ang Ⅱ引起培养心肌细胞和成纤维细胞 DNA 和蛋白质合成。因而，组织 RAS 在心肌重塑中起关键作用。

ACE 抑制剂促进缓激肽的作用与抑制 Ang Ⅱ产生的作用同样重要。缓激肽降解减少可引起扩血管的前列腺素生成增多和抗增生的效果。动物实验证实，ACE 抑制剂对心室重塑和生存率的有益影响，在应用 Ang Ⅱ受体阻滞剂的实验中未能见到，且在合并使用激肽抑制剂时，ACE 抑制剂的有利作用即被对消。在临床上长期应用 ACE 抑制剂时，尽管循环中 Ang Ⅱ水平不能持续抑制，但 ACE 抑制剂仍能发挥长期效益。并用阿司匹林，阻断了缓激肽介导的前列腺素合成，会减弱 ACE 抑制剂对血液动力学和预后的有益作用。这些资料清楚表明，ACE 抑制剂的有益作用至少部分是由缓激肽所致。

（1）临床试验结果

SOLVD（Studies Of Left Ventricular Dysfunction）试验对象为 2569 例缺血性或非缺血性心肌病伴轻、中度心力衰竭患者（NYHA 心功能Ⅱ级和Ⅲ级），平均随访 41 个月。结果证实依那普利可降低总病死率 16%（一级终点）（P=0.0036），降低因心力衰竭住院或死亡危险的 26%（P ＜ 0.0001）。V-HEFT Ⅱ（Veterans Heart Failure Trial Ⅱ）试验中 804 例缺血性或非缺血性心肌病伴轻中度心力衰竭患者（NYHA 心功能Ⅱ级和Ⅲ级）随机分为依那普利组（最大剂量 20mg/D）或肼屈嗪（300mg/D）加硝酸异山梨酯（160mg/D）组，平均随访 2.5 年。结果与血管扩张剂联合组比较，依那普利组死亡的危险性降低 28%（P=0.016）。CONSENSUS（Cooperative North Scandinavian Enalapril Survival Study）试验观察 253 例缺血性或非缺血性心肌病伴严重心力衰竭（NYHA 心功能Ⅳ级）患者随访 6 个月。结果显示，依那普利可降低总病死率 27%（P=0.003）。

迄今为止，已有 39 个应用 ACE 抑制剂治疗心力衰竭的临床试验（8308 例心力衰竭，1361 例死亡），不包括心肌梗死后患者。所有入选患者均为慢性收缩性心力衰竭，LVEF＜45%，在利尿剂基础上加用 ACE 抑制剂，并用或不用地高辛。结果都能改善临床症状，对轻、中、重度心力衰竭均有效，亦包括妇女、老人和不同病因的患者，使死亡的危险性下降 24%（95% 可信限 13%～33%）。亚组分析进一步表明 ACE 抑制剂能延缓心室重塑，防止心室扩大的发展，包括无症状心力衰竭患者。这些临床试验奠定了 ACE 抑制剂作为心力衰竭治疗的基石和首选药物的地位。

（2）临床应用

①适应证：a. 所有左心室收缩功能不全（LVEF＜40%）的患者，均可应用 ACE 抑制剂，除非有禁忌证或不能耐受；无症状的左室收缩功能不全（NYHA 心功能Ⅰ级）患者亦应使用，可预防和延缓发生心力衰竭；伴有体液潴留者应与利尿剂合用。b. 适用于慢性心力衰竭（轻、中、重度）患者的长期治疗，不能用于抢救急性心力衰竭或难治性心力衰竭正在静脉用药者，只有长期治疗才有可能降低病死率。为了达到长期治疗之目的，医师和患者都应了解和坚信以下事实：症状改善往往出现于治疗后数周至数月，即使症状改善不显著，ACE 抑制剂仍可减少疾病进展的危险性。ACE 抑制剂治疗早期可能出现一些不良反应，但一般不会影响长期应用。

②禁忌证或须慎用 ACE 抑制剂的情况：对 ACE 抑制剂曾有致命性不良反应的患者，如曾有血管神经性水肿、无尿性肾衰竭或妊娠妇女，绝对禁用 ACE 抑制剂。以下情况须慎用：双侧肾动脉狭窄；血肌酐水平显著升高［＞225.2 μmol/L（3mg/DL）］；高血钾症（＞5.5mmol/L）；低血压（收缩压＜90mmHg），低血压患者需经其他处理，待血液动力学稳定后再决定是否应用 ACE 抑制剂。

（3）应用方法

①起始剂量和递增方法：治疗前应注意利尿剂已维持在最合适剂量。因液体潴留可减弱 ACE 抑制剂的疗效；而容量不足又可加剧 ACE 抑制剂的不良反应。ACE 抑制剂应用的基本原则是从很小剂量起始，逐渐递增，直至达到目标剂量。一般每隔 3～7D 剂量倍增 1 次。剂量调整的快慢取决于每个患者的临床状况。有低血压史、低钠血症、糖尿病、氮质血症以及服用保钾利尿剂者，递增速度宜慢。ACE 抑制剂的耐受性约 90%。②目标剂量和最大耐受剂量：在上述的随机对照临床试验中，ACE 抑制剂的剂量不是根据患者治疗反应而定的，而是达到了规定的目标剂量。临床上小剂量应用现象十分普遍，以为小剂量也同样有效而且更

好，这是一种误解。一些研究表明，大剂量较之小剂量对血液动力学、神经内分泌、症状和预后产生更大作用。赖诺普利治疗和生存评价研究中大剂量组（32.5 ～ 35mg/D）减少死亡和住院的复合危险性的作用优于小剂量组（2.5 ～ 5.0mg/D），而耐受性两组相同。因此应该尽量将剂量增加到目标剂量或最大耐受剂量。③维持应用：一旦剂量调整到目标剂量或最大耐受剂量,应终生使用。ACE 抑制剂良好治疗反应通常要到 1 ～ 2 个月或更长时间才显示出来，但即使症状改善并不明显，仍应长期维持治疗，以减少死亡或住院的危险性。撤除 ACE 抑制剂有可能导致临床状况恶化，应予避免。④不同类型 ACE 抑制剂的效果和选择：目前已有的证据表明，ACE 抑制剂治疗慢性收缩性心力衰竭是一类药物的效应，各种 ACE 抑制剂对心力衰竭患者的症状、临床状况、死亡率或疾病进展均无差别。各种 ACE 抑制剂药理学的差别如组织选择性、ACE 结合部位、短或长效等，对临床影响不大。因此在临床实践中，各种 ACE 抑制剂均可应用。

（4）不良反应

ACE 抑制剂有二方面的不良反应：①与 Ang Ⅱ 抑制有关的不良反应包括：低血压、肾功能恶化、钾潴留；②激肽积聚有关的不良反应，如咳嗽和血管性水肿。

低血压：很常见，在治疗开始几天或增加剂量时易发生。RAS 激活明显的患者，发生早期低血压反应的可能性最大，这些患者往往有显著的低钠血症（＜ 130mmol/L）或新近明显或快速利尿。防治方法：①密切观察下坚持以极小剂量起始。②先停用利尿剂 1 ～ 2D，以减少患者对 RAS 的依赖性。首剂给药如果出现症状性低血压，重复给予同样剂量时不一定也会出现症状，只要没有明显的体液潴留现象，可减少利尿剂剂量或放宽盐的限制以减少对 RAS 的依赖性。多数患者经适当处理后仍适合应用 ACE 抑制剂长期治疗。

肾功能恶化：肾脏灌注减少时肾小球滤过率明显依赖于 Ang Ⅱ 介导的出球小动脉收缩的患者，如 NYHA 心功能Ⅳ级或低钠血症的患者易致肾功能恶化。ACE 抑制剂使用后肌酐显著升高［＞ 442 μ mol/L（0.5mg/DL）］者严重心力衰竭较轻、中度心力衰竭者多见。伴肾动脉狭窄或合用非甾体类抗炎制剂者易发生。减少利尿剂剂量，肾功能通常会改善，

不需要停用 ACE 抑制剂。如因液体潴留而不能减少利尿剂剂量，权衡利弊以“容忍”轻、中度氮质血症，维持 ACE 抑制剂治疗为宜。服药后 1 周应检查肾功能，尔后继续监测，如血清肌酐增高＞ 225.2 μ mol/L（3mg/DL）应停用 ACE 抑制剂。

高血钾：ACE 抑制剂阻止醛固酮合成而减少钾的丢失，心力衰竭患者可能发生高钾血症，严重者可引起心脏传导阻滞。肾功能恶化、补钾、使用保钾利尿剂，尤其合并糖尿病时易发生高钾血症。ACE 抑制剂应用后 1 周应复查血钾，如血钾≥ 5.5mmol/L，应停用 ACE 抑制剂。

咳嗽：ACE 抑制剂引起的咳嗽特点为干咳，见于治疗开始的几个月内，要注意排除其他原因尤其是肺部瘀血所致的咳嗽。停药后咳嗽消失，再用干咳重现，高度提示 ACE 抑制剂是引起咳嗽的原因。咳嗽不严重可以耐受者，应鼓励继续用 ACE 抑制剂。如持续咳嗽，影响正常生活，可考虑停用，并改用 Ang Ⅱ 受体阻滞剂。

血管性水肿：血管性水肿较为罕见（＜ 1%），但可出现声带水肿，危险性较大，应予注意。多见于首次用药或治疗最初 24h 内。由于可能是致命性的，因此如临床上一旦疑为血管神经性水肿，患者应终生避免应用所有的 ACE 抑制剂。

总之，ACE 抑制剂目前已确定是治疗慢性收缩性心力衰竭的基石。所谓标准治疗或常规治疗就是 ACE 抑制剂单用或加用利尿剂，NYHA 心功能Ⅱ、Ⅲ级患者加用 β 受体阻滞剂，地高辛可合用亦可不用。

3. β 受体阻滞剂

肾上腺素能受体通路的过度激活对心脏有害。人体衰竭心脏去甲肾上腺素（NE）的浓度已足以产生心肌细胞的损伤。体外试验证明，NE 刺激心肌细胞肥大和胚胎基因的再表达。成年大鼠心肌细胞培养模型显示，NE 通过 β1 受体通路使心肌细胞产生凋亡。体外试验证明，NE 作用于 β 受体刺激成纤维细胞 DNA 和蛋白质合成。过度表达人体 β1 受体、Gas 蛋白的转基因小鼠模型，产生显著的心肌病表型，最终心腔扩大，收缩功能障碍。Gs 蛋白过度表达的模型还使心肌细胞凋亡增加。过度表达人体 β2 受体的转基因小鼠与其他心肌病遗传模型交配的交叉模型，心力衰竭和心肌重塑加速。慢性 β 受体阻断可防止心肌病的发展。上述资料充分说明慢性肾上腺素能系统的激活介导心肌重塑，而 β1 受体信号转导的致病性明显大于 β2、α1 受体。这就是应用 β 受体阻滞剂治疗慢性心力衰竭的理论基础。

目前有证据用于心力衰竭的 β 受体阻滞剂有选择性 β1 受体阻滞剂，如美托洛尔、比索洛尔，兼有 β1、β2 和 α1 受体阻滞作用的制剂，如卡维地洛、布新洛尔。

（1）临床试验结果

① 美托洛尔：MERIT-HF（Metoprolol CR/XL Randonmised Intervention Ttial jin Heart Failure）共入选 3991 例缺血性或非缺血性心肌病、NYHA 心功能Ⅱ～Ⅳ级患者，平均随访 18 个月。由于美托洛尔缓释片组总死亡率显著降低 34%（P=0.006）而提前结束试验。此外，心血管死亡率降低 38%（P=0.00003），心力衰竭引起的死亡降低 49%（P=0.0023），特别是猝死下降了 41%（P=0.0002）。亚组分析显示，795 例 LVEF＜25%（平均 19%），NYHA 心功能Ⅲ～Ⅳ级严重心力衰竭患者，美托洛尔缓释片组（n=39.9）与安慰剂组（n=39.6）的年死亡率分别为 11.7% 和 19.1%，死亡危险性降低 39%（P=0.0086），猝死降低 45%（P=0.024）。

②比索洛尔：CIBIS Ⅱ（Cardiac Insufficiency Bisoprolol Study Ⅱ）入选 2647 例缺血性或非缺血性心肌病伴中、重度心力衰竭患者（主要是 NYHA 心功能Ⅲ级），比索洛尔最大剂量 10mg/D，平均随访 16 个月。总死亡率降低 34%（P＜0.0004），任何原因的住院率降低 20%（P=0.0006），心力衰竭恶化的住院率降低 36%（P＜0.0001），猝死降低 44%（P=0.001）。由于上述结果，本试验亦提前结束。

③卡维地洛：US 卡维地洛试验由四项试验组成，共入选 1094 例缺血性或非缺血性心肌病患者。其中 3、4 项试验均未能达到预定的主要终点，即改善运动耐量，但均降低死亡和住院的复合危险性（二级终点）。有关存活率的综合分析，安慰剂组死亡率 7.8%（n=31），卡维地洛组死亡率 3.2%（n=22），卡维地洛组降低死亡危险性 65%（P=0.0001）（非事先设定的终点），因而提前结束试验。COPERNICUS 试验（Carvedilol Prospective Randomied Cumulative Survival trial）入选 2289 例休息或轻微活动时有心力衰竭症状，LVEF＜25%（平均 19.8%）的严重心力衰竭患者，平均随访 10.4 个月，安慰剂组年死亡率 19.7%，卡维地洛组显著降低死亡率 35%（P=0.0014）而提前结束试验。

④布新洛尔：BEST 试验（Beta-blocker Evaluation Survival Trial）共入选 2708 例 NYHA 心功能Ⅲ、Ⅳ级心力衰竭患者，以 NYHA 心功能Ⅲ级为主（占 92%）。布新洛尔降低死亡率 10%，但未达统计学差异（P=0.13）。二级终点心血管死亡率降低 14%（P=0.04），心力衰竭的住院率降低 22%（P＜0.001）。由于总死亡率无显著降低而提前结束。

⑤小结：目前为止，已有 20 个以上随机对照试验，超过 10000 例心力衰竭患者应用 β 受体阻滞剂治疗。所有入选患者均是收缩功能障碍（LVEF＜45%），NYHA 心功能分级主要是Ⅱ、Ⅲ级。结果均显示，长期治疗慢性心力衰竭，能改善临床情况、左室功能，降低

死亡率和住院率。这些试验都是在应用ACE抑制剂和利尿剂的基础上加用β受体阻滞剂。根据荟萃分析，39个应用ACE抑制剂的临床试验（8308例心力衰竭、1361例死亡），死亡危险性下降24%（95%CI13%～33%），而β受体阻滞剂并用ACE抑制剂的荟萃分析，死亡危险性下降36%（95%CI25%～45%），提示同时抑制二种神经内分泌系统可产生相加效应。

（2）临床应用

适应证：所有NYHA心功能Ⅱ、Ⅲ级患者病情稳定，LVEF＜40%者，均必须应用β受体阻滞剂，除非有禁忌证或不能耐受。上述患者应尽早开始应用β受体阻滞剂，不要等到其他疗法无效时才用，因患者可能在延迟用药期间死亡。而β受体阻滞剂如能早期应用，有可能防止死亡。应在ACE抑制剂和利尿剂的基础上加用β受体阻滞剂，洋地黄亦可应用。病情不稳定的或NYHA心功能Ⅳ级的心力衰竭患者，一般不用β受体阻滞剂。但NYHA心功能Ⅳ级患者，如病情已稳定，无液体潴留，体重恒定，且不需要静脉用药者，可考虑在严密监护下，由专科医师指导应用。

β受体阻滞剂是一作用强大的负性肌力药，治疗初期对心功能有抑制作用，但长期治疗（≥3个月）则一致改善心功能，LVEF增加。因此，β受体阻滞剂只适用于慢性心力衰竭的长期治疗，绝对不能作为“抢救”治疗应用于急性失代偿性心力衰竭，难治性心力衰竭需要静脉应用正性肌力药和因大量液体潴留需强力利尿者。

虽然β受体阻滞剂能掩盖低血糖的症状，但有资料表明糖尿病患者获益更多，所以心力衰竭伴糖尿病者仍可应用。

医师应向患者交代：①症状改善常在治疗2～3个月后才出现。②即使症状未能改善，β受体阻滞剂仍能减少疾病进展的危险。③不良反应可在治疗早期就发生，但一般并不妨碍长期治疗。

禁忌证：支气管痉挛性疾病、心动过缓（心率＜60次/min）、二度及以上房室传导阻滞（除非已安装起搏器）均不能应用。

临床应用注意点：①需从极低剂量开始，如美托洛尔缓释片12.5mg每天1次，比索洛尔1.25mg每天1次，卡维地洛3.125mg每天2次。如患者能耐受前一剂量，可每隔2～4周将剂量加倍，如前一较低剂量出现不良反应，可延迟加量直至不良反应消失。如此谨慎的用药，则β受体阻滞剂的早期不良反应一般均不需停药。临床试验β受体阻滞剂的耐受性为85%～90%。②起始治疗前和治疗期间患者必须体重恒定，已无明显液体潴留，利尿剂已维持在最合适剂量。如患者有体液不足，易产生低血压；如有液体潴留，则有增加心力衰竭恶化的危险。③如何确定最大剂量：确定β受体阻滞剂治疗心力衰竭的剂量，原则与ACE抑制剂相同，并不按患者的治疗反应来定，应增加到事先设定的靶剂量。如患者不能耐受靶剂量，亦可用较低剂量，即最大耐受量。临床试验表明高剂量优于低剂量，但低剂量仍能降低死亡率，因此如不能耐受高剂量，低剂量仍应维持应用。目标剂量如何确定，目前尚不明确，可参考临床试验所用的最大剂量。因国人缺少有关资料，而且β受体阻滞剂的个体差异很大，因此治疗宜个体化，以达到最大耐受量，但清醒静息心率不宜＜55次/min。一旦达到目标剂量或最大耐受量后，一般长期维持并不困难。应避免突然撤药，以防引起病情显著恶化。如在β受体阻滞剂用药期间，心力衰竭有轻或中度加重，首先应调整利尿剂和ACE抑制用量，以达到临床稳定。如病情恶化需静脉用药时，可将β受体阻滞剂暂时减量或停用，病情稳定后再加量或继续应用。如需静脉应用正性肌力药时，磷酸二酯酶抑制剂较β受体激动剂更为合适，

因后者的作用可被 β 受体阻滞剂所拮抗。④必须监测以下情况：低血压：特别是有 α 受体阻滞作用的制剂易于发生。一般在首剂或加量的 24 ～ 48h 内发生。通常重复用药后可自动消失。为减少低血压的危险，可将 ACE 抑制剂或血管扩张剂减量或与 β 受体阻滞剂在每日不同的时间应用，以后再恢复 ACE 抑制剂的用量。一般情况下，不主张将利尿剂减量，因恐引起液体潴留，除非上述措施无效。液体潴留与心力衰竭：常在起始治疗 3 ～ 5D 后体重增加，如不处理，1 ～ 2 周后常致心力衰竭恶化，因此，应要求患者每日称体重，如有增加，应立即增加利尿剂用量，直至体重恢复到治疗前水平。心动过缓和房室传导阻滞：低剂量 β 受体阻滞剂不易发生这类不良反应，但在增量过程中，危险性亦逐渐增加。如心率＜ 55 次 /min 或出现二、三度房室传导阻滞，应将 β 受体阻滞剂减量或停用。此外，医生应注意药物相互作用的可能性。

β 受体阻滞剂制剂的选择：临床试验表明，选择性 β1 受体阻滞剂与非选择性 β 兼 α1 受体阻滞剂同样可降低死亡率和罹患率。二种制剂究竟何者为优，目前虽有一些试验，但样本量偏小，力度不够，使用的是血液动力学等替代终点等，因而尚不足以定论。目前的意见是：选择性 β1 受体阻滞剂美托洛尔、比索洛尔和非选择性 β 兼 α1 受体阻滞剂卡维地洛均可用于慢性心力衰竭。

4. 洋地黄制剂

洋地黄通过抑制心力衰竭心肌细胞膜 Na^+/K^+-ATP 酶，使细胞内 Na^+ 水平升高，促进 Na^+-Ca^{2+} 交换，细胞内 Ca^{2+} 水平提高，从而发挥正性肌力作用。长期以来，洋地黄对心力衰竭的治疗过分归因于正性肌力作用。然而，洋地黄的作用部分是与非心肌组织 Na^+/K^+-ATP 酶的抑制有关。副交感传入神经的 Na^+/K^+-ATP 酶受抑制，提高了位于左室、左房和右房入口处、主动脉弓和颈动脉窦的压力感受器的敏感性，抑制性传入冲动的数量增加，进而使中枢神经系统下达的交感兴奋性减弱。此外，肾脏的 Na^+/K^+-ATP 酶受抑，可减少肾小管对钠的重吸收，增加钠向远曲小管的转移，导致肾脏分泌肾素减少。这些研究结果引出了一个假说，即洋地黄对心力衰竭并非作为正性肌力药物，而主要是通过降低神经内分泌系统的活性起到治疗作用。尽管洋地黄作为传统的正性肌力药，已应用于心力衰竭的治疗 200 余年，地高辛是唯一经过安慰剂对照临床试验评估的洋地黄制剂，也是唯一被美国食品与药品监督委员会（FDA）确认能有效地治疗慢性心力衰竭的洋地黄制剂，目前应用最为广泛。

（1）临床试验结果

一些安慰剂对照的临床试验结果均显示，轻、中度心力衰竭患者经 1 ～ 3 个月的地高辛治疗，能改善症状和心功能，提高生活质量和运动耐量，不论基础心律是窦性心律或心房颤动、缺血或非缺血性心肌病、合并或不合并使用 ACE 抑制剂、心力衰竭患者均能从地高辛治疗中获益。停用地高辛可导致血液动力学和临床症状的恶化。如 PROVED（Prospective Randomized Study Of Ventricular Failure and the Efficacyof Digoxin）试验中，停用地高辛 12 周，单用利尿剂的对照组与地高辛并利尿剂组相比，两组的恶化率分别为 39% 与 19%。RADIANCE（Randomized Assessment of Digoxin on Inhibitors of the Angiotensin-Converting Enzyme）试验，撤除地高辛后应用 ACE 抑制剂并利尿剂组与地高辛、ACE 抑制剂和利尿剂三者联用组相比，两组的恶化率分别为 25% 与 5%。然而，所有上述这些随访时间较短的临床试验不能提供地高辛能否改善心力衰竭存活率和疾病进展的证据。

1997 年发表的 DIG（Digitalis Investigation Group trial）试验是唯一的一项以死亡率作为主要终点的长期临床试验，次要终点是观察地高辛是否降低因心力衰竭恶化的住院率。入选窦性心律患者6801例，平均LVEF28%，NYHA心功能Ⅱ级患者占50%，Ⅳ级2%。在标准治疗(ACE抑制剂和利尿剂)的基础上随机分为安慰剂组和地高辛组，标准剂0.25mg/D(70%患者)，最大剂量0.5mg/D，治疗28～58个月（平均37个月）。结果显示，地高辛对总死亡率的影响为中性，在3.5年的随访中，两组的心血管死亡率均为30%（P=0.080），因心力衰竭恶化而死亡的危险性地高辛有降低趋势（P=0.06）（因其他原因导致的死亡数轻度增加，因而该作用被抵消）。地高辛组显著降低因心力衰竭住院的危险性（28%，P≤0.001），但所有原因的住院危险性仅降低6%。地高辛还可改善运动耐量和左室功能。进一步的分析表明，高危患者（LVEF＜25%，NYHA心功能Ⅲ或Ⅳ级心力衰竭和心脏明显增大，即心胸比值＞0.55）的危险性降低更明显。患者对地高辛的耐受性良好，治疗组与对照组的毒性反应为12%和8%，治疗组中仅2%因毒性反应住院。这一试验表明，虽然地高辛对死亡率的影响是中性，但它是正性肌力药中唯一的长期治疗不增加死亡率的药物。其次，肯定了地高辛的长期临床疗效，特别是对重症患者；还进一步确定了对窦性心律患者的疗效。与医师的传统观念相反，地高辛应用安全、耐受性良好。不良反应主要见于大剂量时，但大剂量对治疗心力衰竭并不需要。

（2）临床应用

洋地黄在心力衰竭治疗中的作用：地高辛是一种有效、安全、使用方便、价格低廉的心力衰竭治疗的辅助药物。鉴于地高辛对心力衰竭死亡率的下降没有作用，不存在推迟使用会影响存活率的可能性，因此地高辛的早期应用并非必要。建议先使用那些能减少死亡和住院危险的药物（ACE抑制剂和β受体阻滞剂），如果症状仍持续存在，则加用地高辛。

患者的选择：地高辛被推荐应用于改善心力衰竭患者的临床状况，应与利尿剂、某种ACE抑制剂和β受体阻滞剂联合应用。对于已开始ACE抑制剂或β受体阻滞剂的治疗，但症状改善欠佳，应及早使用地高辛。如果可以确定患者对ACE抑制剂或β受体阻滞剂的反应良好，并足以控制症状，此时可以停用地高辛。如果某患者仅使用地高辛，则应该加用ACE抑制剂或β受体阻滞剂。尽管β受体阻滞剂对于控制运动时心室率的增加可能较为有效，然而地高辛更适宜于心力衰竭伴有快速心室率的心房颤动患者。

地高辛不能用于窦房阻滞、二度或高度房室传导阻滞无永久起搏器保护的患者。与能抑制窦房结或房室结功能的药物（如胺碘酮、β受体阻滞剂）合用时，尽管患者常可耐受地高辛治疗，但须谨慎。

一般而言，急性心力衰竭并非地高辛的应用指征，除非伴有快速心室率的心房颤动。急性心力衰竭应使用其他合适的治疗措施（常为静脉给药），地高辛仅可作为长期治疗措施的开始阶段而发挥部分作用。

不推荐地高辛用于无症状的左室收缩功能障碍（NYHA心功能Ⅰ级）的治疗，因为治疗这类患者的唯一的理由是预防心力衰竭的发展，然而尚无证据表明地高辛对这类患者有益。

地高辛的使用方法：目前多采用自开始即用固定的维持量给药方法，即维持量疗法，0.125～0.25mg/D；对于70岁以上或肾功能受损者，地高辛宜用小剂量（0.125mg）每日1次或隔日1次。必要时，如为了控制心房颤动的心室率，可采用较大剂量（0.375～0.50mg/D），但不宜作为窦性心律心力衰竭患者的治疗剂量，而且在同时应用β受体阻滞剂的情况下一般并不需要。

虽然有学者提倡使用地高辛血清浓度测定的方法，指导地高辛剂量的选择，但是尚无证据表明所测得血清地高辛浓度可以反映地高辛的剂量是否恰当。地高辛放射免疫测定法主要用于帮助判断洋地黄中毒而非疗效的评估。血清地高辛浓度与治疗作用间没有联系，而且尚不清楚在心力衰竭的治疗中，大剂量地高辛是否比小剂量更有效。

洋地黄的不良反应：地高辛的主要不良反应包括：①心律失常（期前收缩、折返性心律失常和传导阻滞）。②胃肠道症状（厌食、恶心和呕吐）。③神经精神症状（视觉异常、定向力障碍、昏睡及精神错乱）。这些不良反应常出现在血清地高辛浓度＞2.0ng/mL时，但也可见于地高辛水平较低时。无中毒者和中毒者血清地高辛浓度间有明显重叠现象，特别在低血钾、低血镁、甲状腺功能低下时。奎尼丁、维拉帕米、普鲁卡因胺、胺碘酮、双异丙吡胺、普罗帕酮等与地高辛合用时，可使血清地高辛浓度增加，从而增加洋地黄中毒的发生率，此时地高辛宜减量。尽管传统上经常强调洋地黄的不良反应多，但近来的临床报告指出大多数心力衰竭患者对地高辛具有良好的耐受性，地高辛的不良反应主要出现在大剂量用药时，而临床上产生效益，大剂量并不需要。这些观察结果提示地高辛的治疗量范围（治疗量与中毒量的比值）并非像以往所担忧的那么狭窄。至于长期使用地高辛，有研究显示即使血清浓度维持在一般认为的治疗剂量范围内，患者在短期治疗中能很好地耐受，但可能有不良的心血管作用。还有研究显示长期应用地高辛可能增加心肌梗死或猝死的危险性，而临床上并无典型的洋地黄中毒的征象。

（二）其他药物

1. 醛固酮拮抗剂

进一步抑制心力衰竭患者肾素血管紧张素系统作用的另一项措施就是阻断醛固酮(ALD)的效应，例如应用ALD受体拮抗剂-螺内酯。已证实人体心肌有ALD受体。ALD除引起低镁、低钾外，可致自主神经功能失调；交感神经激活而副交感神经活性降低。更重要的是，ALD有独立于Ang Ⅱ和相加于Ang Ⅱ的对心脏结构和功能的不良作用。对大鼠研究表明，小剂量的螺内酯即能防止ALD引起的双室心肌纤维化。当仅有左室肥厚时，ALD可使左、右心室Ⅰ、Ⅲ型胶原mRNA表达增加，说明ALD对心肌纤维化的作用并非继发于心室负荷的增加。人心力衰竭时，心室醛固酮生成及活化增加，且与心力衰竭严重程度呈正比。因而，ALD促进心肌重塑，特别是心肌纤维化，从而促进心力衰竭的发展。

心力衰竭患者短期应用ACE抑制剂时，可降低血ALD水平，但长期应用时，血ALD水平却不能保持稳定、持续的降低，即所谓“醛固酮逃逸现象”（ALDescape）。高血压患者，应用ACE抑制剂数月后，血ALD水平即上升。心力衰竭患者，ACE抑制剂可急性降低血ALD水平，但长期应用作用微弱，仅降20%左右，且个体差异大；血ALD水平波动范围大。即使ACE抑制剂能降低静息ALD水平，亦不能防止运动后Ang Ⅱ和ALD水平的升高。因此如能在ACE抑制剂基础上加用醛固酮受体拮抗剂，能进一步抑制ALD的有害作用，可望有更大的益处。

（1）临床试验结果

RALES（Randomized Aldactone Evaluation Study）验证了上述假说，共入选1663例缺血性或非缺血性心肌病伴重度心力衰竭（近期或目前为NYHA心功能Ⅳ级）患者，在常规治疗基础上随机加用安慰剂或螺内酯（最大剂量25mg/D），平均应用24个月，试验的一级终点是总死亡率。结果总死亡率降低27%，因心力衰竭住院率降低36%，任何原因引起的死亡或住院的复合终点降低22%（P均＜0.0002）。由于上述结果，资料和安全监测委员会建议提前结束试验。螺内酯耐受性良好，仅约8%～9%患者有男性乳房增生症。

（2）临床应用建议

根据上述结果建议：对近期或目前为NYHA心功能Ⅳ级心力衰竭患者，可考虑应用小剂量的螺内酯 20mg/D。至于醛固酮拮抗剂在轻、中度心力衰竭的有效性和安全性则尚有待确定。

2. Ang Ⅱ受体阻滞剂

在近 20 年已确立了 ACE 抑制剂在慢性收缩性心力衰竭治疗的重要地位，该类药物的许多益处与能抑制心室重塑的进一步发展有关，这一作用的机制尚未完全明了，但认为主要是通过抑制了 AngI 转换成 Ang Ⅱ，减少后者与 Ang Ⅱ受体结合，从而抑制了心力衰竭时 RAS 系统的长期激活。ACE 抑制剂还可减少缓激肽的分解，促使血管内皮释放舒血管物质，这一作用可能对心力衰竭有益，但尚未在临床上证实。

与 ACE 抑制剂不同，Ang Ⅱ受体阻滞剂（ARB）可阻断经 ACE 和非 ACE 途径产生的 Ang Ⅱ和 Ang Ⅱ 1 受体结合。因此理论上此类药物对 Ang Ⅱ不良作用的阻断比 ACE 抑制剂更直接、更完全。应用 ARB 后血清 Ang Ⅱ水平上升与 Ang Ⅱ 2 受体结合加强，可能发挥有利的效应。ARB 对缓激肽的代谢无影响，因此不能通过提高血清缓激肽浓度发挥可能对心力衰竭有利的作用，但也不会产生可能与之有关的咳嗽不良反应。应用 ARB 治疗心力衰竭希望疗效至少等同于 ACE 抑制剂，而不良反应更少。

（1）临床试验的结果

1997 年首次发表了应用 ARB 治疗心力衰竭临床试验 ELITE（Evaluation of Losartan In The Elderly）的结果，该试验在 722 例 NYHA 心功能Ⅱ～Ⅳ级，LVEF ≤ 40%，年龄≥ 65 岁的缺血性或非缺血性心肌病心力衰竭患者，比较了在常规治疗基础上氯沙坦（剂量递增至 50mg/D）和卡托普利（剂量递增至 150mg/D）的疗效，发现氯沙坦组的死亡危险较卡托普利组低。在随后的 ELITE Ⅱ（Evaluation of Losartan In The Elderly Ⅱ）试验采用相同的方法，在 3052 例年龄＞ 60 岁的缺血性或非缺血性心肌病心力衰竭患者，比较上述两种药物的疗效，却未能证实氯沙坦在降低病死率、减少住院等方面优于卡托普利。但两试验中因咳嗽退出试验者氯沙坦组明显较少。

2000 年 AHA 会议上宣布了 VaL-HEFT 试验的初步结果，该试验观察在常规心力衰竭治疗基础上（包括应用 ACE 抑制剂和 β 受体阻滞剂者）加用缬沙坦或安慰剂的疗效差别，入选患者 5010 例，药物剂量 40mg 每天 2 次增至 160mg 每天 2 次，平均随访时间超过 2 年，患者中应用 ACE 抑制剂者 93%，应用 β 受体阻滞剂者 36%。结果显示与安慰剂组比较，缬沙坦组病死率、病残率联合终点的危险性降低 13.3%（P=0.009），心力衰竭住院率下降 27.5%（P=0.00001）。上述临床试验的结果虽不完全一致，但也证实了 ARB 治疗慢性心力衰竭有效。

（2）临床应用建议

① ARB 治疗心力衰竭有效，但其效应是否相当于或是优于 ACE 抑制剂尚未定论，当前仍不宜以 ARB 取代 ACE 抑制剂广泛用于心力衰竭治疗。未应用过 ACE 抑制剂和能耐受 ACE 抑制剂的心力衰竭患者，仍以 ACE 抑制剂为首选。

② ARB 可用于不能耐受 ACE 抑制剂不良反应的心力衰竭患者，如有咳嗽，血管性水肿时。ARB 和 ACE 抑制剂相同，亦能引起低血压，高血钾及肾功能恶化，应用时仍需小心。

③心力衰竭患者对 β 受体阻滞剂有禁忌证时，可缬沙坦与 ACE 抑制剂合用。

3. 钙拮抗剂

钙拮抗剂是一类特殊的血管扩张剂，它们具有扩张全身和冠状动脉循环的阻力型动脉血管的作用。这些作用在理论上应可改善心脏做功和缓解心肌缺血，但对照的临床试验未能证实这些可能的有益作用。临床上应用钙拮抗剂未改善心力衰竭患者的症状或提高其运动耐量，短期和长期使用这类药物治疗可导致严重的不良心血管反应。

尽管所有的钙拮抗剂都对心力衰竭可能有不良作用，但它们的药理作用有所不同。有些钙拮抗剂更选择性地作用于周围血管，对心脏的抑制可能相对较轻，而另一些可能直接对抗在心力衰竭进展中可能起作用的分子机制。这些药理学差异在心力衰竭患者的临床意义仍有待明确。

（1）临床试验结果

很多钙拮抗剂短期治疗时可导致肺水肿和心源性休克，长期应用使心力衰竭患者心功能恶化和死亡的危险性增加。虽然这些不良反应被归因于可能是这些药物抑制心脏收缩和激活内源性神经内分泌系统的作用，但这些机制的重要性仍不明确。使用缓释剂型或长效药物或使用血管选择性药物可减少这些对心力衰竭的恶化作用，但这两种途径均未能成功地预防与使用钙拮抗剂相关的心血管并发症的发生。

近来的研究集中于评价更新的钙拮抗剂（即氨氯地平和非洛地平）对心力衰竭的作用。已完成的大规模临床试验有 2 个：PRAISE（Prospective Randomized Amlodipine Survival Evaluation）试验中，缺血或非缺血性心肌病伴严重（NYHA 心功能Ⅲ B/ Ⅳ级）心力衰竭患者 1153 例，在常规治疗的基础上随机分组接受安慰剂或氨氯地平（10mg/D）治疗 6 ～ 33 个月（平均 13.8 个月）。氨氯地平对主要终点（总死亡率和主要心血管事件住院的复合危险）影响为中性，但有降低总死亡率的趋势（P=0.07）。所观察到的事件数足以除外氨氯地平对存活率可能有不良作用的可能性。尽管在 PRAISE 的非缺血性心肌病亚组，氨氯地平伴有 45% 的总死亡率下降（P=0.001），但在仅入选非缺血性心肌病的心力衰竭患者的 PRAISE Ⅱ试验中，未见氨氯地平降低总死亡率。在 VHEFT Ⅲ（Vasodilator-Heart Failure Trial Ⅲ）中，因缺血或非缺血性心肌病的轻至中度心力衰竭患者 450 例，在常规治疗基础上，被随机分组接受安慰剂或缓释非洛地平（10mg/D）治疗 3 ～ 39 个月（平均 18 个月）。非洛地平对运动耐量或总死亡率无作用。但致死的事件数较少，因此该试验不能评价非洛地平对生存率的真正作用。

（2）临床应用建议

由于缺乏支持钙拮抗剂有效性的证据，这类药物不宜用于治疗心力衰竭。评价较新的钙拮抗剂的大规模临床试验未提供令人信服的证据显示长期应用这些药物可改善心力衰竭的症状或提高生存率。鉴于对安全性的考虑，在心力衰竭患者，即使用于治疗这些患者的高血压或心绞痛，应避免使用大多数的钙拮抗剂。在现有可提供临床应用的钙拮抗剂中，临床试验仅对氨氯地平和非洛地平提供有长期应用的安全性资料，有令人信服的证据表明氨氯地平对存活率无不利影响，但不能提高生存率。

4. 环腺苷酸依赖性正性肌力药的静脉应用

环腺苷酸（cAMP）依赖性正性肌力药包括：① β 肾上腺素能激动剂：如多巴酚丁胺；②磷酸二酯酶抑制剂，如米力农。这两种药物均通过提高细胞内 cAMP 水平而增加心肌收缩力，而且兼有外周血管扩张作用，短期应用均有良好的血液动力学效应。然而长期口服时，不仅不能改善症状或临床情况，反能增加死亡率。口服氨力农由于有严重不良反应（肝功能异常、发热、血小板减少、胃肠道不适），已从市场撤销。长期口服米力农的 PROMISE（Prospective Randomized Milrinone Survival Evaluation trial）试验和口服 Ibopamine 的 PRIME Ⅱ（Second Prospective Randomized Study of Ibopamineon Mortality and Efficacy）试验，分别入选 1088 例和 1906 例 NYHA 心功能Ⅲ、Ⅳ级心力衰竭患者，均因治疗组死亡率显著增加而提前中止试验。此后，临床医师试图应用长期间歇静脉滴注的方法来减少其他危害性，主要应用多巴酚丁胺和米力农。

（1）临床试验结果

几乎所有的资料均来自开放性，无对照的试验，且样本量小，观察时间短，因而不能提供可靠的信息。仅有 2 个安慰剂对照、间歇静脉应用、治疗时间＞ 1 个月的试验，其结果和上述长期口服治疗的试验相同，亦因为治疗组的死亡危险性增加而提前中止试验。

由于缺乏有效的证据，以及考虑到药物的毒性，美国 FDA 心肾药物顾问委员会建议修改所有静脉应用正性肌力药物的标签说明，不主张长期应用。

（2）临床应用建议

由于缺乏 cAMP 依赖性正性肌力药有效的证据，以及考虑到药物的毒性，不主张对慢性心力衰竭患者长期、间歇静脉滴注此类正性肌力药。对心脏移植前的终末期心力衰竭、心脏手术后心肌抑制所致的急性心力衰竭、以及难治性心力衰竭可考虑短期支持应用 3 ～ 5D。推荐剂量：多巴酚丁胺 2 ～ 5 μg · kg^{-1} · min^{-1}；米力农：50 μg/kg 负荷量，继以 0.375 ～ 0.750 μg · kg^{-1} · min^{-1}。

六、心力衰竭并心律失常治疗

心力衰竭患者可伴有频发、复杂型室性心律失常并可能与猝死危险有关，但几乎所有抗心律失常药物的临床试验，都显示这些药物在心力衰竭患者中可有效抑制室性异位心律但并不降低猝死危险。相反，由于这类药物负性肌力及促心律失常作用可能使死亡率增高。迄今尚未证实抗心律失常药物治疗可显著降低总死亡率、改善心力衰竭预后。因此对无症状、非持续性室性及室上性心律失常不主张积极抗心律失常药物治疗，但下列情况例外。

1. 心房颤动（房颤）：房颤使心功能进行性恶化，并且与心力衰竭互为因果使脑栓塞年发生率达 16%。有报道指出，心力衰竭房颤复律后难以维持窦性心律，且持续应用抗心律失常药对心功能不利，因此，不主张积极将房颤纠正为窦性心律。但近年研究认为，纠正并维持窦性心律可显著改善心脏功能，且药物治疗的进步可避免抗心律失常的心功能抑制，故处理原则如下。①慢性房颤应尽可能复律并维持窦性心律，复律及维持窦性心律药物以胺碘酮首选，复律后继续胺碘酮维持。②对不宜复律或复律后难以维持窦性心律的患者，必须使心室率降低，并持续抗凝治疗，以尽可能避免脑栓塞的发生。降低心室率首选洋地黄（静脉及口服），避免以降低心室率为目标使用 β 受体阻滞剂及钙拮抗剂。对于房颤抗凝治疗至今仅有华法林经临床试验所证实，其剂量及用法与一般同，以使国际标准化比值维持在 2 ～ 3 为宜。心力衰竭伴房颤患者中抗血小板药物在预防脑栓塞发生中的价值尚未证实。③阵发性房颤治疗药物与上同，包括复律及维持窦律心律、降低心室率等。对频发的阵发性房颤也需抗凝治疗。

2. 持续性快速室性心动过速、心室颤动曾经猝死复苏或室上性心动过速伴快速室率或血液动力学不稳定者，治疗原则与非心力衰竭者相同，包括药物及电器械方法，应尽量避免使用明显具有负性肌力作用的抗心律失常药。发作中止后，一般需要个体化给予预防性药物治疗，用药选择见抗心律失常药物选择。

3. 抗心律失常药物选择：Ⅰ类：钠通道阻滞剂，临床试验证明这类药物可增加心力衰竭猝死危险，除急诊短时应用外，通常不宜用。Ⅱ类：β 受体阻滞剂，临床研究证明，这类药物可降低心力衰竭患者的猝死并使总死亡率降低。但上述有利作用并不直接与心律失常的抑制有关。Ⅲ类：延长动作电位时间，具有钾通道阻滞作用的一类药物。已用于心力衰竭心律失常治疗研究的药物有胺碘酮、D-sotalol 及 dofetilide 三种。GESICA（Grupo de Edtudio de la Sobrevida en la InSuficiencia Cardiaca en Argentina）试验显示，在 516 例缺血或非缺血性心肌病引起的心力衰竭患者中，在常规治疗基础上观察 2 年，胺碘酮较安慰剂可降低死亡危险 28%（P=0.024），并能降低心力衰竭住院 31%（P=0.0024）。CHFSTAT（Congestive Heart Failure Survival Trial of Antiarrhythmic Therapy）试验显示，在 674 例缺血或非缺血性心肌病心力衰竭伴无症状室性心律失常患者中，常规治疗基础上观察 45 个月，胺碘酮较安慰剂在所有原因死亡率上并无差异（P=0.60）。而在非缺血组中，胺碘酮在死亡率及死亡和心力衰竭住院联合终点上似有有利作用（P=0.07 及 0.08），并有 LVEF 的提高。有关 D-sotalol 及 dofetilide 在心力衰竭患者中进行的两项研究［SWORD（Survival With Oral d-sotalol）和 DIAMOND（Danish Investigations of Arrhythmia Mortality on dofetilide）］分别提示，有增加死亡或引起早期促心律失常作用的危险。因此，相对 I 类及Ⅲ类中其他药物而言，胺碘酮可抑制心律失常且并不增加死亡危险,并具有潜在的对预后有益作用,因此是心力衰竭心律失常药物治疗中较好的选择。

胺碘酮通常剂量为 0.2g 每天 3 次，口服 5 ～ 7D；然后 0.2g 每天 2 次，5 ～ 7D；随后用 0.2g 每天 1 次维持。如治疗有效可试用 0.2g 每天 2 次，每周 5D，直至减量为 0.2g 隔日 1 次。

4. 体内自动电复律器在心力衰竭猝死存活者中的应用显示对猝死预防有益，但尚无证据说明，对无症状心律失常的心力衰竭患者在预防猝死或延长生存中的好处，有关的临床试验尚在进行中。

5. 心力衰竭合并心律失常，除针对心律失常治疗外必须加强对心力衰竭本身的治疗并纠正伴发的病理状态如心肌缺血、电解质紊乱等。

6. 临床应用建议：无症状性、非持续性室性和室上性心律失常不主张抗心律失常药物治疗。持续性室性心动过速、心室颤动、曾经猝死复苏或室上性心动过速伴快速心室率或血液动力学不稳定者，应予治疗，治疗原则与非心力衰竭者相同。I 类抗心律失常药不宜用于心力衰竭患者，除非是短期应用于难治性、致死性室律失常。Ⅲ类抗心律失常药胺碘酮可抑制心律失常且不增加心力衰竭患者的死亡危险性，因而，可以应用于心力衰竭并心律失常患者。胺碘酮对预防心力衰竭猝死或延长生存尚无确切有效的证据，且有一定的毒性，因而不推荐预防性应用。任何心力衰竭并心律失常患者,均应注意寻找和去除各种可能引起心律失常的原因,如心力衰竭未控制，心肌缺血，低钾、低镁血症；药物的致心律失常作用，特别是各种正性肌力药和血管扩张剂。

七、心力衰竭抗凝、抗血小板治疗

心力衰竭时，扩张且低动力的心腔，以及促凝因子活性的增高可能有较高血栓栓塞事件危险，临床研究提示，心力衰竭时血栓栓塞事件的年发生率在 1% ～ 3%。至今尚无心力衰竭患者中华法林或其他抗血栓药物对预防血栓栓塞事件的对照研究，几项回顾性的分析也未得到一致意见。有关心力衰竭时的抗凝治疗可参照下列原则：

1. 心力衰竭伴房颤及心力衰竭有血栓栓塞史的患者必须长期抗凝治疗，可常规方法口服华法林，并调整剂量使国际标准化比值保持在 2 ～ 3。

2. 极低 LVEF 值、左室室壁瘤、显著心腔扩大、心腔内有血栓存在，这些指标在评估血栓栓塞危险中的意义尚未明确，也缺乏长期抗凝效果的评价。但有些医师对上述情况仍给予抗凝治疗以预防可能发生的血栓栓塞事件。

3. 抗血小板治疗常用于心力衰竭以预防冠状动脉事件，对心力衰竭本身的适应证尚未建立。

八、心力衰竭氧气治疗

慢性心力衰竭并非氧气治疗的适应证，重度心力衰竭患者氧疗可能使血液动力学恶化，但对心力衰竭伴严重睡眠低氧血症患者，夜间给氧可减少 chEynE-STokES 呼吸，减少低氧血症的发生。

第七节　中医诊疗

一、范围

中医古籍无心力衰竭之病名，中医著述中“心衰”一词最早见于宋代的《圣济总录·心脏门》中“心衰则健忘，不足则胸腹胁下与腰背引痛，惊悸，恍惚，少颜色，舌本强”，《医参》中亦有“心主脉，爪甲不华，则心衰矣”。其所述“心衰”与现代医学之心力衰竭明显无关。《黄帝内经·灵枢·水胀》“水始起也，目窠上微肿，如新卧起之状，其颈脉动，时咳，阴股间寒，足胫肿，腹乃大，其水也成矣。以手按其腹，随手而起，如裹水之状”。《内经·灵枢·胀论》“夫胀者，烦心短气，卧不安”。《素问·逆调论》曰：“夫不得卧，卧则喘者，是水气之客也”。《内经》“诸水病者，故不得卧，卧则惊，惊则咳甚也”。《内经·素问平人气象论篇》“颈脉动，喘疾咳，曰水”。《内经·素问逆调论篇》“人有逆气不得卧，而息有音者；有不得卧而息无音者；有起居如故而息有音者，有得卧行而喘者，有不得卧不能行而喘者，有不得卧卧而喘者。”这和现代医学心功能分级描述较为类似。《金匮要略》曰：“心水者，其人身重而少气，不得卧，烦而躁，其人阴肿”，“咳逆倚息，短气不得卧，其形如肿，谓之支饮”，“水在心，心下坚筑，短气，恶水不欲饮”，“视夫之目窠上微肿，如蚕新卧起之状，其颈脉动，时时咳，按其手足上，陷而不起者，风水”。《诸病源候论·痰饮病诸候》“水入肠胃动作有声，体重多唾短气，好眠，胸背痛，甚则上气颏逆至，短气不得卧，其形如肿”。《华佗中藏经·论心脏虚实寒热生死逆顺脉证之法》曰：“心有水气则痹，气滞，身肿不得卧，烦而躁。”《景岳全书》“……似胀非胀，似短非短，微劳则喘甚，多言亦喘甚”。与心力衰竭病证临床表现相关或相类似的病名如心痹、心水、惊悸、怔忡、水肿、喘证、支饮、积聚等散见于诸多医学著作中。

二、病因、病机

外邪内设于心，损伤心气；思虑过度，劳伤心脾；吸烟及肝火灼津生痰，脉络不通，气滞血瘀，心脉不通，心失所养；年老肾阴阳俱虚，肾阴虚不能滋补心阴，心失所养，而肾阳虚不能温补心阳，阳虚水泛，上凌心肺，导致心衰病发生。初始唯心气亏虚；心悸气短乏力，动则耗气，故动则尤甚，休息可缓解；也有伴心烦少寐，口干苔少之气阴两虚者。气虚运血无力，血行不畅，瘀血内生，加之阳气虚水湿不化，不循常道下趋膀胱，泛溢肌肤，产生唇紫痛积尿少浮肿表现；时水气上凌心肺，肺失宣降，则气急喘不得卧；最终阴阳俱虚。阴不敛阳，阳不固脱之厥脱象。

三、辨证治疗

1. 心肺气虚证

证候：心悸，气短，肢倦乏力，动则加剧，神疲咳喘，面色苍白，舌淡或边有齿痕，脉沉细或虚数。

治法：补益心肺。

方药：益心汤。党参 30 克，白术 12 克，茯苓 15 克，黄芪 30 克，灵芝 12 克，丹参 20 克，百合 12 克，白果 12 克，桔梗 12 克，瓜蒌 12 克，前胡 12 克，紫苑 12 克，苏子 12 克，陈皮 12 克，当归 15 克，甘草 6 克，水煎服。

2. 气阴亏虚证

证候：心悸，气短，疲乏，动则汗出，自汗或盗汗，头晕心烦，口干，面颧暗红，舌质红少苔，脉细数无力或结代。

治法：益气养阴。

方药：生脉汤。人参 10 克，麦冬 12 克，五味子 15 克，沙参 12 克，扁豆 12 克，茯苓 15 克，泽泻 12 克，泽兰 12 克，熟地 15 克，黄精 12 克，玉竹 12 克，桔梗 12 克，远志 12 克，炙甘草 10 克，水煎服。

3. 心肾阳虚证

证候：心悸，气短乏力，动则气喘，身寒肢冷，尿少浮肿，腹胀便溏，面颧暗红，舌质红少苔，脉细数无力或结代。

治法：温补心肾。

方药：补阳汤。附子 10 克，肉桂 10 克，吴茱萸 10 克，干姜 12 克，姜黄 12 克，人参 10 克，白术 12 克，茯苓 15 克，泽泻 12 克，泽兰 12 克，猪苓 12 克，防己 12 克，苏子 12 克，五味子 12 克，车前子 12 克，甘草 6 克，水煎服。

4. 气虚血瘀证

证候：心悸气短，胸胁作痛，颈部青筋暴露，胁下痞块，下肢浮肿，面色灰青；唇青甲紫，舌质紫暗或有瘀点、瘀斑，脉涩或结代。

治法：益气活血。

方药：益气活血汤。党参 30 克，白术 15 克，茯苓 15 克，黄芪 30 克，灵芝 12 克，姜黄 12 克，莲子 12 克，丹参 30 克，泽兰 12 克，甘松 12 克，桃仁 12 克，红花 12 克，当归 15 克，川芎 12 克，柏子心 12 克，甘草 6 克，水煎服。

5. 阳虚水泛证

证候：心悸气短，或不得平卧，咯吐泡沫痰，面肢浮肿，畏寒肢冷，烦躁出汗，额面灰白，口唇青紫，尿少腹胀，或伴胸水、腹水，舌暗淡或暗红，舌苔白滑，脉细促或结代。

治法：温阳利水。

方药：温阳汤。附子 12 克，肉桂 12 克，人参 12 克，白术 15 克，茯苓 15 克，猪苓 15 克，泽泻 12 克，冬瓜皮 15 克，苏子 15 克，半夏 12 克，白芥子 10 克，茅根 30 克，车前子 12 克，大腹皮 12 克，甘草 6 克，水煎服。

6. 痰饮阻肺证

证候：心悸气急，咳嗽喘促，不能平卧，咯白痰或痰黄黏稠，胸脘痞闷，头晕目眩，尿少浮肿，或伴痰鸣，或发热口渴，舌苔白腻或黄腻，脉弦滑或滑数。

治法：泻肺化痰。

方药：泻肺汤。葶苈子 12 克，苏子 12 克，桑皮 12 克，冬瓜皮 15 克，地骨皮 12 克，桔梗 15 克，白芥子 10 克，车前子 12 克，瓜蒌 20 克，黄芩 12 克，鱼腥草 20 克，虎杖 12 克，姜皮 10 克，细辛 3 克，半夏 12 克，浙贝母 15 克，炙麻黄 10 克，甘草 6 克，水煎服。

第八节　护理要点

1. **控制出入量**　适当限制钠和水的摄入，低脂饮食，少量多餐，进食易消化、高纤维的食物、预防便秘的发生。控制液体入量，以“量出为入”为原则。心力衰竭患者宜低脂饮食、戒烟，肥胖患者应减轻体重。严重心力衰竭伴明显消瘦者应给予营养支持。

2. **身体评估**　评估患者的精神意识状态、生命体征、心肺听诊情况，有无急性肺水肿的体征。评估有无呼吸困难、端坐呼吸、频繁咳嗽、咯粉红色泡沫痰、尿量情况。评估患者颈静脉情况、心肺检查，腹水，皮肤和黏膜水肿情况，有无嘴唇发绀、大汗淋漓、皮肤湿冷，有无心源性休克。

3. **心理和生活护理**　避免劳累、情绪波动、精神紧张、饱餐、感冒等诱发因素，做好卫生宣教。注意口腔及皮肤的清洁，伴有水肿时应加强皮肤护理，以防感染及发生压疮。着装宜宽松，盖被不宜太厚重、以减少憋闷感。呼吸困难者取半卧位或端坐位。

4. **专科护理**　评估出现突发性呼吸困难、水肿时，应迅速评估容量（血压、经静脉充盈度）和灌注状况（脉压、啰音、皮温）、识别可疑急性心力衰竭患者。对可疑急性心力衰竭患者，应协助医生收集 N 末端 B 型脑利钠肽前体（NT-prOBNP）/ 脑利钠肽（BNP）病史、心电图、胸部 X 线片、心脏超声、血气分析等检查结果，推荐使用有效临床评估工具，以快速明确诊断，识别病因和诱因。如依据患者血压水平、末梢循环状况、肺部听诊情况，进行急性心力衰竭临床程度床边分级。

4. **氧气治疗**　对于呼吸困难严重（呼吸频率＞ 25 次 /min，呼吸窘迫，吸氧状态下 Sa0，90%）、血流动力学不稳定（血压升高或降低，严重心律失常，心率＜ 40 次 /min 或＞ 130 次 /min）的患者，须立即实施紧急救助。急性心力衰竭患者呼吸困难明显并伴有低氧血症（Sa0，90% 或 Pa0，＜ 60mmHIg）时，短暂给子高浓度氧吸入，必要时遵医嘱予无创辅助通气。烦躁不安时，遵医嘱给子镇静剂。不推荐给子酒精湿化吸氧，这可能导致支气管和肺泡壁损伤。

第三章　急性心肌梗死的诊断和治疗进展

心肌梗死（myocardial infarction，MI）是心肌缺血性坏死。为在冠状动脉病变的基础上，发生冠状动脉血供急剧减少或中断，使相应的心肌严重而持久地急性缺血导致心肌坏死。急性心肌梗死（AMI）临床表现有持久的胸骨后剧烈疼痛、发热、白细胞计数和血清心肌坏死标记物增高以及心电图进行性改变；可发生心律失常、休克或心力衰竭，属急性冠脉综合征（ACS）的严重类型。

本病在欧美常见，世界卫生组织报告 1986 ～ 1988 年 35 个国家每 10 万人口本病年死亡率以瑞典和爱尔兰最高，男性分别为 253.4 和 236.2，女性分别为 154.7 和 143.6；我国和韩国居末，男性分别为 15.0 和 5.3，女性分别为 11.7 和 3.4。美国每年约有 80 万人发生心肌梗死，45 万人再梗死。在我国本病远不如欧美多见，20 世纪 70 和 80 年代北京、河北、哈尔滨、黑龙江、上海、广州等省市年发病率仅 0.2‰～ 0.6‰，其中以华北地区最高。80 年代北京急性心肌梗死（AMI）发病率为 64.01/10 万人口，90 年代增至男性 169/10 万人口，女性 96/10 万人口。北京 16 所（后增至 28 所）医院年收住院的 AMI 病例数，1991 年为 1972 年的 2.47 倍；上海 10 所医院的病例数 1989 年为 1970 年的 3.84 倍，显示本病在国内也在增多。

第一节　病因和发病机制

基本病因是冠状动脉粥样硬化（偶为冠状动脉栓塞、炎症、先天性畸形、痉挛和冠状动脉口阻塞所致），造成一支或多支血管管腔狭窄和心肌血供不足，而侧支循环未充分建立。在此基础上，一旦血供急剧减少或中断，使心肌严重而持久地急性缺血达 20 ～ 30 分钟以上，即可发生 AMI。

大量的研究已证明，绝大多数的 AMI 是由于不稳定的粥样斑块溃破，继而出血和管腔内血栓形成，而使管腔闭塞。少数情况下粥样斑块内或其下发生出血或血管持续痉挛，也可使冠状动脉完全闭塞。

促使斑块破裂出血及血栓形成的诱因有：

1. 晨起 6 时至 12 时交感神经活动增加，机体应激反应性增强，心肌收缩力、心率、血压增高，冠状动脉张力增高。

2. 在饱餐特别是进食多量脂肪后，血脂增高，血黏稠度增高。

3. 重体力活动、情绪过分激动、血压剧升或用力大便时，致左心室负荷明显加重。

4. 休克、脱水、出血、外科手术或严重心律失常，致心排血量骤降，冠状动脉灌流量锐减。

AMI 可发生在频发心绞痛的患者，也可发生在原来从无症状者中。AMI 后发生的严重心律失常、休克或心力衰竭，均可使冠状动脉灌流量进一步降低，心肌坏死范围扩大。

第二节 病理

一、冠状动脉病变

绝大多数 AMI 患者冠脉内可见在粥样斑块的基础上有血栓形成使管腔闭塞，但是由冠状动脉痉挛引起管腔闭塞者中，个别可无严重粥样硬化病变。此外，梗死的发生与原来冠状动脉受粥样硬化病变累及的支数及其所造成管腔狭窄程度之间未必呈平行关系。

1. 左冠状动脉前降支闭塞，引起左心室前壁、心尖部、下侧壁、前间隔和二尖瓣前乳头肌梗死。

2. 右冠状动脉闭塞，引起左心室膈面（右冠状动脉占优势时）、后间隔和右心室梗死，并可累及窦房结和房室结。

3. 左冠状动脉回旋支闭塞，引起左心室高侧壁、膈面（左冠状动脉占优势时）和左心房梗死，可能累及房室结。

4. 左冠状动脉主干闭塞，引起左心室广泛梗死。

右心室和左、右心房梗死较少见。

二、心肌病变

冠状动脉闭塞后 20 ～ 30 分钟，受其供血的心肌即有少数坏死，开始了 AMI 的病理过程。1 ～ 2 小时绝大部分心肌呈凝固性坏死，心肌间质充血、水肿，伴多量炎症细胞浸润。以后，坏死的心肌纤维逐渐溶解，形成肌溶灶，随后渐有肉芽组织形成。大块的梗死累及心室壁的全层或大部分者常见，心电图上相继出现 ST 段抬高和 T 波倒置、Q 波，称为 Q 波性 MI，或称为透壁性心梗，是临床上常见的典型 AMI。它可波及心包引起心包炎症；波及心内膜诱致心室腔内附壁血栓形成。当冠状动脉闭塞不完全或自行再通形成小范围心肌梗死呈灶性分布，急性期心电图上仍有 ST 段抬高，但不出现 Q 波的称为非 Q 波性 MI，较少见。血坏死仅累及心室壁的内层，不到心室壁厚度的一半伴有 ST 段压低或 T 波变化，心肌坏死标记物增高者过去称为心内膜下心肌梗死，现已归类为 NSTEMI。

如上所述，过去将 AMI 分为 Q 波性 MI 和非 Q 波性 MI 是一种回顾性分类，已不适合临床工作的需要，目前强调以 ST 段是否抬高进行分类。因心电图上 Q 波形成已是心肌坏死的表现。而从心肌急性缺血到坏死其中有一个发展过程。实际上当心肌缺血心电图上出现相应区域 ST 段抬高时，除变异性心绞痛外，已表明此时相应的冠脉已经闭塞而导致心肌全层损伤，伴有心肌坏死标记物升高，临床上诊断为 ST 段抬高性 MI（STEMI）。此类患者绝大多数进展为较大面积 Q 波性 MI。如果处理非常及时，在心肌坏死以前充分开通闭塞血管，可使 Q 波不致出现。胸痛如不伴有 ST 段抬高，常提示相应的冠状动脉尚未完全闭塞，心肌缺血损伤尚未波及心肌全层，心电图可表现为 ST 段下移及（或）T 波倒置等。此类患者如同时有血中心肌标记物或心肌酶升高，说明有尚未波及心肌全层的小范围坏死，临床上列为非 ST 段抬高性 MI（NSTEMI）。此类 MI 如果处置不当，也可进展为 STEMI。为了将透壁性 MI 的干预性再灌注治疗得以尽早实施，以争取更多的心肌存活；也为了防止非透壁性 MI 进一步恶化；目前在临床上一般视 ST 段抬高性 MI 等同于 Q 波性 MI，而无 ST 段抬高者因处理方案上不同于Q波性MI，而类似于不稳定型心绞痛并专列为NSTEMI。目前国内外相关指南均将UA及，NSTEMI 的诊断治疗合并进行讨论。

继发性病理变化有：在心腔内压力的作用下，坏死心壁向外膨出，可产生心脏破裂（心室游离壁破裂、心室间隔穿孔或乳头肌断裂）或逐渐形成心室壁瘤。坏死组织 1 ～ 2 周后开始吸收，并逐渐纤维化，在 .6 ～ 8 周形成瘢痕愈合，称为陈旧性或愈合性心肌梗死（OMI 或 HMI）。

主要出现左心室舒张和收缩功能障碍的一些血流动力学变化，其严重度和持续时间取决于梗死的部位、程度和范围。心脏收缩力减弱、顺应性减低、心肌收缩不协调，左心室压力曲线最大上升速度（dp/dt）减低，左心室舒张末期压增高、舒张和收缩末期容量增多。射血分数减低，心搏量和心排血量下降，心率增快或有心律失常，血压下降，病情严重者，动脉血氧含量降低。急性大面积心肌梗死者，可发生泵衰竭——心源性休克或急性肺水肿。右心室梗死在 MI 患者中少见，其主要病理生理改变是急性右心衰竭的血流动力学变化，右心房压力增高，高于左心室舒张末期压，心排血量减低，血压下降。

AMI 引起的心力衰竭称为泵衰竭，按 Killip 分级法可分为：

Ⅰ级　尚无明显心力衰竭。

Ⅱ级　有左心衰竭，肺部啰音＜ 50% 肺野。

Ⅲ级　有急性肺水肿，全肺大、小、干、湿啰音。

Ⅳ级　有心源性休克等不同程度或阶段的血流动力学变化。

心源性休克是泵衰竭的严重阶段。但如兼有肺水肿和心源性休克则情况最严重。

心室重塑（remodeling）作为 MI 的后续改变，左心室体积增大、形状改变及梗死节段心肌变薄和非梗死节段心肌增厚，对心室的收缩效应及电活动均有持续不断的影响，在 MI 急性期后的治疗中要注意对心室重塑的干预。

第三节　临床表现

与梗死的大小、部位、侧支循环情况密切有关。

一、先兆

50% ～ 81.2% 患者在发病前数日有乏力，胸部不适，活动时心悸、气急、烦躁、心绞痛等前驱症状，其中以新发生心绞痛（初发型心绞痛）或原有心绞痛加重（恶化型心绞痛）为最突出。心绞痛发作较以往频繁、程度较剧、持续较久、硝酸甘油疗效差、诱发因素不明显。同时心电图示 ST 段一时性明显抬高（变异型心绞痛）或压低，T 波倒置或增高（“假性正常化”）即前述不稳定型心绞痛情况，如及时住院处理（参见本节“心绞痛”），可使部分患者避免发生 MI。

二、症状

1. **疼痛** 是最先出现的症状，多发生于清晨，疼痛部位和性质与心绞痛相同，但诱因多不明显，且常发生于安静时，程度较重，持续时间较长，可达数小时或更长，休息和含用硝酸甘油片多不能缓解。患者常烦躁不安、出汗、恐惧，胸闷或有濒死感。少数患者无疼痛，一开始即表现为休克或急性心力衰竭。部分患者疼痛位于上腹部，被误认为胃穿孔、急性胰腺炎等急腹症；部分患者疼痛放射至下颌、颈部、背部上方，被误认为骨关节痛。

2. **全身症状** 有发热、心动过速、白细胞增高和红细胞沉降率增快等，由坏死物质被吸收所引起。一般在疼痛发生后 24 ～ 48 小时出现，程度与梗死范围常呈正相关，体温一般在 38℃左右，很少达到 39℃，持续约一周。

3. **胃肠道症状** 疼痛剧烈时常伴有频繁的恶心、呕吐和上腹胀痛，与迷走神经受坏死心肌刺激和心排血量降低组织灌注不足等有关。肠胀气亦不少见。重症者可发生呃逆。

4. **心律失常** 见于 75% ～ 95% 的患者，多发生在起病 1 ～ 2 天，而以 24 小时内最多见，可伴乏力、头晕、晕厥等症状。各种心律失常中以室性心律失常最多，尤其是室性期前收缩，如室性期前收缩频发（每分钟 5 次以上），成对出现或呈短阵室性心动过速，多源性或落在前一心搏的易损期时（R 在 T 波上），常为心室颤动的先兆。室颤是 AMI 早期，特别是入院前主要的死因。房室传导阻滞和束支传导阻滞也较多见，室上性心律失常则较少，多发生在心力衰竭者中。前壁 MI 如发生房室传导阻滞表明梗死范围广泛，情况严重。

5. **低血压和休克** 疼痛期中血压下降常见，未必是休克。如疼痛缓解而收缩压仍低于 80mmHg，有烦躁不安、面色苍白、皮肤湿冷、脉细而快、大汗淋漓、尿量减少（< 20ml/h），神志迟钝，甚至晕厥者，则为休克表现。休克多在起病后数小时至数日内发生，见于约 20% 的患者，主要是心源性，为心肌广泛（40% 以上）坏死，心排血量急剧下降所致，神经反射引起的周围血管扩张属次要，有些患者尚有血容量不足的因素参与。

6. **心力衰竭** 主要是急性左心衰竭，可在起病最初几天内发生，或在疼痛、休克好转阶段出现，为梗死后心脏舒缩力显著减弱或不协调所致，发生率为 32% ～ 48%。出现呼吸困难、咳嗽、发绀、烦躁等症状，严重者可发生肺水肿，随后可有颈静脉怒张、肝大、水肿等右心衰竭表现。右心室 MI 者可一开始即出现右心衰竭表现，伴血压下降。

三、体征

1. **心脏体征** 心脏浊音界可正常也可轻度至中度增大；心率多增快，少数也可减慢；心尖区第一心音减弱；可出现第四心音（心房性）奔马律，少数有第三心音（心室性）奔马律；10% ～ 20% 患者在起病第 2 ～ 3 天出现心包摩擦音，为反应性纤维性心包炎所致；心尖区可出现粗糙的收缩期杂音或伴收缩中晚期喀喇音，为二尖瓣乳头肌功能失调或断裂所致；可有各种心律失常。

2. **血压** 除极早期血压可增高外，几乎所有患者都有血压降低。起病前有高血压者，血压可降至正常，且可能不再恢复到起病前的水平。

3. **其他** 可有与心律失常、休克或心力衰竭相关的其他体征。

第四节　诊断和鉴别诊断

根据典型的临床表现，特征性的心电图改变以及实验室检查发现，诊断本病并不困难。对老年患者，突然发生严重心律失常、休克、心力衰竭而原因未明，或突然发生较重而持久的胸闷或胸痛者，都应考虑本病的可能。宜先按 AMI 来处理，并短期内进行心电图、血清心肌酶测定和肌钙蛋白测定等的动态观察以确定诊断。对非 ST 段抬高性 MI，血清肌钙蛋白测定的诊断价值更大。鉴别诊断要考虑以下一些疾病：

一、心绞痛

二、主动脉夹层

胸痛一开始即达高峰，常放射到背、肋、腹、腰和下肢，两上肢的血压和脉搏可有明显差别，可有主动脉瓣关闭不全的表现，偶有意识模糊和偏瘫等神经系统受损症状。但无血清心肌坏死标记物升高等可资鉴别。二维超声心动图检查、X 线或磁共振体层显像有助于诊断。

三、急性肺动脉栓塞

可发生胸痛、咯血、呼吸困难和休克。但有右心负荷急剧增加的表现如发绀、肺动脉瓣区第二心音亢进、颈静脉充盈、肝大、下肢水肿等。心电图示工 I 导联 S 波加深，Ⅲ导联 Q 波显著 T 波倒置，胸导联过渡区左移，右胸导联 T 波倒置等改变，可资鉴别。

四、急腹症

急性胰腺炎、消化性溃疡穿孔、急性胆囊炎、胆石症等，均有上腹部疼痛，可能伴休克。仔细询问病史、作体格检查、心电图检查、血清心肌酶和肌钙蛋白测定可协助鉴别。

五、急性心包炎

尤其是急性非特异性心包炎可有较剧烈而持久的心前区疼痛。但心包炎的疼痛与发热同时出现，呼吸和咳嗽时加重，早期即有心包摩擦音，后者和疼痛在心包腔出现渗液时均消失；全身症状一般不如 MI 严重；心电图除 aVR 外，其余导联均有 ST 段弓背向下的抬高，T 波倒置，无异常 Q 波出现。

第五节　治疗

一、院前急救

流行病学调查发现，AMI 死亡的患者中约 50% 在发病后 1h 内于院外猝死，死因主要是可救治的致命性心律失常。显然，AMI 患者从发病至治疗存在时间延误。其原因有：①患者就诊延迟；②院前转运、入院后诊断和治疗准备所需的时间过长，其中以患者就诊延迟所耽误时间最长。因此，AMI 院前急救的基本任务是帮助 AMI 患者安全、迅速地转运到医院，以便尽早开始再灌注治疗；重点是缩短患者就诊延误的时间和院前检查、处理、转运所需的时间。

通过健康宣教，对大众普及有关心血管疾病预防和急救知识，可缩短 AMI 患者就诊延迟所耽误的时间。应帮助已患有心脏病或有 AMI 高危因素的患者提高识别 AMI 的能力，以便自己一旦发病立即采取以下急救措施：①停止任何主动活动和运动；②立即舌下含服硝酸甘油 1 片（0.6mg），每 5min 可重复使用。若含服硝酸甘油 3 片仍无效则应拨打急救电话，由急救中心派出配备有专业医护人员、急救药品和除颤器等设备的救护车，将其运送到附近能提供 24h 心脏急救的医院。随同救护的医护人员必须掌握除颤和心肺复苏技术，应根据患者的病史、查体和心电图结果做出初步诊断和急救处理，包括持续心电和血压监测、舌下含服硝酸甘油、吸氧、建立静脉通道和使用急救药物，必要时给予除颤治疗和心肺复苏。尽量识别 AMI 的高危患者［如有低血压（＜ 100mmHg，1mmHg=0.133kPa）、心动过速（＞ 100 次 /min）或有休克、肺水肿体征］，直接送至有条件进行冠状动脉血管重建术的医院。

AMI 患者被送达医院急诊室后，医生应迅速做出诊断并尽早给予再灌注治疗。力争在 10 ～ 20min 内完成病史采集、临床检查和记录 1 份 18 导联心电图以明确诊断。对 ST 段抬高的 AMI 患者，应在 30min 内收住冠心病监护病房（CCU）开始溶栓，或在 90min 内开始行急诊 PTCA 治疗。在典型临床表现和心电图 ST 段抬高已能确诊为 AMI 时，绝不能因等待血清心肌标志物检查结果而延误再灌注治疗的时间。

二、ST 段抬高或伴左束支传导阻滞的 AMI 的住院治疗

（一）一般治疗

AMI 患者来院后应立即开始一般治疗，并与其诊断同时进行，重点是监测和防治 AMI 的不良事件或并发症。

1. 监测　持续心电、血压和血氧饱和度监测，及时发现和处理心律失常、血流动力学异常和低氧血症。

2. 卧床休息　可降低心肌耗氧量，减少心肌损害。对血流动力学稳定且无并发症的 AMI 患者一般卧床休息 1 ～ 3D，对病情不稳定及高危患者卧床时间应适当延长。

3. 建立静脉通道　保持给药途径畅通。

4. 镇痛　AMI 时，剧烈胸痛使患者交感神经过度兴奋，产生心动过速、血压升高和心肌收缩功能增强，从而增加心肌耗氧量，并易诱发快速性室性心律失常，应迅速给予有效镇痛剂。可给吗啡 3mg 静脉注射，必要时每 5min 重复 1 次，总量不宜超过 15mg。副作用有恶心、呕吐、低血压和呼吸抑制。一旦出现呼吸抑制，可每隔 3min 静脉注射纳洛酮 0.4mg（最多 3 次）以拮抗之。

5. 吸氧　AMI 患者初起即使无并发症，也应给予鼻导管吸氧，以纠正因肺瘀血和肺通气 / 血流比例失调所致的中度缺氧。在严重左心衰竭、肺水肿和并有机械并发症的患者，多伴有严重低氧血症，需面罩加压给氧或气管插管并机械通气。

6. 硝酸甘油　AMI 患者只要无禁忌证通常使用硝酸甘油静脉滴注 24 ～ 48h，然后改用口服硝酸酯制剂。具体用法和剂量参见药物治疗部分。硝酸甘油的副作用有头痛和反射性心动过速，严重时可产生低血压和心动过缓，加重心肌缺血，此时应立即停止给药、抬高下肢、快速输液和给予阿托品，严重低血压时可给多巴胺。硝酸甘油的禁忌证有低血压（收缩压＜ 90mmHg）、严重心动过缓（＜ 50 次 /min）或心动过速（＞ 100 次 /min）。下壁伴右室梗死时，因更易出现低血压也应慎用。

7. 阿司匹林　所有 AMI 患者只要无禁忌证均应立即口服水溶性阿司匹林或嚼服肠溶阿司匹林 150 ～ 300mg。

8. **纠正水、电解质及酸碱平衡失调**

9. **阿托品** 主要用于 AMI 特别是下壁 AMI 伴有窦性心动过缓、心室停搏和房、室传导阻滞患者，可给阿托品 0.5 ~ 1.0mg 静脉注射，必要时每 3 ~ 5min 可重复使用，总量应＜ 2.5mg。阿托品非静脉注射和用量太小（＜ 0.5mg）可产生矛盾性心动过缓。

10. **饮食和通便** AMI 患者需禁食至胸痛消失，然后给予流质、半流质饮食，逐步过渡到普通饮食。所有 AMI 患者均应使用缓泻剂，以防止便秘时排便用力导致心脏破裂或引起心律失常、心力衰竭。

（二）再灌注治疗

1. 溶栓治疗

20 世纪 80 年代以来的研究表明，在冠状动脉粥样硬化斑块破裂的基础上血栓形成，使冠状动脉急性闭塞，是导致 ST 段抬高的 AMI 的原因。而冠状动脉急性闭塞至心肌透壁性坏死有一时间窗，根据动物实验研究，这一时间窗大约为 6h。在该时间窗内使冠状动脉再通，可挽救濒临坏死的缺血心肌。此后，一系列大规模随机双盲临床试验结果表明，AMI 溶栓治疗与安慰剂对比可明显降低病死率。症状出现后越早进行溶栓治疗，降低病死率效果越明显，但对 6 ~ 12h 仍有胸痛及 ST 段抬高的患者进行溶栓治疗仍可获益。溶栓治疗受益的机制包括挽救心肌和对梗死后心肌重塑的有利作用。

（1）溶栓治疗的适应证

两个或两个以上相邻导联 ST 段抬高（胸导联≥ 0.2mV，肢体导联≥ 0.1mV），或提示 AMI 病史伴左束支传导阻滞（影响 ST 段分析），起病时间＜ 12h，年龄＜ 75 岁（ACC/AHA 指南列为 I 类适应证）。

对前壁心肌梗死、低血压（收缩压＜ 100mmHg）或心率增快（＞ 100 次 /min）患者治疗意义更大。

ST 段抬高，年龄≥ 75 岁。对这类患者，无论是否溶栓治疗，AMI 死亡的危险性均很大。尽管研究表明，对年龄≥ 75 岁的患者溶栓治疗降低死亡率的程度低于 75 岁以下患者，治疗相对益处降低，但对年龄≥ 75 岁的 AMI 患者溶栓治疗每 1000 例患者仍可多挽救 10 人生命，因此，慎重权衡利弊后仍可考虑溶栓治疗（ACC/AHA 指南列为Ⅱ a 类适应证）。

ST 段抬高，发病时间 12 ~ 24h，溶栓治疗收益不大，但在有进行性缺血性胸痛和广泛 ST 段抬高并经过选择的患者，仍可考虑溶栓治疗（ACC/AHA 指南列为Ⅱ b 类适应证）。

高危心肌梗死，就诊时收缩压＞ 180mmHg 和（或）舒张压＞ 110mmHg，这类患者颅内出血的危险性较大，应认真权衡溶栓治疗的益处与出血性卒中的危险性。对这些患者首先应镇痛、降低血压（如应用硝酸甘油静脉滴注、β 受体阻滞剂等），将血压降至 150/90mmHg 时再行溶栓治疗，但是否能降低颅内出血的危险性尚未得到证实。对这类患者若有条件应考虑直接 PTCA 或支架置入术（ACC/AHA 指南列为Ⅱ b 类适应证）。虽有 ST 段抬高，但起病时间＞ 24h，缺血性胸痛已消失者或仅有 ST 段压低者不主张溶栓治疗（ACC/AHA 指南列为Ⅲ类适应证）。

（2）溶栓治疗的禁忌证及注意事项

既往任何时间发生过出血性脑卒中，1 年内发生过缺血性脑卒中或脑血管事件；颅内肿瘤；近期（2 ~ 4 周）活动性内脏出血（月经除外）；可疑主动脉夹层；入院时严重且未控制的高血压（＞ 180/110mmHg）或慢性严重高血压病史；目前正在使用治疗剂量的抗凝药［国际标准化比率（INR）2 ~ 3］，已知的出血倾向；近期（2 ~ 4 周）创伤史，包括头部外伤、创伤性心肺复苏或较长时间（> 10min）的心肺复苏；近期（< 3 周）外科大手术；近期（< 2 周）在不能压迫部位的大血管穿刺；曾使用链激酶（尤其 5D ～ 2 年内使用者）或对其过敏的患者，不能重复使用链激酶；妊娠；活动性消化性溃疡。

（3）溶栓剂的使用方法

尿激酶：为我国应用最广的溶栓剂，根据我国的几项大规模临床试验结果，目前建议剂量为 150 万 U 左右于 30min 内静脉滴注，配合肝素皮下注射 7500 ～ 10000U，每 12h 一次，或低分子量肝素皮下注射，每日 2 次。

链激酶或重组链激酶：根据国际上进行的几组大规模临床试验及国内的研究，建议 150 万 U 于 1h 内静脉滴注，配合肝素皮下注射 7500 ～ 10000U，每 12h 一次，或低分子量肝素皮下注射，每日 2 次。

重组组织型纤溶酶原激活剂（rT-PA）：国外较为普遍的用法为加速给药方案（即 GUSTO 方案），首先静脉注射 15mg，继之在 30min 内静脉滴注 0.75mg/kg（不超过 50mg），再在 60min 内静脉滴注 0.5mg/kg（不超过 35mg）。给药前静脉注射肝素 5000U，继之以 1000U/h 的速率静脉滴注，以 aPTT 结果调整肝素给药剂量，使 aPTT 维持在 60 ～ 80S。鉴于东西方人群凝血活性可能存在差异以及我国脑出血发生率高于西方人群，我国进行的 TUCC（中国 rT-PA 与尿激酶对比研究）临床试验，应用 50mgrT-PA（8mg 静脉注射，42mg 在 90min 内静脉滴注，配合肝素静脉应用，方法同上），也取得较好疗效，其 90min 冠状动脉造影通畅率明显高于尿激酶（79.3%VS53.0%，P=0.001），出血需要输血及脑出血发生率与尿激酶差异无显著。

2. 介入治疗

（1）直接 PTCA：直接 PTCA 与溶栓治疗比较，梗死相关血管（IRA）再通率高，达到心肌梗死溶栓试验（TIMI）3 级血流者明显多，再闭塞率低，缺血复发少，且出血（尤其脑出血）的危险性低。根据 Weaver 等对 10 个直接 PTCA 与溶栓治疗的随机对照试验（共 2606 例 AMI 患者）的汇总分析，其 30D 病死率在直接 PTCA 组显著低于溶栓治疗组（4.4%VS11.9%，P < 0.01），直接 PTCA 明显减少脑卒中总发生率（0.7%VS2.0%，P=0.007）及出血性脑卒中发生率（0.1%VS1.1%，P < 0.001）。该汇总分析资料表明，如果 PTCA 的成功率达到临床试验的高水平，直接 PTCA 对 AMI 的疗效优于溶栓治疗。最近发表的 SHOCK 试验的资料表明，对 AMI 并发心源性休克患者，直接 PTCA 与初始内科治疗组（包括主动脉内球囊反搏和溶栓治疗）比较，可明显降低 6 个月病死率（50.3%VS63.1%，P=0.027）；亚组分析显示年龄< 75 岁者主要终点指标降低 15.4%（P=0.01），而≥ 75 岁者则结果较差。

直接 PTCA 的适应证：

①在 ST 段抬高和新出现或怀疑新出现左束支传导阻滞的 AMI 患者，直接 PTCA 作为溶栓治疗的替代治疗，但直接 PTCA 必须由有经验的术者和相关医务人员在有适宜条件的导管室于发病 12h 内或虽超过 12h 但缺血症状仍持续时，对梗死相关动脉进行 PTCA（ACC/AHA 指南列为 I 类适应证）。实施标准：能在入院 90min 内进行球囊扩张。

人员标准：独立进行 PTCA > 30 例 / 年。导管室标准：PTCA > 100 例 / 年，有心外科条件。操作标准：AMI 直接 PTCA 成功率在 90% 以上；无急诊冠状动脉旁路移植术（CABG）、脑卒中或死亡；在所有送到导管室的患者中，实际完成 PTCA 者达 85% 以上。

②急性 ST 段抬高 /Q 波心肌梗死或新出现左束支传导阻滞的 AMI 并发心源性休克患者，年龄< 75 岁，AMI 发病在 36h 内，并且血管重建术可在休克发生 18h 内完成者，应首选直接

PTCA 治疗（ACC/AHA 指南列为Ⅰ类适应证）。

③适宜再灌注治疗而有溶栓治疗禁忌证者，直接 PTCA 可作为一种再灌注治疗手段（ACC/AHA 指南列为Ⅱ a 类适应证）。

④ AMI 患者非 ST 段抬高，但梗死相关动脉严重狭窄、血流减慢（TIMI 血流≤ 2 级），如可在发病 12 内完成可考虑进行 PTCA（ACC/AHA 指南列为Ⅱ b 类适应证）。

注意事项：

①在 AMI 急性期不应对非梗死相关动脉行选择性 PTCA。

②发病 12h 以上或已接受溶栓治疗且已无心肌缺血证据者，不应进行 PTCA。

③直接 PTCA 必须避免时间延误，必须由有经验的术者进行，否则不能达到理想效果，治疗的重点仍应放在早期溶栓。

近年来，AMI 患者用介入治疗达到即刻再灌注的最新进展是原发性支架置入术，根据 Zwolle、STENT-PAMI（Stent-primary angioplasty in acute myocardial infarction，急性心肌梗死支架-原发血管成形术研究）和 CADILLAC（Controlled abciximab and device investigation to lower late angioplasty complications，阿昔单抗和介入装置降低晚期血管成形术并发症对照研究）等原发置入支架与直接 PTCA 的随机对照研究结果，常规置入支架在降低心脏事件发生率和减少靶血管重建术方面优于直接 PTCA 和仅在夹层、急性闭塞或濒临闭塞时紧急置入支架，因此，支架置入术可较广泛用于 AMI 患者的机械性再灌注治疗。

（2）补救性 PTCA：对溶栓治疗未再通的患者使用 PTCA 恢复前向血流即为补救性 PTCA。其目的在于尽早开通梗死相关动脉，挽救缺血但仍存活的心肌，从而改善生存率和心功能。RESCUE（补救性 PTCA）临床试验对 151 例溶栓治疗失败（TIMI 血流 0 ～ 1 级）的前壁梗死患者随机分为补救性 PTCA 组和内科保守治疗组，结果表明 PTCA 组 30D 左室射血分数（EF）明显高于内科保守治疗组（45%VS40%，P=0.04）；死亡及心功能Ⅲ～Ⅳ级者明显低于内科治疗组（6.4%VS16.6%，P=0.05）。

建议对溶栓治疗后仍有明显胸痛，ST 段抬高无显著回落，临床提示未再通者，应尽快进行急诊冠状动脉造影，若 TIMI 血流 0 ～ 2 级应立即行补救性 PTCA，使梗死相关动脉再通。尤其对发病 12h 内、广泛前壁心肌梗死、再次梗死及血流动力学不稳定的高危患者意义更大。

（3）溶栓治疗再通者 PTCA 的选择：对溶栓治疗成功的患者不主张立即行 PTCA，TIMI Ⅱ A（Thromobolysis in myocardial infarction Ⅱ A）研究表明溶栓后即刻（2h 内）与延迟（18 ～ 48h）PTCA 相比，重要心脏事件（死亡、再梗死、急诊 CABG 和输血）的发生率增加，而两组左心功能相似。TAMI（Thromobolysis and angioplasty in myocardial infarction）研究结果也表明溶栓后即刻（90min）与 7 ～ 10D 进行 PTCA 比较，1 周时两组左室 EF 相似，再闭塞率也相同，但 18% 患者由于导管检查而需要输血。这些试验结果均表明溶栓治疗成功后即刻对梗死相关动脉的残余狭窄行 PTCA 并无益处。这一治疗方案并不能完全挽救心肌，预防再梗死或死亡，且接受 PTCA 者不良事件发生率可能增加。因此，建议对溶栓治疗成功的患者，若无缺血复发，应在 7 ～ 10D 后进行择期冠状动脉造影，若病变适宜可行 PTCA。

（三）药物治疗

1. 硝酸酯类药物

硝酸酯类药物的主要作用是松弛血管平滑肌产生血管扩张的作用，该药对静脉的扩张作用明显强于对动脉的扩张作用。周围静脉的扩张可降低心脏前负荷，动脉的扩张可减轻心脏后负荷，从而减少心脏做功和心肌耗氧量。硝酸酯类药物还可直接扩张冠状动脉，增加心肌血流，预防和解除冠状动脉痉挛，对于已有严重狭窄的冠状动脉，硝酸酯类药物可通过扩张侧支血管增加缺血区血流，改善心内膜下心肌缺血，并可能预防左心室重塑。常用的硝酸酯类药物包括硝酸甘油、硝酸异山梨酯和5单硝山梨醇酯。

综合临床试验资料显示，AMI患者使用硝酸酯可轻度降低病死率，AMI早期通常给予硝酸甘油静脉滴注24～48h。对AMI伴再发性心肌缺血、充血性心力衰竭或需处理的高血压患者更为适宜。静脉滴注硝酸甘油应从低剂量开始，即10μg/min，可酌情逐渐增加剂量，每5～10min增加5～10μg，直至症状控制、血压正常者动脉收缩压降低10mmHg或高血压患者动脉收缩压降低30mmHg为有效治疗剂量。在静脉滴注过程中如果出现明显心率加快或收缩压≤90mmHg，应减慢滴注速度或暂停使用。静脉滴注硝酸甘油的最高剂量以不超过100μg/min为宜，过高剂量可增加低血压的危险，对AMI患者同样是不利的。硝酸甘油持续静脉滴注的时限为24～48h，开始24h一般不会产生耐药性，后24h若硝酸甘油的疗效减弱或消失可增加滴注剂量。静脉滴注二硝基异山梨酯的剂量范围为2～7mg/h，开始剂量30μg/min，观察30min以上，如无不良反应可逐渐加量。静脉用药后可使用口服制剂如硝酸异山梨酯或5-单硝山梨醇酯等继续治疗。硝酸异山梨酯口服常用剂量为10～20mg，每日3次或4次，5-单硝山梨醇酯为20～40mg，每日2次。硝酸酯类药物的副反应有头痛、反射性心动过速和低血压等。该药的禁忌证为AMI合并低血压（收缩压≤90mmHg）或心动过速（心率＞100次/min），下壁伴右室梗死时即使无低血压也应慎用。

2. 抗血小板治疗

冠状动脉内斑块破裂诱发局部血栓形成是导致AMI的主要原因。在急性血栓形成中血小板活化起着十分重要的作用，抗血小板治疗已成为AMI的常规治疗，溶栓前即应使用。阿司匹林和噻氯匹定或氯吡格雷（clopidogrel）是目前临床上常用的抗血小板药物。

（1）阿司匹林：阿司匹林通过抑制血小板内的环氧化酶使凝血栓烷A2（血栓素A2，TXA2）合成减少，达到抑制血小板聚集的作用。阿司匹林的上述抑制作用是不可逆的。由于每日均有新生的血小板产生，而当新生血小板占到整体的10%时，血小板功能即可恢复正常，所以阿司匹林需每日维持服用。阿司匹林口服的生物利用度为70%左右，1～2h内血浆浓度达高峰，半衰期随剂量增加而延长。AMI急性期，阿司匹林使用剂量应在150～300mg/D，首次服用时应选择水溶性阿司匹林或肠溶阿司匹林嚼服以达到迅速吸收的目的。3D后改为小剂量50～150mg/D维持。

（2）噻氯匹定和氯吡格雷（clopidogrel）：噻氯匹定作用机制不同于阿司匹林，主要抑制ADP诱导的血小板聚集。口服后24～48h起作用，3～5D达高峰。开始服用的剂量为250mg，每日2次，1～2周后改为250mg，每日1次维持。该药起作用慢，不适合急需抗血小板治疗的临床情况（如AMI溶栓前），多用于对阿司匹林过敏或禁忌的患者或者与阿司匹林联合用于置入支架的AMI患者。该药的主要副反应是中性粒细胞及血小板减少，应用时需注意经常检查血象，一旦出现上述副作用应立即停药。氯吡格雷是新型ADP受体拮抗剂，其化学结构与噻氯匹定十分相似，与后者不同的是口服后起效快，副反应明显低于噻氯匹定，现已成为噻氯匹定替代药物。初始剂量300mg，以后剂量75mg/D维持。

3. 抗凝治疗

凝血酶是使纤维蛋白原转变为纤维蛋白最终形成血栓的关键环节，因此抑制凝血酶至关重要。抑制途径包括抑制其生成即抑制活化的因子X和直接灭活已形成的凝血酶。目前认为抑制前者较后者在预防血栓形成方面更有效。

(1) 普通肝素：肝素作为对抗凝血酶的药物在临床应用最普遍，对于ST段抬高的AMI，肝素作为溶栓治疗的辅助用药，对于非ST段抬高的AMI，静脉滴注肝素为常规治疗。一般使用方法是先静脉推注5000U冲击量，继之以1000U/h维持静脉滴注，每4～6h测定1次aPTT或ACT，以便于及时调整肝素剂量，保持其凝血时间延长至对照的1.5～2.0倍。静脉肝素一般使用时间为48～72h，以后可改用皮下注射7500U每12h一次，注射2～3D。如果存在体循环血栓形成的倾向，如左心室有附壁血栓形成、心房颤动或有静脉血栓栓塞史的患者，静脉肝素治疗时间可适当延长或改口服抗凝药物。肝素作为AMI溶栓治疗的辅助治疗，随溶栓制剂不同用法亦有不同。rT-PA为选择性溶栓剂，半衰期短，对全身纤维蛋白原影响较小，血栓溶解后仍有再次血栓形成的可能，故需要与充分抗凝治疗相结合。溶栓前先静脉注射肝素5000U冲击量，继之以1000U/h维持静脉滴注48h，根据aPTT或ACT调整肝素剂量（方法同上）。48h后改用皮下肝素7500U每日2次，治疗2～3D。尿激酶和链激酶均为非选择性溶栓剂，对全身凝血系统影响很大，包括消耗因子V和VⅢ，大量降解纤维蛋白原，因此溶栓期间不需要充分抗凝治疗，溶栓后6h开始测定aPTT或ACT，待aPTT恢复到对照时间2倍以内时（约70S）开始给予皮下肝素治疗。对于因就诊晚已失去溶栓治疗机会，临床未显示有自发再通情况，或虽经溶栓治疗临床判断梗死相关血管未能再通的患者，肝素静脉滴注治疗是否有利并无充分证据，相反对于大面积前壁心肌梗死的患者有增加心脏破裂的倾向。此情况下以采用皮下注射肝素治疗较为稳妥。

(2) 低分子量肝素：低分子量肝素为普通肝素的一个片段，平均分子量在4000～6500，其抗因子Xa的作用是普通肝素的2～4倍，但抗Ⅱa的作用弱于后者。由于倍增效应，1个分子因子Xa可以激活产生数十个分子的凝血酶，故从预防血栓形成的总效应方面低分子量肝素应优于普通肝素。国际多中心随机临床试验研究ESSENCE（Efficacy and safety of subcutaneous enoxaparin in non Q wave coronary envent，非Q波冠状动脉事件皮下注射依诺肝素的有效性及安全性）、TIMI11B和FRAXIS（Fraxiparin in ischemic syndrome，那曲肝素在缺血综合征应用）研究已证明低分子量肝素在降低不稳定性心绞痛患者的心脏事件方面优于或者等于静脉滴注普通肝素。鉴于前者较后者有应用方便、不需监测凝血时间、出血并发症低等优点，建议可用低分子量肝素代替普通肝素。低分子量肝素由于制作工艺不同，其抗凝疗效亦有差异，因此应强调个体化，不是泛指所有品种的低分子量肝素都能成为替代静脉滴注普通肝素的药物。

4. β 受体阻滞剂

β 受体阻滞剂通过减慢心率，降低体循环血压和减弱心肌收缩力来减少心肌耗氧量，对改善缺血区的氧供需失衡，缩小心肌梗死面积，降低急性期病死率有肯定的疗效。在无该药禁忌证的情况下应及早常规应用。常用的 β 受体阻滞剂为美托洛尔、阿替洛尔，前者常用剂量为25～50mg，每日2次或3次，后者为6.25～25mg，每日2次。用药需严密观察，使用剂量必须个体化。在较急的情况下，如前壁AMI伴剧烈胸痛或高血压者，β 受体阻滞剂亦可静脉使用，美托洛尔静脉注射剂量为5mg/次，间隔5min后可再给予1～2次，继口服剂量维持。有关国人静脉注射 β 受体阻滞剂治疗AMI疗效及安全性的大规模临床试验正在进行中。

β 受体阻滞剂治疗的禁忌证为：①心率＜60次/min；②动脉收缩压＜100mmHg；③中重度左心衰竭（≥Killip Ⅲ级）；④二、三度房室传导阻滞或PR间期＞0.24S；⑤严重慢性阻塞性肺部疾病或哮喘；⑥末梢循环灌注不良。

相对禁忌证为：①哮喘病史；②周围血管疾病；③胰岛素依赖性糖尿病。

5. 血管紧张素转换酶抑制剂（ACEI）

ACEI 主要作用机制是通过影响心肌重塑、减轻心室过度扩张而减少充盈性心力衰竭的发生率和死亡率。几个大规模临床随机试验如 ISIS-4（International study of infarct survival-4，心肌梗死存活者国际研究 -4）、GISSI-3（Gruppo Italiano per lo studio della streptochinasinell infarto milcardico-3，意大利链激酶治疗急性心肌梗死研究 -3）、SMILE（Survival of myocardial infarction longterm evaluation，心肌梗死存活者长期评价）和 CCS-1（China cardiac study-1，中国心脏研究 -1）研究已确定 AMI 早期使用 ACEI 能降低死亡率，尤其是前 6 周的死亡率降低最显著，而前壁心肌梗死伴有左心室功能不全的患者获益最大。在无禁忌证的情况下，溶栓治疗后血压稳定即可开始使用 ACEI。ACEI 使用的剂量和时限应视患者情况而定，一般来说，AMI 早期 ACEI 应从低剂量开始逐渐增加剂量，例如初始给予卡托普利 6.25mg 作为试验剂量，一天内可加至 12.5mg 或 25mg，次日加至 12.5 ～ 25mg，每日 2 次或每日 3 次。对于 4 ～ 6 周后无并发症和无左心室功能障碍的 AMI 患者，可停服 ACEI 制剂；若 AMI 特别是前壁心肌梗死合并左心功能不全，ACEI 治疗期应延长。

ACEI 的禁忌证：① AMI 急性期动脉收缩压＜ 90mmHg；②临床出现严重肾功能衰竭（血肌酐＞ 265 μ mol/L）；③有双侧肾动脉狭窄病史者；④对 ACEI 制剂过敏者；⑤妊娠、哺乳妇女等。

6. 钙拮抗剂

钙拮抗剂在 AMI 治疗中不作为一线用药。临床试验研究显示，无论是 AMI 早期或晚期、Q 波或非 Q 波心肌梗死、是否合用 β 受体阻滞剂，给予速效硝苯地平均不能降低再梗死率和死亡率，对部分患者甚至有害，这可能与该药反射性增加心率，抑制心脏收缩力和降低血压有关。因此，在 AMI 常规治疗中钙拮抗剂被视为不宜使用的药物。

（1）地尔硫卓：对于无左心衰竭临床表现的非 Q 波 AMI 患者，服用地尔硫卓可以降低再梗死发生率，有一定的临床益处。AMI 并发心房颤动伴快速心室率，且无严重左心功能障碍的患者，可使用静脉地尔硫卓，缓慢注射 10mg（5min 内），随之 5 ～ 15 μ g · kg^{-1} · min^{-1} 维持静脉滴注，静脉滴注过程中需密切观察心率、血压的变化，如心率低于 55 次 /min，应减少剂量或停用，静脉滴注时间不宜超过 48h，AMI 后频发梗死后心绞痛者以及对 β 受体阻滞剂禁忌的患者使用此药也可获益。对于 AMI 合并左心室功能不全、房室传导阻滞、严重窦性心动过缓及低血压（≤ 90mmHg）者，该药为禁忌。

（2）维拉帕米：在降低 AMI 的死亡率方面无益处，但对于不适合使用 β 受体阻滞剂者，若左心室功能尚好，无左心衰竭的证据，在 AMI 数天后开始服用此药，可降低此类患者的死亡和再梗死复合终点的发生率。该药的禁忌证同地尔硫卓。

7. 洋地黄制剂

AMI24h 之内一般不使用洋地黄制剂，对于 AMI 合并左心衰竭的患者 24h 后常规服用洋地黄制剂是否有益也一直存在争议。目前一般认为，AMI 恢复期在 ACEI 和利尿剂治疗下仍存在充血性心力衰竭的患者，可使用地高辛。对于 AMI 左心衰竭并发快速心房颤动的患者，使用洋地黄制剂较为适合，可首次静脉注射西地兰 0.4mg，此后根据情况追加 0.2 ～ 0.4mg，然后口服地高辛维持。

8. 其他

（1）镁：AMI 早期补充镁治疗是否有益，目前仍无定论，汇总分析 1984 年～ 1991 年发表的7个随机试验显示，镁能明显降低AMI死亡率。但1991年ISIS4大规模试验结果是否定的，该研究结果提示镁对降低AMI死亡率无益，甚至有害，因此目前不主张常规补镁治疗。以下临床情况补充镁治疗可能有效：AMI发生前使用利尿剂，有低镁、低钾的患者；AMI早期出现与QT间期延长有关的尖端扭转性室性心动过速的患者。

（2）葡萄糖 - 胰岛素 - 钾溶液静脉滴注（GIK）：AMI的代谢调整治疗最早于1962年提出，晚近一项小规模的临床试验ECLA（glucose insulin potassium pilot trial，葡萄糖 - 胰岛素 - 钾预试验）显示使用大剂量静脉滴注GIK（25% 葡萄糖 + 胰岛素 50IU/L+ 氯化钾 80mmol/L，以 $1.5mL \cdot kg^{-1} \cdot h^{-1}$ 速率滴注24h）或低剂量静脉滴注GIK（10% 葡萄糖 + 胰岛素 20IU/L+ 氯化钾 50mmol/L，以 $1mL \cdot kg^{-1} \cdot h^{-1}$ 速率滴注）治疗AMI均可降低复合心脏事件的发生率。研究结果提示，在AMI早期用GIK静脉滴注及进行代谢调整治疗是可行的。然而最终结论仍有待适当规模的临床试验进一步证实。

（四）并发症及处理

1. 左心功能不全

AMI时左心功能不全由于病理生理改变的程度不同，临床表现差异很大。可表现为轻度肺瘀血，或因每搏量（SV）和心排血量（CO）下降、左室充盈压升高而发生肺水肿，当血压下降、严重组织低灌注时则发生心源性休克。AMI合并左心功能不全时临床上出现程度不等的呼吸困难、脉弱及末梢灌注不良表现。

血流动力学监测可为左心功能的评价提供可靠指征。当肺毛细血管楔压（PCWP）＞18mmHg、心脏指数（CI）＜ $2.5L \cdot min^{-1} \cdot m^{-2}$ 时表现为左心功能不全。PCWP ＞ 18mmHg、CI ＜ $2.2L \cdot min^{-1} \cdot m^{-2}$、收缩压＜ 80mmHg时为心源性休克。当存在典型心源性休克时，CI ＜ $1.8L \cdot min^{-1} \cdot m^{-2}$，PCWP ＞ 20mmHg。

合并左心功能不全者必须迅速采集病史，完成体格检查、心电图、血气分析、X线胸片及有关生化检查，必要时作床旁超声心动图及漂浮导管血流动力学测定。

漂浮导管血流动力学监测适应证：a. 严重或进行性充血性心力衰竭或肺水肿；b. 心源性休克或进行性低血压；c. 可疑的AMI机械并发症，如室间隔穿孔、乳头肌断裂或心包填塞；d. 低血压而无肺瘀血，扩容治疗无效。

血流动力学监测目的：了解血流动力学改变，指导治疗及监测治疗效果。

血流动力学监测指标：PCWP、CO、CI和动脉血压（常用无创性血压测定，危重患者监测动脉内血压）。

（1）急性左心衰竭：临床上表现为程度不等的呼吸困难，严重者可端坐呼吸，咯粉红色泡沫痰。

急性左心衰竭的处理：a. 适量利尿剂，Killip Ⅲ级（肺水肿）时静脉注射速尿20mg；b. 静脉滴注硝酸甘油，由10μg/min开始，逐渐加量，直到收缩压下降10%～15%，但不低于90mmHg；c. 尽早口服ACEI，急性期以短效ACEI为宜，小剂量开始，根据耐受情况逐渐加量；d. 肺水肿合并严重高血压时是静脉滴注硝普钠的最佳适应证。小剂量（10μg/min）开始，根据血压逐渐加量并调整至合适剂量；e. 洋地黄制剂在AMI发病24h内使用有增加室性心律失常的危险，故不主张使用。在合并快速心房颤动时，可用西地兰或地高辛减慢心室率。在左室收缩功能不全，每搏量下降时，心率宜维持在90～110次/min，以维持适当的心排血量；f. 急性肺水肿伴严重低氧血症者可行人工机械通气治疗。

（2）心源性休克：AMI伴心源性休克时有严重低血压，收缩压＜80mmHg，有组织器官低灌注表现，如四肢凉、少尿或神智模糊等。伴肺瘀血时有呼吸困难。心源性休克可突然发生，为 AMI 发病时的主要表现，也可在入院后逐渐发生。迟发的心源性休克发生慢，在血压下降前有心排血量降低和外周阻力增加的临床证据，如窦性心动过速、尿量减少和血压升高、脉压减小等，必须引起注意。临床上当肺瘀血和低血压同时存在时可诊断心源性休克。AMI 时心源性休克 85% 由于左心衰竭所致，但应与心包填塞、升主动脉夹层伴主动脉瓣关闭不全或 AMI 严重机械性并发症，如严重急性二尖瓣关闭不全和室间隔穿孔等导致的心源性休克鉴别。

AMI 合并低血压可能由于低血容量引起。患者呕吐、出汗、应用硝酸甘油扩血管治疗，均可引起前负荷减低而发生低血压，但无呼吸困难和器官低灌注表现，这时可谨慎扩容治疗。对广泛大面积心肌梗死或高龄患者应避免过度扩容诱发左心衰竭。下壁 AMI 合并右室心肌梗死时常见低血压，扩容治疗是关键，若补液 1 ～ 2L 后心排血量仍不增加，应静脉滴注正性肌力药多巴酚丁胺（3 ～ 5 μg · kg^{-1} · min^{-1}）。

心源性休克的处理：a. 在严重低血压时，应静脉滴注多巴胺 5 ～ 15 μg · kg^{-1} · min^{-1}，一旦血压升至 90mmHg 以上，则可同时静脉滴注多巴酚丁胺（3 ～ 10 μg · kg^{-1} · min^{-1}），以减少多巴胺用量。如血压不升，应使用大剂量多巴胺（≥ 15 μg · kg^{-1} · min^{-1}）。大剂量多巴胺刺激 α1 受体引起动脉收缩，可使血压升高。大剂量多巴胺无效时，也可静脉滴注去甲肾上腺素 2 ～ 8 μg/min。轻度低血压时，可用多巴胺或与多巴酚丁胺合用。b. AMI 合并心源性休克时药物治疗不能改善预后，应使用主动脉内球囊反搏（IABP）。一项大规模非随机研究证明，AMI 心源性休克升压治疗无反应的患者，IABP 可有效逆转器官低灌注，然而，若无冠状动脉再灌注和血管重建治疗，死亡率仍高达 83%。IABP 对支持患者接受冠状动脉造影、PTCA 或 CABG 均可起到重要作用。在升压药和 IABP 治疗的基础上，谨慎、少量应用血管扩张剂（如硝普钠）以减轻心脏前后负荷可能有用。c. 迅速使完全闭塞的梗死相关血管开通，恢复血流至关重要，这与住院期间的存活率密切相关。然而，溶栓治疗的血管再通率在休克患者显著低于无休克者，而且住院生存率仅 20% ～ 50%，故 AMI 合并心源性休克提倡机械再灌注治疗。近期非随机回顾性研究表明，PTCA 或 CABG 再灌注治疗可提高 AMI 合并心源性休克的生存率，PTCA 再灌注成功者住院生存率高达 70%。AMI 合并心源性休克若 PTCA 失败或不适用者（如多支病变或左主干病变），应急诊 CABG。无条件行血管重建术的医院可溶栓治疗，同时积极升压，然后转送到有条件的医院进一步治疗。

主动脉内球囊反搏适应证：a. 心源性休克药物治疗难以恢复时，作为冠状动脉造影和急诊血管重建术前的一项稳定措施；b. AMI 并发机械性并发症，如乳头肌断裂、室间隔穿孔时，作为冠状动脉造影和修补手术及血管重建术前的一项稳定性治疗手段；c. 顽固性室性心动过速反复发作伴血流动力学不稳定；d. AMI 后顽固性心绞痛在冠状动脉造影和血管重建术前的一种治疗措施。

2. 右室梗死和功能不全

急性下壁心肌梗死中，近一半存在右室梗死，但有明确血流动力学改变的仅 10% ～ 15%，下壁伴右室梗死者死亡率大大增加。右胸导联（尤为 V4R）ST 段抬高 ≥ 0.1mV 是右室梗死最特异的改变。下壁梗死时出现低血压、无肺部啰音、伴颈静脉充盈或 Kussmaul 征（吸气时颈静脉充盈）是右室梗死的典型三联征。但临床上常因血容量减低而缺乏颈静脉充盈体征，主要表现为低血压。维持右心室前负荷为其主要处理原则。下壁心肌梗死合并低血压时应避免使用硝酸酯和利尿剂，需积极扩容治疗，若补液 1 ～ 2L 血压仍不回升，应静脉滴注正性肌力药物多巴胺。在合并高度房室传导阻滞、对阿托品无反应时，应予临时起搏以增加心排血量。右室梗死时也可出现左心功能不全引起的心源性休克，处理同左室梗死时的心源性休克。

3. 并发心律失常的处理

急性心肌梗死由于缺血性心电不稳定可出现室性早搏、室性心动过速、心室颤动或加速性心室自主心律；由于泵衰竭或过度交感兴奋可引起窦性心动过速、房性早搏、心房颤动、心房扑动或室上性心动过速；由于缺血或自主神经反射可引起缓慢性心律失常（如窦性心动过缓、房室传导阻滞）。

首先应加强针对急性心肌梗死、心肌缺血的治疗。溶栓、血管重建术（急诊 PTCA、CABG）、β 受体阻滞剂、主动脉内球囊反搏、纠正电解质紊乱等均可预防或减少心律失常发生。

（1）AMI 并发室上性快速心律失常的治疗

房性早搏：与交感兴奋或心功能不全有关，本身不需特殊治疗。

阵发性室上性心动过速：伴快速心室率，必须积极处理。

①维拉帕米、硫氮酮或美多心安静脉用药。

②合并心力衰竭、低血压者可用直流电复律或心房起搏治疗。洋地黄制剂有效，但起效时间较慢。

心房扑动：少见且多为暂时性。

心房颤动：常见且与预后有关，治疗如下：

①血流动力学不稳定的患者，如出现血压降低、脑供血不足、心绞痛或心力衰竭者需迅速作同步电复律。

②血流动力学稳定的患者，以减慢心室率为首要治疗。无心功能不全、支气管痉挛或房室传导阻滞者，可静脉使用 β 受体阻滞剂如美多心安 2.5 ～ 5mg 在 5min 内静脉注入，必要时可重复，15min 内总量不超过 15mg。同时监测心率、血压及心电图，如收缩压＜ 100mmHg 或心率＜ 60 次 /min，终止治疗。也可使用洋地黄制剂，如西地兰静脉注入，其起效时间较 β 受体阻滞剂静脉注射慢，但 1 ～ 2h 内可见心率减慢。心功能不全者应首选洋地黄制剂。如治疗无效或禁忌且无心功能不全者，可静脉使用维拉帕米或硫氮卓酮。维拉帕米 5 ～ 10mg（0.075 ～ 0.75mg/kg）缓慢静脉注射，必要时 30min 可重复；硫氮卓酮静脉缓慢注入，然后静脉滴注，用法见前述。以上药物静脉注射时必须同时观察血压及心率。

③胺碘酮对中止心房颤动、减慢心室率及复律后维持窦性心律均有价值，可静脉用药并随后口服治疗。

（2）AMI 并发室性快速心律失常的治疗

AMI 中出现的所谓“警告性心律失常”（如频发、多形、成对或 RonT 类室性早搏），多项研究均未能证明其在预示严重室性心律失常中的价值。

有 14 项关于 AMI 应用利多卡因的随机对照临床试验，共 9063 例，证明利多卡因可降低心室颤动的发生，但总死亡率并不降低，相反较对照组为高。鉴于 AMI 的住院治疗使心室颤动发生率已显著降低，在监护下可及时发现心室颤动并迅速进行电复律治疗，且无证据说明利多卡因预防应用可降低 AMI 死亡率，因此，在有良好监护条件的病房不主张常规用利多卡因预防性治疗（在无监护条件的病房或患者转运途中可酌情应用）。有关治疗建议如下：

心室颤动、持续性多形室性心动过速，立即非同步直流电复律，起始电能量 200 J，如不成功可给予 300 J 重复。

持续性单形室性心动过速伴心绞痛、肺水肿、低血压（< 90mmHg），应予同步直流电复律，电能量同上。

持续性单形室性心动过速不伴上述情况，可首先给予药物治疗。如利多卡因 50mg 静脉注射，需要时每 15 ～ 20min 可重复，最大负荷剂量 150mg，然后 2 ～ 4mg/min 维持静脉滴注，时间不宜超过 24h；或胺碘酮 150mg 于 10min 内静脉注入，必要时可重复，然后 1mg/min 静脉滴注 6h，再 0.5mg/min 维持滴注。

频发室性早搏、成对室性早搏、非持续性室速可严密观察或利多卡因治疗（使用不超过 24h）。

偶发室性早搏、加速的心室自主心律可严密观察，不作特殊处理。

AMI、心肌缺血也可引起短阵多形室性心动过速，酷似尖端扭转型室性心动过速，但 QT 间期正常，可能与缺血引起的多环路折返机制有关，治疗方法同上，如利多卡因、胺碘酮等。

（3）缓慢性心律失常的治疗

窦性心动过缓见于 30% ～ 40% 的 AMI 患者中，尤其是下壁心肌梗死或右冠状动脉再灌注（Bezold Jarish 反射）时。心脏传导阻滞可见于 6% ～ 14% 患者，常与住院死亡率增高相关。处理原则如下：

无症状窦性心动过缓，可暂作观察，不予特殊处理。

症状性窦性心动过缓、二度 I 型房室传导阻滞、三度房室传导阻滞伴窄 QRS 波逸搏心律，患者常有低血压、头晕、心功能障碍、心动缓慢< 50 次 /min 等，可先用阿托品静脉注射治疗。阿托品剂量以 0.5mg 静脉注射开始，3 ～ 5min 重复一次，至心率达 60 次 /min 左右。最大可用至 2mg。剂量小于 0.5mg，有时可引起迷走张力增高，心率减慢。

出现下列情况，需行临时起搏治疗：①三度房室传导阻滞伴宽 QRS 波逸搏、心室停搏；②症状性窦性心动过缓、二度 I 型房室传导阻滞或三度房室传导阻滞伴窄 QRS 波逸搏经阿托品治疗无效；③双侧束支传导阻滞，包括交替性左、右束支阻滞或右束支传导阻滞伴交替性左前、左后分支阻滞；④新发生的右束支传导阻滞伴左前或左后分支阻滞和新发生的左束支传导阻滞并发一度房室传导阻滞；⑤二度 II 型房室传导阻滞。

根据有关证据，以下情况多数观点也倾向于临时起搏治疗。①右束支传导阻滞伴左前或左后分支阻滞（新发生或不肯定者）；②右束支传导阻滞伴一度房室传导阻滞；③新发生或不肯定的左束支传导阻滞；④反复发生的窦性停搏（> 3S）对阿托品治疗无反应者。通常选择单导联的心室起搏，因其安装容易且可靠，但少数患者可能需要采用房室顺序起搏治疗。

4. 机械性并发症

AMI 机械性并发症为心脏破裂，包括左室游离壁破裂、室间隔穿孔、乳头肌和邻近的腱索断裂等。常发生在 AMI 发病第一周，多发生在第一次及 Q 波心肌梗死患者。溶栓治疗年代，心脏破裂并发症发生率降低，但发生时间前移。临床表现为突然或进行性血流动力学恶化伴低心排血量、休克和肺水肿。药物治疗死亡率高。

（1）游离壁破裂：左室游离壁破裂引起急性心包填塞时可突然死亡，临床表现为电机械分离或停搏。亚急性心脏破裂在短时间内破口被血块封住，可发展为亚急性心包填塞或假性室壁瘤。症状和心电图不特异，心脏超声可明确诊断。对亚急性心脏破裂者应争取冠状动脉造影后行手术修补及血管重建术。

（2）室间隔穿孔：病情恶化的同时，在胸骨左缘第 3、4 肋间闻及全收缩期杂音，粗糙、响亮，50% 伴震颤。二维超声心动图一般可显示室间隔破口，彩色多普勒可见经室间隔破口左向右分流的射流束。室间隔穿孔伴血流动力学失代偿者提倡在血管扩张剂和利尿剂治疗及IABP支持下，早期或急诊手术治疗。如室间隔穿孔较小，无充血性心力衰竭，血流动力学稳定，可保守治疗，6周后择期手术。

(3) 急性二尖瓣关闭不全：乳头肌功能不全或断裂引起急性二尖瓣关闭不全时在心尖部出现全收缩期反流性杂音，但在心排血量降低时，杂音不一定可靠。二尖瓣反流还可能由于乳头肌功能不全或左室扩大所致相对性二尖瓣关闭不全所引起。超声心动图和彩色多普勒是明确诊断并确定二尖瓣反流机制及程度的最佳方法。急性乳头肌断裂时突然发生左心衰竭和(或)低血压，主张血管扩张剂、利尿剂及IABP治疗，在血流动力学稳定的情况下急诊手术。因左室扩大或乳头肌功能不全引起的二尖瓣反流，应积极药物治疗心力衰竭，改善心肌缺血并主张行血管重建术以改善心脏功能和二尖瓣反流。

三、非ST段抬高的AMI的危险性分层及处理

（一）非ST段抬高的AMI的危险性分层

非ST段抬高的AMI多表现为非Q波性AMI，与ST段抬高的AMI相比，梗死相关血管完全闭塞的发生率较低（20%～40%），但多支病变和陈旧性心肌梗死发生率比ST段抬高者多见。在临床病史方面两者比较，糖尿病、高血压、心力衰竭和外周血管疾病在非ST段抬高的AMI患者中更常见。因此在住院病死率和远期预后方面两者差异并无显著性。

非ST段抬高的AMI较ST段抬高AMI有更宽的临床谱，不同的临床背景与其近、远期预后有密切的关系，对其进行危险性分层的主要目的是为临床医生迅速做出治疗决策提供依据。临床上主要根据患者症状、体征、心电图以及血流动力学指标对其进行危险性分层。

1. 低危险组　无合并症、血流动力学稳定、不伴有反复缺血发作的患者。

2. 中危险组　伴有持续性胸痛或反复发作心绞痛的患者。

(1) 不伴有心电图改变或ST段压低≤1mm。

(2) ST段压低＞1mm。

3. 高危险组　并发心源性休克、急性肺水肿或持续性低血压。

（二）非ST段抬高的AMI的药物治疗

临床资料显示，约一半的AMI患者有心肌坏死

酶学证据，但心电图上表现为ST段压低而非抬高。患者的最初药物治疗除了避免大剂量溶栓治疗外，其他治疗与ST段抬高的患者相同。冠状动脉内窥镜检查发现在非ST段抬高的急性冠状动脉综合征（ACS）的患者中，梗死相关血管新鲜血栓检出率高达80%～90%。血栓以白血栓（血小板血栓）和混合性血栓为主，红血栓所占比例较少。TIMI Ⅲ B等研究采用AMI溶栓方法治疗上述患者并无益处，反而有增加AMI发生率的倾向，故应避免使用。

1. 血小板膜糖蛋白（GP）Ⅱ b/ Ⅲ a受体拮抗剂　当血小板被活化后，血小板膜GP Ⅱ b/ Ⅲ a受体改变其构型与纤维蛋白源二聚体的一端结合完成血小板聚集。所以GP Ⅱ b/ Ⅲ a受体被认为是血小板聚集的最后共同途径。目前临床使用的血小板GP Ⅱ b/ Ⅲ a受体拮抗剂有以下3种：①阿昔单抗（abciximab，ReoPro）是一种血小板GP Ⅱ b/ Ⅲ a受体的单克隆抗体的Fab片段。②依替非巴肽（eptifibatide，integrilin）是一种环状七肽。③替罗非班（tirofiban）是一种小分子非肽化合物。临床研究如EPIC（Evaluation of7E3for the prevention of ischemic complications，7E3预防缺血并发症的评价）、IMPACT- Ⅱ（Integrilin to minimize platelet aggregation and thrombosis Ⅱ，依替非巴肽减少血小板聚集和血栓形成研究Ⅱ），CAPTURE（C7E3fab antiplatelet therapy in unstable refractory angina，顽固

不稳定性心绞痛 C7E3 抗血小板治疗）和 RESTORE（Randomized efficacy study of tirofiban for outcome and restenosis，替罗非班对结果及再狭窄有效性的随机对照研究）等显示以上 3 种药物的静脉制剂在接受介入治疗的 ACS 患者均有肯定的疗效，在非介入治疗的 ACS 患者中疗效不能肯定。SYMPHONYI、Ⅱ（Sibrafiban vs aspirin to yield maximum prorection from ischemic heart events post acute coroary syndromesI、Ⅱ，昔拉非班与阿司匹林对 ACS 后心脏缺血事件产生最大保护作用研究 I、Ⅱ）研究结果表明口服制剂在治疗非 ST 段抬高的 ACS 患者中疗效不优于阿司匹林。

2. 低分子量肝素 临床试验研究（ESSENCE、TIM Ⅲ B 和 FRAXIS）显示在非 ST 段抬高的 ACS 患者中使用低分子量肝素在降低心脏事件方面优于或等于静脉滴注肝素的疗效。由于其使用方便，不需监测凝血时间，不会产生普通肝素引起的血小板减少症的情况，故已主张用低分子量肝素替代普通肝素治疗非 ST 段抬高的急性冠状动脉综合征患者。

（三）介入治疗

对非 ST 段抬高的 AMI 紧急介入治疗是否优于保守治疗，现尚无充分证据。由于多支严重狭窄病变、陈旧性心肌梗死以及合并高血压、糖尿病在非 ST 段抬高的 AMI 患者中更常见，紧急介入治疗的风险反而大于 ST 段抬高的 AMI 患者。因此较为稳妥的策略应是首先对非 ST 段抬高的患者进行危险性分层，低危险度的患者可择期行冠状动脉造影和介入治疗，对于中危险度和高危险度的患者紧急介入治疗应为首选，而高危险度患者合并心源性休克时应先插入 IABP，尽可能使血压稳定再行介入治疗。

四、恢复期预后评价及处理

（一）无创检查评价

对 AMI 恢复期无明显心肌缺血症状、血流动力学稳定、无心力衰竭及严重室性心律失常者，在有条件的单位应行下列无创检查与评价：

1. 心肌缺血的评价

（1）运动心电图试验：患者可于出院前（心肌梗死后 10 ～ 14D）行症状限制性负荷心电图试验或于出院后早期（心肌梗死后 10 ～ 21D）进行运动心电图试验评价。运动试验示心电图 ST 段压低者较无 ST 段压低者 1 年的死亡率高。运动试验持续时间也是重要的预后预测因素，能完成至少 5 个代谢当量（METS）而不出现早期 ST 段压低，且运动中收缩期血压正常上升，具有重要的阴性预测价值。

（2）心电图监测心肌缺血：据长期随访研究报道，若心肌梗死后动态心电图检查有缺血存在，则提示心血管事件增加，预后不良。动态心电图尚可获取其他预后的资料。动态心电图检测可能有助于预测患者的心肌缺血发作，并可将其初步分为高危或低危人群。尽管如此，动态心电图在所有心肌梗死患者的预后评价中的价值仍有待进一步研究确定。

（3）心肌缺血或梗死范围的测量：处于缺血危险的心肌范围是决定梗死面积最终大小的主要因素，但由于再灌注治疗、自发性再灌注及侧支循环的作用，使最终梗死范围小于缺血危险区域。临床研究显示，最终梗死范围的大小是患者生存和生活质量的重要决定因素。201TL 或 99mTC MIBI 心肌灌注显像可用以评价梗死范围的大小，对心肌梗死患者的预后有一定预测价值。

（4）若静息心电图有异常，如束支传导阻滞、ST-T 异常、预激综合征或使用洋地黄、β 受体阻滞剂治疗者，则应考虑选择运动核素心肌灌注显像或负荷超声心动图（UCG）检查；对不能运动的患者可以药物负荷心肌灌注显像或 UCG 检查。

2. 存活心肌的评价

研究表明，心肌缺血后部分心肌细胞因为缓慢低流量的血流可使心功能下降，即所谓心肌冬眠；另一种情况是心肌梗死后虽恢复充分的再灌注血流，但心功能恢复延迟，即所谓心肌顿抑。冬眠心肌和顿抑心肌均是存活心肌，但心功能下降，采用铊显像、正电子发射断层摄像（PET）以及小剂量多巴酚丁胺负荷超声心动图均可检测出心肌梗死后的存活心肌，其中 PET 检测的敏感性最高，但价格昂贵，多巴酚丁胺负荷超声心动图亦有较高的阳性预测准确性。临床评价显示，部分因心肌缺血导致左心室功能障碍的患者，可通过存活心肌的检测与相应的血管重建术而得到改善。

3. 心功能评价

研究证实心肌梗死后左心室功能是未来心血管事件较准确的预测因子之一。用来评估左心室功能状况的多种指标或检测技术，如患者的症状（劳累性呼吸困难等）、体征、运动持续时间（活动平板运动时间）以及用左室造影、放射性核素心室显影及二维 UCG 检查测定的左室 EF 等均显示有显著的预后预测价值。左室造影显示心肌梗死后左室收缩末期容积＞130mL，比左室 EF ＜ 40% 或舒张末期容积增加在预测死亡率方面有更好的评估价值。

4. 室性心律失常检测与评价

在心肌梗死后 1 年内出现恶性室性心律失常者，其危险性较大，是猝死发生的重要预测因子。心肌梗死患者出院前动态心电图检测若发现频发室性早搏或更严重的室性异位心律（如非持续性室性心动过速），都与死亡率增加相关。

信号平均心电图可识别梗死区内延迟的碎裂电信号，表现为 QRS 波群终末的晚电位。新近研究显示再灌注治疗可减少 AMI 后晚电位发生率，信号平均心电图的预测价值目前尚不肯定。

心率变异性（HRV）反映心脏交感与迷走神经的相互作用。心率变异性减低，反映迷走张力减低，是心肌梗死后死亡率增加的预测因素，尽管如此，当单独使用时其预测价值有限。

总之，这些对室性心律失常的无创评价方法，单个试验的阴性预测值高（＞ 90%），但阳性预测值偏低（＜ 30%）；几项试验结合起来，可能中等度增加其阳性预测值，但阳性结果对临床治疗的指导价值仍不明确，因而目前尚不能推荐作为心肌梗死后临床常规检查与评价的方法。

（二）有创检查评价

冠状动脉造影及 PTCA 或 CABG 适应证选择 AMI 恢复期间，如有自发性或轻微活动后诱发的心肌缺血发作、需要确定治疗的心肌梗死后机械并发症（如二尖瓣反流、室间隔穿孔、假性动脉瘤或左室室壁瘤）、血流动力学持续不稳定、或有左室收缩功能降低（EF ＜ 40%）者，在有条件的单位应考虑行有创评价（包括冠状动脉造影），并根据病变情况考虑 PTCA 或 CABG。

1. 溶栓治疗后延迟 PTCA　成功溶栓后数天至数周，因梗死相关动脉病变处血栓溶解及血管重塑，使残存的冠状动脉狭窄趋于稳定，不易形成血栓或再闭塞，此时对有狭窄动脉行 PTCA（延迟 PTCA）可能比较安全。但目前仍无大规模研究评价这一方法的有效性。一些小规模试验提示延迟 PTCA 与保守治疗比较，对溶栓成功后无症状患者的生存率无显著影响。但是，有研究对心肌梗死溶栓后仍有自发或诱发性缺血症状者行心导管检查及血管重建治疗，可减少心绞痛发作及非致命性心肌梗死发生。

2. AMI 未溶栓者恢复期行 PTCA　①有自发或诱发性缺血症状者应考虑延迟 PTCA；②

既往有心肌梗死者可考虑行择期心导管检查，若病变适宜，行 PTCA；③对未溶栓或溶栓未成功，梗死相关动脉仍闭塞，虽无症状但提示有存活心肌者也可考虑 PTCA。

五、二级预防

近年对 AMI 恢复后预防再次梗死与死亡危险的二级预防策略做了大量积极的研究，并且取得了明显成效。凡心肌梗死恢复后的患者都应采取积极的二级预防措施，包括健康教育、非药物治疗（合理饮食、适当锻炼、戒烟、限酒、心理平衡）及药物治疗。同时应积极治疗作为冠心病危险因素的高血压和血脂异常，严格控制作为冠心病危险的等同情况的糖尿病。现主要将药物治疗简述如下：

1. 血脂异常的处理 羟甲基戊二酰辅酶 A（HMG-CoA）还原酶抑制剂即他汀类药物问世后，3 项二级预防的大型临床试验 4S（Scandinavian simvastatin survival study，斯堪地那维亚辛伐他汀存活研究）、CARE（Cholesterol and recurrent events，胆固醇和复发事件研究）、LIPID（Long term intervention with pravastatin in ischemic disease，缺血性疾病中普伐他汀长期干预研究）结果表明，以辛伐他汀或普伐他汀降低总胆固醇及低密度脂蛋白胆固醇（LDL-C）水平，不仅可显著降低冠心病事件的发生率（30% ～ 40%），而且降低总死亡率（22% ～ 30%），并减少作 PTCA、CABG 及脑卒中的发生率。

他汀类治疗的益处不仅见于胆固醇升高患者，也见于胆固醇正常的冠心病患者。不论性别、年龄（60 岁以上）、是否合并高血压、糖尿病或吸烟，患者使他汀类治疗均可受益。长期治疗观察安全有效。低阈高密度脂蛋白胆固醇（HDL-C）也是发生冠心病的独立危险因素之一，冠心病患者 HDL-C 低下时应予以纠正。高甘油三酯（TG）促进小而密 LDL-C 的形成，加重动脉粥样硬化，所以冠心病患者高 TG 血症［2.26mmol/L（200mg/DL）以上］，应给予调脂药治疗使之降低。升高 HDL-C 的调脂药物常选贝特类或烟酸类。VA-HIT（Veterans affairs high desity lipoprotein cholesterol interventional trial，退伍军人高密度脂蛋白胆固醇干预试验）证明，应用贝特类提高 HDL-C 可以减少冠心病死亡和非致死性心肌梗死。2000 年 HDL-C 专家委员会推荐冠心病患者 HDL-C 应≥ 1.04mmol/L（40mg/DL）。我国血脂异常防治建议指出 TG 应≤ 1.69mmol/L（150mg/DL）。

我国血脂异常防治建议及美国成人胆固醇教育计划（NCEP）提出，所有冠心病患者应进行全面的血脂测定。心肌梗死患者应在入院时或入院后 24h 内测定，否则梗死后至少要 4 周血脂才能稳定并且保证测定的准确性。

（1）AMI 恢复后的所有患者均应采用饮食调节，即低饱和脂肪和低胆固醇饮食（饱和脂肪占总热量的 7% 以下，胆固醇＜ 200mg/D）。

（2）采用饮食调节后，总胆固醇（TC）＞ 4.68mmol/L（180mg/DL）或 LDL-C ＞ 3.12mmol/L（120mg/DL）的患者，应进行药物治疗，将 LDL-C 降至 2.59mmol/L（100mg/DL）以下。最有效的药物是他汀类。各种他汀类药物都有效，其次为烟酸、胆酸隔置剂。长期应用时需注意副作用。

（3）血浆胆固醇水平正常但 HDL-C 水平＜ 0.91mmol/L（35mg/DL）的患者，应接受非药物治疗，或选用贝特类药物，以提高 HDL-C 水平到≥ 1.04mmol/L（40mg/DL）。

（4）理想的 TG 水平应＜ 1.69mmol/L（150mg/DL），当高于 2.26mmol/L（200mg/DL）时，即使 LDL-C 不高，HDL-C 水平在正常范围，也可服用贝特类调脂药或烟酸。

2. β 受体阻滞剂 已有大量研究证明，心肌梗死后应用 β 受体阻滞剂可明显降低心肌梗死后病残率及死亡率，早用得益多而且可长期有益。对心肌梗死高危人群即大面积或前壁梗死患者治疗益处最大。但对于极低危心肌梗死患者（首次心肌梗死、非前壁梗死、非高龄、无复杂心室异位搏动或左室收缩功能障碍的血流动力学证据）是否需用 β 受体阻滞剂治疗，仍有争议。

研究表明 β 受体阻滞剂中的美多洛尔普萘洛尔和噻吗洛尔均有此作用。但具有拟交感神经活性的 β 受体阻滞剂对心肌梗死死亡率未显示有益作用。β 受体阻滞剂中心脏选择性与非选择性制剂未见差异。注意其剂量需个体化。AMI 后长期应用 β 受体阻滞剂使死亡率下降最多的是高危的心肌梗死患者，即有心功能受损及心律失常的患者。

对心肌梗死存活者长期治疗的建议：①除低危患者外，所有无 β 受体阻滞剂禁忌证患者，应在发病后数天内开始治疗，并长期服用。②非 ST 段抬高的心肌梗死存活者及中重度左心室衰竭或其他 β 受体阻滞剂相对禁忌证者，可在密切监测下使用。

3. 阿司匹林 大量研究证明，心肌梗死后患者长期服用阿司匹林可以显著减少其后的死亡率。目前尚无研究证明其他抗血小板药物治疗优于阿司匹林。二级预防每日 50 ～ 325mg，即相当有效，且副作用少。一项心脏病发作研究提示长期用阿司匹林的患者发生心肌梗死时梗死范围较小，并且常为非 Q 波梗死。这些资料提示所有 AMI 患者只要无禁忌证都应长期服用，常用量每日 50 ～ 150mg。

对于阿司匹林过敏或有禁忌证的心肌梗死患者可选用噻氯匹定 250mg，每日 1 次。但该药的疗效还缺少 AMI 后长期应用的临床试验的证实。近来，CAPRIE（Clopidogrel vs aspirin in patients at risk of ischemic events，有缺血事件危险的患者氯吡格雷与阿司匹林对照研究）试验比较噻氯匹定的新一代产品氯吡格雷与阿司匹林对心肌梗死、脑卒中及间歇性跛行患者疗效。经 2 年治疗，氯吡格雷组缺血事件危险减少 8.7%（P=0.043），副作用较少，但亚组分析示对心肌梗死患者的疗效并不优于阿司匹林。

4. 血管紧张素转换酶抑制剂（ACEI） 大量资料证实，心肌梗死后应用 ACEI 通过影响左室重塑、减轻心室过度扩张，对某些心肌梗死后的患者有价值。在几个大规模随机临床试验中，AMI 后 4 ～ 11D 用卡托普利、雷米普利或群多普利，持续几年，结果使死亡率从 26.5% 降至 22.1%（P=0.00001），再梗死危险减少。在 SOLVD（Studies of ventricular dysfunction，左室功能失调研究）试验中，4228 例左室 EF ＜ 35% 的无症状患者（其中 80% 有心肌梗死史），依那普利使死亡及需住院的充血性心力衰竭显著下降 20%。ACEI 对前壁梗死或左心室 EF ＜ 40% 的患者获益更明显。

最近 HOPE（The heart outcomes prevention evaluation study，心脏后果预防评价研究）试验对有冠心病、卒中、周围血管病或糖尿病伴高危心血管事件危险因素的患者以雷米普利预防治疗 5 年，雷米普利组心肌梗死、卒中、心血管死亡联合终点从 17.5% 降至 13.9%，危险下降 22%（P=0.000002），亦进一步支持心肌梗死后应长期口服 ACEI 治疗。

根据上述临床试验结果，对年龄＜ 75 岁、梗死面积大或前壁梗死、有明显心力衰竭或左室收缩功能显著受损而收缩压＞ 100mmHg 的患者应长期服用 ACEI。可选用一种 ACEI 从小剂量开始逐渐加量到临床试验推荐的靶剂量（如卡托普利 150mg/D，依那普利 40mg/D，雷米普利 10mg/D，福辛普利 10mg/D）或最大耐受量。ACEI 应用的禁忌证参见前述。对于梗死面积小或下壁梗死无明显左室功能障碍的患者不推荐长期应用。

5. 钙拮抗剂 目前不主张将钙通道阻滞剂作为 AMI 后的常规治疗或二级预防。对合并高血压、心绞痛或周围血管疾病的患者，如其他药物不能有效控制，可应用长效或缓释型二氢吡啶类或非二氢吡啶类制剂。对于使用 β 受体阻滞剂禁忌或难以耐受的患者，可用减慢心率的钙拮抗剂（如维拉帕米或硫氮卓酮）作为左室功能基本正常患者的二级预防药物。

长期应用过程中需注意观察钙拮抗剂有关的不良反应，如低血压、心功能减退、周围水肿、便秘、头痛、面部潮红、眩晕等。

6. 抗心律失常药物 几项心肌梗死后室性心律失常的大型临床试验表明，Ⅰ类抗心律失常药物（钠通道阻滞剂）具有良好的心律失常抑制作用，但最终死亡率却较安慰剂组明显增高，显示了心律失常抑制与生存率下降的矛盾现象，其原因可能是由于这些药物的负性肌力及致心律失常等不利作用抵消并超过了心律失常抑制本身的有利作用，因此，不能把心律失常的抑制作为治疗的最终目标。

在抗心律失常药物中，二项临床试验 EMIAT（The European myocardial infarction amiodarone trial，欧洲心肌梗死胺碘酮试验）和 CAMIAT（Canadian amiodarone myocardial infarctiona rrhythmia trial，加拿大胺碘酮心肌梗死心律失常试验）结果表明，胺碘酮似可减少梗死后室性心律失常伴或不伴左室功能障碍患者的心律失常死亡及心脏骤停，但对总死亡率无明显影响。为抑制梗死后严重的、有症状的心律失常，可使用胺碘酮。治疗过程中宜低剂量维持，以减少不良反应的发生。作为一般的二级预防措施，应优先选用 β 受体阻滞剂，使死亡率降低，其有利作用并不主要与心律失常的抑制有关。Ⅰ类抗心律失常药物（钠通道阻滞剂）可使死亡率增加，在二级预防中不宜使用。对致命性室性心律失常的存活者可考虑置入埋藏式体内除颤器。

7. 戒烟 业已充分证明，不论性别如何，吸烟使心血管疾病死亡率增加 50%，且与吸烟数量有关。吸烟亦增强其他危险因素的不利作用，并可影响与血栓形成、斑块不稳定、心律失常有关事件的发生。前瞻性队列研究显示，戒烟后数月内心肌梗死危险即可减少，而急性心肌梗死后继续吸烟再梗死和死亡危险增高 22% ～ 47%。3 项一级预防的临床试验证明，戒烟使心脏事件发生率下降 7% ～ 47%。

戒烟是心肌梗死后二级预防的重要措施。每次随诊都必须了解并登记吸烟情况，劝导患者戒烟，应建立随访联系必要时可采用尼古丁替代物治疗。

第六节　中医诊疗

一、范围

厥证是由于阴阳失调，气机逆乱所引起的，以突然昏倒、不省人事、四肢逆冷为主要临床表现的一种病证。轻者短时苏醒，醒后无偏瘫、失语、口眼歪斜等后遗症；重者昏厥时间较长，甚则可一厥不醒而死亡。

有关厥的记载，始于《内经》，论述甚多，从症状而言可分为两种情况：一种是指突然昏倒，不知人事。如《素问 · 厥论》指出：“厥……或令人暴不知人，或至半日，远至一日乃知人者。”《素问 · 大奇论》亦认为：“暴厥者，不知与人言。”另一种是指肢体和手足逆冷。如《素问 · 厥论》说：“寒厥之为寒也，必从五指而上于膝。”汉代张仲景继承了《内经》中手足逆冷为厥的论点，在《伤寒论 · 辨厥阴病脉证并治》指出：“凡厥者，阴阳气不相顺接，便为厥。厥者，手足逆冷是也。”元·张子和《儒门事亲》对厥证立专篇论述，不仅记载了手足逆冷之厥，而且还论证了昏不知人之厥，并将昏厥分为尸厥、痰厥、酒厥、气厥、风厥等，如《儒门事亲·指风痹痿厥近世差玄说》指出：“厥之为状，手足及膝下或寒或热也……厥亦有令人腹暴满不知人者，或一二日稍知人者，或猝然闷乱无觉知者……有涎如拽锯，声在咽喉中为痰厥，手足搐搦者为风厥，因醉而得之为酒厥，暴怒而得之为气厥。”此后医家对厥证的理论不断充实和系统化，提出了气、血、痰、食、暑、尸、酒、蛔等厥，并以此作为辨证的重要依据，指导临床治疗。

鉴于厥的含义较多，本节厥证所讨论的范围是以内伤杂病中具有突然发生的一时性昏倒不知人事为主症，伴有四肢逆冷的病证。西医学中急性心肌梗死大抵属此病。

二、病因、病机

引起厥证的病因较多，常在素体亏虚或素体气盛有余的基础上，因情志内伤、久病体虚、亡血失津、饮食不节等因素诱发。主要病机为气机突然逆乱，升降乖戾，气血阴阳不相顺接。

（一）病因

1. 情志内伤

七情刺激，气逆为病，以恼怒致厥者为多。若所愿不遂，肝气郁结，郁久化火，肝火上炎，或因大怒而气血并走于上等，以致阴阳不相顺接而发为厥证。此外，其人若平素神气衰弱，加上突如其来的外界影响，如见死尸，或见鲜血喷涌，或闻巨响等，亦可使气血逆乱而发为昏厥。

2. 久病体虚

体质虚弱或多种慢性病日久，阴阳气血暗耗，元气亏虚，脑海失养，猝遇过度劳累或情志刺激，致清阳不升或气逆于上，发为厥证。

3. 亡血失津

如因大汗吐下，气随液耗，或因创伤出血，或血证失血过多，以致气随血脱，阳随阴消，津血亏虚，不能上荣，神明失主，而发为厥证。

4. 饮食不节

暴饮暴食，饮食积滞，停于中焦，气机阻滞，胃失和降，脾失升清，上下痞隔，发为厥证。或嗜食酒酪肥甘，脾胃受伤，运化失常，聚湿生痰，痰浊阻滞，气机不畅，如遇恼怒，痰随气逆上壅，阻遏清阳，发为厥证。

（二）病机

厥证的病机主要是气机突然逆乱，升降乖戾，气血阴阳不相顺接。正如《景岳全书·厥逆》所说：“厥者尽也，逆者乱也，即气血败乱之谓也。”情志变动，最易影响气机运行，轻则气郁，重则气逆，逆而不顺则气厥。气盛有余之人，骤遇恼怒惊骇，气机上冲逆乱，清窍壅塞而发为气厥实证；素来元气虚弱之人，加之劳累饥饿等诱因，气机不相顺接，中气下陷，清阳不升，神明失养，而发为气厥虚证。气与血阴阳相随，互为资生，互为依存，气血的病变互相影响。素有肝阳偏亢，遇暴怒伤肝，肝阳上亢，肝气上逆，血随气升，气血逆乱于上，发为血厥实证；大量失血，血脱则气无以附，气血不能上达清窍，神明失养，昏不知人，则发为血厥虚证。由于肝气郁结，木旺乘脾，或饮食不节，痰浊内生，猝遇情志刺激而致气机逆乱，痰随气升，发为痰厥。由于暴饮多食，食滞中脘，胃气不降，气逆于上，清窍闭塞，而发为食厥。

因体质和病机转化的不同，病理性质有虚实之别。大凡气盛有余，气逆上冲，血随气逆，或夹痰浊、瘀血壅滞于上，以致清窍闭塞，不知人事，为厥之实证；气虚不足，清阳不升，气陷于下，或大量出血，气随血脱，血不上达，气血一时不相顺接，以致神明失养，不知人事，为厥之虚证。

病变所属脏腑主要在于心，涉及脑（清窍），与肝、脾、肾、肺密切相关。其中厥之实证与肝的关系最为密切。肝郁则全身之气皆郁，肝气逆则全身之气皆逆也，气血并走于上则昏不知人，阳郁不达则四肢逆冷。厥之虚证，与肺脾的关系最为密切。肺脾气虚，清阳不升，气陷于下，血不上达，致神明失主，而发为厥证。此外，心主神明，心病则神明失用，而致昏厥。肾为元气之根，肾虚精气不能上注，导致神明失养，可发为厥证。

厥证之病理转归主要有三：一是阴阳气血不相顺接，进而阴阳离决，发展为一厥不复之死证。二是阴阳气血失常，或为气血上逆，或为中气下陷，或气血痰瘀内闭，气机逆乱而阴阳尚未离决，此类厥证或生或死，取决于正气来复与否及治疗措施是否及时得当。若正气来复，治疗得当，则气复返而生；反之，则气机逆乱加重，气不复返而死。三是表现为各种证候之间的转化。如气厥和血厥之实证，常转化为气滞血瘀之证；血厥虚证常转化为脱证等。

三、证治分类

（一）气厥

1. 实证

症状：多因情志异常、精神刺激而发作，突然昏倒，不知人事，或四肢厥冷，呼吸气粗，口噤握拳，舌苔薄白，脉伏或沉弦。

证机概要：肝郁不舒，气机上逆，壅阻心胸，内闭神机。

治法：顺气降逆开郁。

代表方：五磨饮子加减。必要时可先鼻饲苏合香丸宣郁理气，开闭醒神。

常用药：沉香、乌药降气调肝；槟榔、枳实、木香行气破滞；檀香、丁香、藿香理气宽胸。

若肝阳偏亢，头晕而痛，面赤躁扰者，可加钩藤、石决明、磁石等平肝潜阳；若兼有痰热，症见喉中痰鸣，痰壅气塞者，可加胆南星、贝母、橘红、竹沥等涤痰清热；若醒后哭笑无常，睡眠不宁者，可加茯神、远志、酸枣仁等安神宁志。

2. 虚证

症状：眩晕昏仆，面色苍白，呼吸微弱，汗出肢冷，舌淡，脉沉细微。患者多素体虚弱，因陡受惊恐或过度劳倦、饥饿受寒而诱发。

证机概要：元气素虚，清阳不升，神明失养。

治法：补气回阳。

代表方：生脉饮、参附汤、四味回阳饮。三方均能补益正气，生脉饮重在益气生津，参附汤及四味回阳饮重在益气固阳。

常用药：临床可先急用生脉注射液或参附注射液静脉推注或滴注，补气摄津醒神。苏醒后可用四味回阳饮加味补气温阳，药用人参大补元气，附子、炮姜温里回阳，甘草调中缓急。

汗出多者，加黄芪、白术、煅龙骨、煅牡蛎，加强益气功效，更能固涩止汗；心悸不宁者，加远志、柏子仁、酸枣仁等养心安神；纳谷不香，食欲不振者，加白术、茯苓、陈皮健脾和胃。

（二）血厥

1. 实证

症状：多因急躁恼怒而发，突然昏倒，不知人事，牙关紧闭，面赤唇紫，舌暗红，脉弦有力。

证机概要：怒而气上，血随气升，菀阻清窍。

治法：平肝息风，理气通瘀。

代表方：羚角钩藤汤或通瘀煎加减。前方以平肝潜阳息风为主，适用于肝阳上亢之肝厥、头痛、眩晕。后方活血顺气，适用于气滞血瘀，经脉不利之血逆、血厥等症。

常用药：羚羊角粉（可先吞服）清心肝，息风潜阳；钩藤、桑叶、菊花、泽泻、生石决明平肝息风；乌药、青皮、香附、当归理气通瘀。

若急躁易怒，肝热甚者，加菊花、丹皮、龙胆草清泄肝火；若兼见阴虚不足，眩晕头痛者，加生地、枸杞、珍珠母以育阴潜阳。

2. 虚证

症状：常因失血过多，突然昏厥，面色苍白，口唇无华，四肢震颤，自汗肢冷，目陷口张，呼吸微弱，舌质淡，脉芤或细数无力。

证机概要：血出过多，气随血脱，神明失养。

治法：补养气血。

代表方：急用独参汤灌服，继服人参养荣汤。前方益气固脱，后方补益气血。

常用药：独参汤即重用一味人参，大补元气，所谓“有形之血不能速生，无形之气所当急固”。缓解后用人参养荣汤补养气血，药用人参、黄芪益气，当归、熟地养血，白芍、五味子敛阴，白术、茯苓、远志、甘草健脾安神，肉桂温养气血，生姜、大枣和中补益，陈皮行气。

若自汗肤冷，呼吸微弱者，加附子、干姜温阳；若口干少津者，加麦冬、玉竹、沙参养阴；心悸少寐者，加龙眼肉、酸枣仁养心安神。

（三）痰厥

症状：素有咳喘宿痰，多湿多痰，恼怒或剧烈咳嗽后突然昏厥，喉有痰声，或呕吐涎沫，呼吸气粗，舌苔白腻，脉沉滑。

证机概要：肝郁肺痹，痰随气升，上闭清窍。

治法：行气豁痰。

代表方：导痰汤加减。本方燥湿化痰，行气开郁，适用于风痰上逆，时发晕厥，头晕，胸闷，痰多等症。喉中痰涎壅盛者，可先予猴枣散化服。

常用药：陈皮、枳实理气降逆；半夏、胆南星、茯苓燥湿祛痰；苏子、白芥子化痰降气。

若痰湿化热，便干便秘，舌苔黄腻，脉滑数者，加黄芩、栀子、竹茹、瓜蒌仁清热降火。

（四）食厥

症状：暴饮暴食，突然昏厥，脘腹胀满，呕呃酸腐，头晕，苔厚腻，脉滑。

证机概要：食填中脘，胃气不降，气逆于上，清窍闭塞。

治法：和中消导。

代表方：昏厥若在食后未久，应用盐汤探吐以去实邪，再用神术散合保和丸加减治之。

常用药：山楂、神曲、莱菔子消食；藿香、苍术、厚朴、砂仁理气化浊；半夏、陈皮、茯苓和胃化湿。

若腹胀而大便不通者，可用小承气汤导滞通腑。

第七节 护理要点

一、绝对卧床休息

就地平卧，绝对休息，用最短的时间检测患者的生命体征，包括血压、脉搏和呼吸初步判断有无心律失常、心力衰竭或休克，如心脏骤停，则立即就地心肺复苏。措施得当，成功率很高。待心律、血压和呼吸稳定后再转送入院。有条件时进行持续心电监护。

二、高流量吸氧

立即给予持续氧气吸入 4 ～ 6L/min，以减轻心肌的耗氧量和心脏的负担。

三、镇静止痛

切实迅速止痛，常用吗啡 5 ～ 10mg 皮下注射或肌内注射，或盐酸哌替啶 50 ～ 100mg 肌内注射，必要时 2 ～ 4 小时重复 1 次。

四、溶栓治疗

再灌注治疗主要使用早期溶栓治疗，目前早期溶栓重建血供是缩小梗死范围最有效的一种积极治疗方法。

1. **溶栓药物** 常用溶栓药物有尿激酶、链激酶和重组织型溶酶原激活剂等。

2. **经皮冠状动脉腔内成形术（PTCA）** PTCA 已经被公认为一种目前最安全有效的恢复心肌再灌注的手段。急诊 PTCA 及支架术是目前有条件医院治疗急性心肌梗死的首选方法。

3. **补救性 PTCA** 经溶栓治疗，冠状动脉再通后又再堵塞，或再通后仍有重度狭窄者，如无出血禁忌，可紧急施行 PTCA，随后再安置支梁。预防再梗和再发心绞痛。

五、健康教育

心梗患者出院后，应逐渐增加活动量，避免剧烈活动、疲劳活动、长时间活动，开始时步行，过渡到慢跑、打太极拳、骑自行车等，每次运动时间逐渐延长，循序渐进。养成良好的生活习惯，保持心情愉快，学会自我调节，避免情绪激动。注意保暖，预防感冒。患者适合进食高维生素、低热量、低动物脂肪、低胆固醇、适量蛋白质、易消化的清淡饮食，少量多餐，避免过饱及刺激性食物与饮料，禁烟酒，多食蔬菜、水果。保持排便通畅，戒烟酒，肥胖者控制体重。按时服药，如胸痛发作频繁、程度较重、时间较长、服用硝酸酯类制剂疗药差时，应及时就医，定期复查心电图。

第四章　不稳定性心绞痛诊断和治疗进展

冠心病中除上述典型的稳定型劳力性心绞痛之外，心肌缺血所引起的缺血性胸痛尚有各种不同的表现类型，有关心绞痛的分型命名不下十余种，但其中除变异型心绞痛（Prinzmeta1's variant angina）具有短暂 ST 段抬高的特异的心电图变化而仍为临床所保留外，其他如恶化型心绞痛、卧位型心绞痛、静息心绞痛、梗死后心绞痛、混合性心绞痛等，目前已趋向于统称之为不稳定型心绞痛（unSTable angina，UA）。这不仅是基于对不稳定的粥样斑块的深入认识，也表明了这类心绞痛患者临床上的不稳定性，有进展至心肌梗死的高度危险性，必须予以足够的重视。

第一节　发病机制

与稳定型劳力性心绞痛的差别主要在于冠脉内不稳定的粥样斑块继发病理改变，使局部心肌血流量明显下降，如斑块内出血、斑块纤维帽出现裂隙、表面上有血小板聚集及（或）刺激冠状动脉痉挛，导致缺血加重。虽然也可因劳力负荷诱发但劳力负荷中止后胸痛并不能缓解。

第二节　临床表现

胸痛的部位、性质与稳定型心绞痛相似，但具有以下特点之一：

1. 原为稳定型心绞痛，在 1 个月内疼痛发作的频率增加，程度加重、时限延长、诱发因素变化，硝酸类药物缓解作用减弱。

2. 1 个月之内新发生的心绞痛，并因较轻的负荷所诱发。

3. 休息状态下发作心绞痛或较轻微活动即可诱发，发作时表现有 ST 段抬高的变异型心绞痛也属此列。

此外，由于贫血、感染、甲亢、心律失常等原因诱发的心绞痛称之为继发性不稳定型心绞痛。

UA 与 NSTEMI 同属非 ST 段抬高性急性冠脉综合征（ACS），两者的区别主要是根据血中心肌坏死标记物的测定，因此对非 ST 段抬高性 ACS 必须检测心肌坏死标记物并确定未超过正常范围时方能诊断 UA。

由于 UA 患者的严重程度不同，其处理和预后也有很大的差别，在临床分为低危组、中危组和高危组。低危组指新发的或是原有劳力性心绞痛恶化加重，达 CCS Ⅲ级或Ⅳ级，发作时 ST 段下移≤ 1mm，持续时间＜ 20 分钟，胸痛间期心电图正常或无变化；中危组就诊前一个月内（但 48 小时内未发）发作 1 次或数次，静息心绞痛及梗死后心绞痛，持续时间＜ 20 分钟，心电图可见 T 波倒置＞ 0.2mV，或有病理性 Q 波；高危组就诊前 48 小时内反复发作，静息心绞痛伴一过性 ST 段改变（＞ 0.05mV）新出现束支传导阻滞或持续性室速，持续时间＞ 20 分钟。

第三节　诊断

在做出 UA 诊断之前需注意以下几点。

1. UA 的诊断应根据心绞痛发作的性质、特点、发作时体征和发作时心电图改变以及冠心病危险因素等，结合临床综合判断，以提高诊断的准确性。

2. 心绞痛发作时心电图 ST 段抬高和压低的动态变化最具诊断价值，应及时记录发作时和症状缓解后的心电图，动态 ST 段水平型或下斜型压低≥ 1mm 或 ST 段抬高（肢体导联≥ 1mm，胸导联≥ 2mm）有诊断意义。若发作时倒置的 T 波呈伪性改变（假正常化），发作后 T 波恢复原倒置状态；或以前心电图正常者近期内出现心前区多导联 T 波深倒，在排除非 Q 波性 AMI 后结合临床也应考虑 UA 的诊断。当发作时心电图显示 ST 段压低≥ 0.5mm 但＜ 1mm 时，仍需高度怀疑患本病。

3. UA 急性期应避免作任何形式的负荷试验，这些检查宜放在病情稳定后进行。

第四节　治疗

一、一般内科治疗

UA 急性期卧床休息 1 ～ 3 天、吸 O_2、持续心电监测。对于低危险组患者留观期间未再发生心绞痛，心电图也无缺血改变，无左心衰竭的临床证据，留观 12 ～ 24h 期间未发现有 CK-MB 升高，心肌肌钙蛋白 T 或 I 正常，可留观 24 ～ 48h 后出院。对于中危或高危组的患者特别是肌钙蛋白 T 或 I 升高者，住院时间相对延长，内科治疗亦应强化。

二、药物治疗

1. 抗血小板治疗　阿司匹林为首选药物。急性期剂量应在 150 ～ 300mg/d，可达到快速抑制血小板聚集的作用，3 天后可改为小剂量即 50 ～ 150mg/d 维持治疗，对于阿司匹林禁忌的患者，可采用噻氯匹定或氯吡格雷（clopidogrel）替代治疗，使用时应注意经常检查血象，一旦出现明显白细胞或血小板降低应立即停药。

2. 抗凝血酶治疗 静脉肝素治疗一般用于中危和高危险组的患者，常采用先静注 5000U 肝素，然后以 1000U/h 维持静脉滴注，调整肝素剂量使激活的部分凝血活酶时间（aPTT）延长至对照的 1.5 ～ 2 倍（无条件时可监测全血凝固时间或激活的全血凝固时间）。静脉肝素治疗 2 ～ 5 天为宜，后可改为皮下肝素 7500U12h1 次，再治疗 1 ～ 2 天。目前已有证据表明低分子量肝素与普通肝素静脉滴注比较，低分子量肝素在降低 UA 患者的心脏事件发生方面有更优或至少相同的疗效，由于后者不需血凝监测、停药无反跳、使用方便，故可采用低分子量肝素替代普通肝素。

3. 硝酸酯类药物 主要目的是控制心绞痛的发作。

心绞痛发作时应口含硝酸甘油，初次含硝酸甘油的患者以先含 1 片为宜，对于已有含服经验的患者，心绞痛症状严重时也可 1 次含服 2 片。

心绞痛发作时若含 1 片无效，可在 3 ～ 5min 之内追加 1 次，若连续含硝酸甘油 3 ～ 4 片仍不能控制疼痛症状，需应用强镇痛剂以缓解疼痛，并随即采用硝酸甘油或硝酸异山梨酯静脉滴注，硝酸甘油的剂量以 5 μg/min 开始，以后每 5 ～ 10min 增加 5 μg/min，直至症状缓解或收缩压降低 10mmHg，最高剂量一般不超过 80 ～ 100 μg/min，一旦患者出现头痛或血压降低（SBP ＜ 90mmHg）应迅速减少静脉滴注的剂量。维持静脉滴注的剂量以 10 ～ 30 μg/min 为宜。对于中危和高危险组的患者，硝酸甘油持续静脉滴注 24 ～ 48h 即可，以免产生耐药性而降低疗效。

常用的口服硝酸酯类药物为硝酸异山梨酯（消心痛）和 5- 单硝酸异山梨酯。硝酸异山梨酯作用的持续时间为 4 ～ 5h，故以每日 3 ～ 4 次口服为妥，对劳力型心绞痛患者应集中在白天给药。5- 单硝酸异山梨酯可采用每日 2 次给药。若白天和夜间或清晨均有心绞痛发作者，硝酸异山梨酯可采用每 6h 给药 1 次，但宜短期治疗以避免耐药性。对于频繁发作的 UA 患者口服硝酸异山梨酯短效药物的疗效常优于服用 5- 单硝类的长效药物。硝酸异山梨酯的使用剂量可以从 10mg/ 次开始，当症状控制不满意时可逐渐加大剂量，一般不超过 40mg/ 次，只要患者心绞痛发作时口含硝酸甘油有效，即是增加硝酸异山梨酯剂量的指征，若患者反复口含硝酸甘油不能缓解症状，常提示患者有极为严重的冠状动脉阻塞病变，此时即使加大硝酸异山梨酯剂量也不一定能取得良好效果。

4. β – 受体阻滞剂 对 UA 患者控制心绞痛症状以及改善其近、远期预后均有好处，除有禁忌证如肺水肿、未稳定的左心衰竭、支气管哮喘、低血压（SBP ≤ 90mmHg）、严重窦性心动过缓或二、三度房室传导阻滞者，主张常规服用。首选具有心脏选择性的药物，如阿替洛尔、美托洛尔和比索洛尔等。除少数症状严重者可采用静脉推注 β - 受体阻滞剂外，一般主张直接口服给药。剂量应个体化，根据症状、心率及血压情况调整剂量。阿替洛尔常用剂量为 12.5 ～ 25mg 每日 2 次，美托洛尔常用剂量为 25 ～ 50mg 每日 2 次或每日 3 次，比索洛尔常用剂量为 5 ～ 10mg 每日 1 次，不伴有劳力型心绞痛的变异性心绞痛不主张使用。

5. 钙拮抗剂 以控制心肌缺血的发作为主要目的。

硝苯地平对缓解冠状动脉痉挛有独到的效果，故为变异性心绞痛的首选用药，一般剂量为 10 ～ 20mg 每 6h1 次，若仍不能有效控制变异性心绞痛的发作还可与地尔硫卓合用，以产生更强的解除冠状动脉痉挛的作用，当病情稳定后可改为缓释和控释制剂。

短效二氢吡啶类药物也可用于治疗 UA 合并高血压病患者，但应与 β- 受体阻滞剂合用，该类药物的不利方面是加重左心功能不全，造成低血压和反射性心率加快，所以使用时需注意了解左心功能情况。

另一类钙拮抗剂地尔硫卓，有减慢心率、降低心肌收缩力的作用，故较硝苯地平更常用于控制心绞痛发作。一般使用剂量为 30 ～ 60mg 每日 3 次或每日 4 次。该药可与硝酸酯类合用，亦可与 β- 受体阻滞剂合用，但与后者合用时需密切注意心率和心功能变化，对已有窦性心动过缓和左心功能不全的患者，应禁用此药。

对于一些心绞痛反复发作，静脉滴注硝酸甘油不能控制的患者，也可试用地尔硫卓短期静脉滴注，使用方法为 5 ～ 15μg · kg^{-1} · min^{-1}，可持续静滴 24 ～ 48h，在静滴过程中需密切观察心率、血压的变化，如静息心率低于 50 次 /min，应减少剂量或停用。

维拉帕米一般不能与 β- 受体阻滞剂配伍，多用于心绞痛合并支气管哮喘不能使用 β- 受体阻滞剂的患者。

总之对于严重 UA 患者常需联合应用硝酸酯类、β- 受体阻滞剂、钙拮抗剂。

6. 溶血栓治疗 国际多中心大样本的临床试验（TIMI Ⅲ B）业已证明采用 AMI 的溶栓方法治疗 UA 反而有增加 AMI 发生率的倾向，故已不主张采用。至于小剂量尿激酶与充分抗血小板和抗凝血酶治疗相结合是否对 UA 有益，仍有待临床进一步研究。

三、不稳定性心绞痛的介入性治疗和外科手术治疗

在高危险组患者中如果存在以下情况之一则应考虑行紧急介入性治疗或 CABG：

1. 虽经内科加强治疗，心绞痛仍反复发作。

2. 心绞痛发作时间明显延长超过 1h，药物治疗不能有效缓解上述缺血发作。

3. 心绞痛发作时伴有血液动力学不稳定，如出现低血压、急性左心功能不全或伴有严重心律紊乱等。

UA 的紧急介入性治疗的风险一般高于择期介入性治疗，故在决定之前应仔细权衡。紧急介入性治疗的主要目标是以迅速开通“罪犯”病变的血管，恢复其远端血流为原则，对于多支病变的患者，可以不必一次完成全部的血管重建，如果冠状动脉造影显示患者为左冠状动脉主干病变或弥漫性狭窄病变不适宜介入性治疗时，则应选择急诊 CABG。对于血液动力学不稳定的患者最好同时应用主动脉内球囊反搏，力求稳定高危患者的血液动力学。除以上少数 UA 患者外，大多数 UA 患者的介入性治疗宜放在病情稳定至少 48h 后进行。

四、不稳定性心绞痛出院后的治疗方案

UA 患者出院后仍需定期门诊随诊。低危险组的患者 1 ～ 2 个月随访 1 次，中、高危险组的患者无论是否行介入性治疗都应 1 个月随访 1 次，如果病情无变化，随访半年即可。

UA 患者出院后仍需继续服阿司匹林、β- 受体阻滞剂和一些扩张冠状动脉药物。不主张突然减药或停药。对于已作了介入性治疗或 CABG 者，术后可酌情减少血管扩张剂或 β- 受体阻滞剂的使用量。

在冠心病的二级预防中阿司匹林和降胆固醇治疗是最重要的。作为预防用药阿司匹林宜采用小剂量，每日 50 ～ 150mg 即可。降低胆固醇的治疗应参照国内降血脂治疗的建议，即血清胆固醇＞ 4.68mmol/L（180mg/dl）或低密度脂蛋白胆固醇＞ 2.60mmol/L（100mg/dl）均应服他汀类降胆固醇药物，并达到有效治疗的目标。血浆甘油三酯＞ 2.26mmol/L（200mg/dl）的冠心病患者一般也需要服降低甘油三酯的药物。其他二级预防的措施包括向患者宣教戒烟、治疗高血压和糖尿病、控制危险因素、改变不良的生活方式、合理安排膳食、适度增加活动量、

减少体重等。

第五节　中医诊疗

一、范围

胸痹主要与冠状动脉粥样硬化性心脏病（心绞痛、心肌梗死）关系密切，其他如心包炎、二尖瓣脱垂综合征、胸膜炎、病毒性心肌炎、心肌病、心脏神经症、慢性阻塞性肺气肿、肺动脉血栓等，出现胸闷、心痛彻背、短气、喘不得卧等症状者，亦可参照本节内容辨证论治。

胸痹是指以胸部闷痛，甚则胸痛彻背，喘息不得卧为主症的一种疾病，轻者仅感胸闷隐痛，呼吸欠畅，重者则有胸痛，严重者心痛彻背，背痛彻心。

胸痹的临床表现最早见于《内经》。《灵枢·五邪》指出："邪在心，则病心痛。"《素问·脏气法时论》亦说："心病者，胸中痛，胁支满，胁下痛，膺背肩胛间痛，两臂内痛。"《素问·缪刺论》又有"猝心痛""厥心痛"之称。《素问·厥论》把心痛严重，并迅速造成死亡者，称为"真心痛"，谓："真心痛，手足清至节，心痛甚，旦发夕死，夕发旦死。"汉代张仲景《金匮要略》正式提出"胸痹"的名称，并作专篇论述。如《胸痹心痛短气病脉证治》说："胸痹之病，喘息咳唾，胸背痛，短气，寸口脉沉而迟，关上小紧数，栝蒌薤白白酒汤主之。""胸痹不得卧，心痛彻背者，栝蒌薤白半夏汤主之。"且把病因病机归纳为"阳微阴弦"，即胸阳不振，阴寒凝结，认为乃本虚标实之证。宋金元时代有关胸痹的论述更多，治疗方法也十分丰富。如宋代《圣济总录·胸痹门》有"胸痹者，胸痹痛之类也……胸脊两乳间刺痛，甚则引背胛，或彻背膂"的症状记载。《太平圣惠方》将心痛、胸痹并列，在"治猝心痛诸方""治久心痛诸方""治胸痹诸方"等篇中，收集治疗本病的方剂甚丰，观其制方，芳香、温通、辛散之品，每与益气、养血、滋阴、温阳之品相互为用，标本兼顾，丰富了胸痹的治疗内容。到了明清时期，对胸痹的认识有了进一步提高，如明代徐彦纯《玉机微义·心痛》中揭示胸痹不仅有实证，亦有虚证，补前人之未备。明代王肯堂《证治准绳·诸痛门》提出用大剂桃仁、红花、降香、失笑散等治疗死血心痛，清代陈修园《时方歌括》以丹参饮治心腹诸痛，《医林改错》以血府逐瘀汤治胸痹心痛等。

胸痹主要与冠状动脉粥样硬化性心脏病（心绞痛、心肌梗死）关系密切，其他如心包炎、二尖瓣脱垂综合征、胸膜炎、病毒性心肌炎、心肌病、心脏神经症、慢性阻塞性肺气肿、肺动脉血栓等，出现胸闷、心痛彻背、短气、喘不得卧等症状者，亦可参照本节内容辨证论治。

二、病因、病机

本病证的发生多与寒邪内侵、饮食失调、情志失节、年迈体虚等因素有关。其病机有虚实两方面。实为寒凝、血瘀、气滞、痰浊，痹阻胸阳，阻滞心脉；虚为气虚、阴伤、阳衰，脾、肝、肾亏虚，心脉失养。在本病的形成和发展过程中，大多先实而后致虚，亦有先虚而后致实者。

（一）病因

1. 寒邪内侵

寒主收引，既可抑遏阳气，所谓暴寒折阳，又可使经脉挛急，血行瘀滞，发为本病。《素问·调经论》曰:“寒气积于胸中而不泻,不泻则温气去,寒独留,则血凝泣,凝则脉不通。”《医学正传·胃脘痛》:“有真心痛者,大寒触犯心君。”素体阳衰,胸阳不足,阴寒之邪乘虚侵袭,寒凝气滞,痹阻胸阳,而成胸痹。诚如《医门法律·中寒门》所说:“胸痹心痛,然总因阳虚,故阴得乘之。”

2. 饮食失调

饮食不节,如过食肥甘厚味,或嗜烟酒而成癖,以致脾胃损伤,运化失健,聚湿生痰,上犯心胸清旷之区,阻遏心阳,胸阳失展,气机不畅,心脉闭阻,而成胸痹。如痰浊留恋日久,痰阻血瘀,亦成本病证。

3. 情志失节

忧思伤脾,脾运失健,津液不布,遂聚为痰。郁怒伤肝,肝失疏泄,肝郁气滞,甚则气郁化火,灼津成痰。无论气滞或痰阻,均可使血行失畅,脉络不利,而致气血瘀滞,或痰瘀交阻,胸阳不运,心脉痹阻,不通则痛,而发胸痹。《杂病源流犀烛·心病源流》曰:“总之七情之由作心痛。”七情失调可致气血耗逆,心脉失畅,痹阻不通而发心痛。

4. 年迈体虚

本病多见于中老年人,年过半百,肾气自半,精血渐衰。如肾阳虚衰,则不能鼓舞五脏之阳,可致心气不足或心阳不振,血脉失于温运,痹阻不畅,发为胸痹;肾阴亏虚,则不能濡养五脏之阴,水不涵木,又不能上济于心,因而心肝火旺,心阴耗伤,心脉失于濡养,而致胸痹;心阴不足,心火燔炽,下汲肾水,又可进一步耗伤肾阴;心肾阳虚,阴寒痰饮乘于阳位,阻滞心脉。凡此均可在本虚的基础上形成标实,导致寒凝、血瘀、气滞、痰浊,而使胸阳失运,心脉阻滞,发生胸痹。

（二）病机

胸痹的主要病机为心脉痹阻,病位在心,涉及肝、脾、肾等脏。其病理变化为本虚标实,虚实夹杂。本虚有气虚、血虚、阴虚及阳虚;标实有血瘀、寒凝、痰浊、气滞,且可相兼为病,如气滞血瘀、寒凝气滞、痰瘀交阻等。胸痹发展趋势,由标及本,由轻转剧,轻者多为胸阳不振,阴寒之邪上乘,阻滞气机,临床表现胸中气塞,短气;重者则为痰瘀交阻,壅塞胸中,气机痹阻,临床表现不得卧,心痛彻背。同时亦有缓作与急发之异,缓作者,渐进而为,日积月累,始则偶感心胸不舒,继而心痹痛作,发作日频,甚则心胸后背牵引作痛;急作者,素无不舒之感,或许久不发,因感寒、劳倦、七情所伤等诱因而猝然心痛欲窒。胸痹病机转化可因实致虚,亦可因虚致实。痰踞心胸,胸阳痹阻,病延日久,每可耗气伤阳,向心气不足或阴阳并损证转化;阴寒凝结,气失温煦,日久寒邪伤及阳气,亦可向心阳虚衰转化;瘀阻脉络,血行滞涩,瘀血不去,新血不生,留瘀日久,心气痹阻,心阳不振。此三者皆因实致虚。心气不足,鼓动不力,易致气滞血瘀;心肾阴虚,水亏火炎,炼液为痰;心阳虚衰,阳虚内寒,寒痰凝络。此三者皆由虚而致实。

三、辨证治疗

1. 心血瘀阻证

症状:心胸疼痛,如刺如绞,痛有定处,入夜为甚,甚则心痛彻背,背痛彻心,或痛引肩背,伴有胸闷,日久不愈,可因暴怒、劳累而加重,舌质紫暗,有瘀斑,苔薄,脉弦涩。

证机概要:血行瘀滞,胸阳痹阻,心脉不畅。

治法:活血化瘀,通脉止痛。

代表方:血府逐瘀汤加减。本方祛瘀通脉,行气止痛,用于胸中瘀阻,血行不畅,心胸疼痛,痛有定处，伴胸闷心悸之胸痹。

常用药：川芎、桃仁、红花、赤芍活血化瘀，和营通脉；柴胡、桔梗、枳壳、牛膝调畅气机，行气活血；当归、生地补养阴血；降香、郁金理气止痛。

瘀血痹阻重证，胸痛剧烈，可加乳香、没药、郁金、丹参等；若血瘀气滞并重，胸闷痛甚者，可加沉香、檀香、荜茇等；若寒凝血瘀或阳虚血瘀者，可加桂枝或肉桂、细辛、高良姜、薤白，或人参、附子等益气温阳之品；若气虚血瘀者，用人参养荣汤合桃红四物汤加减，重用人参、黄芪等；若猝然心痛发作，可含化复方丹参滴丸、速效救心丸等活血化瘀、芳香止痛之品。

2. 气滞心胸证

症状：心胸满闷，隐痛阵发，时欲太息，遇情志不遂时容易诱发或加重，或兼有脘部胀闷，得嗳气或矢气则舒，苔薄或薄腻，脉细弦。

证机概要：肝失疏泄，气机郁滞，心脉不和。

治法：疏肝理气，活血通络。

代表方：柴胡疏肝散加减。本方疏肝理气，适用于肝气抑郁，气滞上焦，胸阳失展，血脉失和之胸胁疼痛等。

常用药：柴胡、枳壳疏肝理气；香附、陈皮理气解郁；川芎、赤芍活血通脉。

胸闷心痛明显，为气滞血瘀之象，可合用失笑散，加薤白、苏木；气郁Et久化热，心烦易怒，口干便秘，舌红苔黄，脉弦数者，用丹栀逍遥散；便秘严重者加当归龙荟丸。

3. 痰浊闭阻证

症状：胸闷重而心痛微，痰多气短，肢体沉重，形体肥胖，遇阴雨天易发作或加重，伴有倦怠乏力，纳呆便溏，咯吐痰涎，舌体胖大且边有齿痕，苔浊腻或白滑，脉滑。

证机概要：痰浊盘踞，胸阳失展，气机痹阻，脉络阻滞。

治法：通阳泄浊，豁痰宣痹。

代表方：栝蒌薤白半夏汤合涤痰汤加减。两方均能温通豁痰，前方偏于通阳行气，用于痰阻气滞，胸阳痹阻者，后方偏于健脾益气，豁痰开窍，用于脾虚失运，痰阻心、窍者。

常用药：瓜蒌、薤白化痰通阳，行气止痛；半夏、胆南星燥湿化痰；竹茹清化痰热；人参、茯苓、甘草健脾益气；石菖蒲、陈皮、枳实理气宽胸。

痰浊郁而化热者，用黄连温胆汤加郁金。如痰热者，加海浮石、海蛤壳、黑山栀、天竺黄、竹沥；大便干结，加桃仁、番泻叶、大黄。

痰浊与瘀血往往同时并见，因此通阳豁痰、活血化瘀、宽胸理气、温通散寒经常并用，但必须根据病理因素偏重而有所侧重。

4. 寒凝心脉证

症状：猝然心痛如绞，心痛彻背，喘不得卧，多因气候骤冷或骤感风寒而发病或加重，伴形寒，甚则手足不温，冷汗自出，胸闷气短，心悸，面色苍白，苔薄白，脉沉紧或沉细。

证机概要：素体阳虚，阴寒凝滞，气血痹阻，心阳不振。

治法：辛温散寒，宣通心阳。

代表方：枳实薤白桂枝汤合当归四逆汤加减。两方皆能辛温散寒，助阳通脉。前方重在通阳理气，用于胸痹阴寒证，见心中痞满，胸闷气短者；后方以温经散寒为主，用于血虚寒厥证，见胸痛如绞，手足不温，冷汗自出，脉沉细者。

常用药：桂枝、细辛温散寒邪，通阳止痛；薤白、瓜蒌化痰通阳行气止痛；当归、芍药养血活血；枳实、厚朴理气通脉；大枣养脾和营。

阴寒极盛之胸痹重症，表现胸痛剧烈，痛无休止，伴身寒肢冷，气短喘息，脉沉紧或沉微者，予乌头赤石脂丸加荜茇、高良姜、细辛等。若痛剧而四肢不温，冷汗自出，即刻舌下含化苏合香丸或麝香保心丸芳香化浊，理气温通开窍。

5. 气阴两虚证

症状：心胸隐痛，时作时休，心悸气短，动则益甚，伴倦怠乏力，声息低微，心烦口干，大便微结，面色㿠白，易汗出，舌质淡红，舌体胖且边有齿痕，苔薄白，脉虚细缓或结代。

证机概要：心气不足，阴血亏耗，血行瘀滞。

治法：益气养阴，活血通脉。

代表方：生脉散合人参养荣汤加减。两者皆能补益心气。前方长于益心气，敛心阴，适用于心气不足，心阴亏耗者；后方补气养血，安神宁心，适用于胸闷气短，头昏神疲等症。

常用药：人参、黄芪、炙甘草大补元气，通经利脉；肉桂温通心阳；麦冬、玉竹滋养心阴；五味子收敛心气；丹参、当归养血活血。

兼有气滞血瘀者，可力川芎、郁金；兼见痰浊之象者，加茯苓、白术、白蔻仁以健脾化痰；兼见纳呆、失眠等心脾两虚者，加茯苓、茯神、远志、半夏曲、柏子仁、酸枣仁。

6. 心肾阴虚证

症状：心痛憋闷，心悸盗汗，虚烦不寐，腰酸膝软，头晕耳鸣，口干便秘，舌红少津，苔薄或剥，脉细数或促代。

证机概要：水不济火，虚热内灼，心失所养，血脉不畅。

治法：滋阴清火，养心和络。

代表方：天王补心丹合炙甘草汤加减。两方均为滋阴养心之剂。天王补心丹以养心安神为主，治疗心肾两虚，阴虚血少者；炙甘草汤以养阴复脉见长，主要用于气阴两虚，心动悸，脉结代之症。

常用药：生地、玄参、天冬、麦冬滋水养阴，以降虚火；人参、炙甘草、茯苓益助心气；柏子仁、酸枣仁、五味子、远志交通心肾，养心安神；丹参、当归身、芍药、阿胶滋养心血而通心脉。

阴不敛阳，虚火内扰心神，虚烦不寐，舌尖红少津者，可用酸枣仁汤；若兼见风阳上扰，加用珍珠母、灵磁石、石决明、琥珀等。若不效，再予黄连阿胶汤。若心肾阴虚，兼见头晕目眩，腰酸膝软，遗精盗汗，心悸不宁，口燥咽干，用左归饮。

7. 心肾阳虚证

症状：心悸而痛，胸闷气短，动则更甚，自汗，面色㿠白，神倦怯寒，四肢欠温或肿胀，舌质淡胖，边有齿痕，苔白或腻，脉沉细迟。

证机概要：阳气虚衰，胸阳不振，气机痹阻，血行瘀滞。

治法：温补阳气，振奋心阳。

代表方：参附汤合右归饮加减。两方均能补益阳气，前方大补元气，温补心阳，后方温肾助阳，补益精气。

常用药：人参大补元气；附子温补真阳；肉桂振奋心阳；炙甘草益气复脉；熟地、山萸肉、仙灵脾、补骨脂温养肾气。

伴有寒凝血瘀标实症状者适当兼顾。若肾阳虚衰，不能制水，水饮上凌心肺，症见水肿、喘促、心悸，用真武汤加黄芪、汉防己、猪苓、车前子。若阳虚欲脱厥逆者，用四逆加人参汤，或参附注射液 40 ～ 60ml 加入 5% 葡萄糖注射液 250 ～ 500ml 中静脉点滴，可增强疗效。

第六节　护理要点

一、一般护理

1. 患者应卧床休息，嘱患者避免突然用力的动作，饭后不宜进行体力活动，防止精神紧张、情绪激动、受寒、饱餐及吸烟酗酒，宜少量多餐，用清淡饮食，不宜进含动物脂肪及高胆固醇的食物。对有恐惧和焦虑心理的患者，应向思者解释冠心病的性质，只要注意生活保健，坚持治疗，可以防止病情的发展；对情绪不稳者，可适当应用镇静剂。

2. 保持大小便通畅，做好皮肤及口腔的护理。

二、病情观察与护理

1. 不稳定型心绞痛患者应放监护室子以监护，密切观察病情和心电因变化，观察胸痛持续的时间、次数，并注意观察硝酸盐类等药物的不良反应。发现异常，及时报告医师，并协助相应的处理。

2. 患者心绞痛发作时，嘱其安静卧床休息，做心电图检香观察其 ST-T 的改变，并给予舌下含化硝酸甘油 0.6mg，吸氧。对有频繁发作的心绞痛或属自发型心绞痛的患者，疼痛持续 15 ～ 30 分钟仍未缓降，需提高警惕，用心电监护观察有无发展为心肌梗死。如有上述变化，应及时报告医生。

第五章　抗心律失常药物治疗进展

第一节　心律失常的分类

心律失常（cardiac arrhythmia）是指心脏冲动的频率、节律、起源部位、传导速度或激动次序的异常。按其发生原理，区分为冲动形成异常和冲动传导异常两大类。

一、冲动形成异常

1. 窦性心律失常

（1）窦性心动过速。

（2）窦性心动过缓。

（3）窦性心律不齐。

（4）窦性停搏。

2. 异位心律

（1）被动性异位心律：①逸搏（房性、房室交界区性、室性）；②逸搏心律（房性、房室交界区性、室性）。

（2）主动性异位心律：①期前收缩（房性、房室交界区性、室性）；②阵发性心动过速（房性、房室交界区性、房室折返性、室性）；③心房扑动、心房颤动；④心室扑动、心室颤动。

二、冲动传导异常

1. 生理性

干扰及房室分离。

2. 病理性

（1）窦房传导阻滞。

（2）房内传导阻滞。

（3）房室传导阻滞。

（4）束支或分支阻滞（左、右束支及左束支分支传导阻滞）或室内阻滞。

3. 房室间传导途径异常预激综合征

按照心律失常发生时心率的快慢，可将其分为快速性心律失常与缓慢性心律失常两大类。本章主要依据心律失常发生部位、同时参照心律失常时心率快慢进行分类，对常见心律失常的临床表现、心电图诊断、处理加以讨论。

第二节 心律失常发生机制

心律失常的发生机制包括冲动形成的异常和（或）冲动传导的异常。

一、冲动形成的异常

窦房结、结间束、冠状窦口附近、房室结的远端和希氏束 - 普肯耶系统等处的心肌细胞均具有自律性。自主神经系统兴奋性改变或其内在病变，均可导致不适当的冲动发放。此外，原来无自律性的心肌细胞，如心房、心室肌细胞，亦可在病理状态下出现异常自律性，诸如心肌缺血、药物、电解质紊乱、儿茶酚胺增多等均可导致自律性异常增高而形成各种快速性心律失常。

触发活动（triggered activity）是指心房、心室与希氏束 - 普肯耶组织在动作电位后产生除极活动，被称为后除极（after dep01arization）。若后除极的振幅增高并达到阈值，便可引起反复激动，持续的反复激动即构成快速性心律失常。它可见于局部出现儿茶酚胺浓度增高、心肌缺血 - 再灌注、低血钾、高血钙及洋地黄中毒时。

二、冲动传导异常

折返是快速心律失常的最常见发生机制。产生折返的基本条件是传导异常，它包括：①心脏两个或多个部位的传导性与不应期各不相同，相互连接形成一个闭合环；②其中一条通道发生单向传导阻滞；③另一通道传导缓慢，使原先发生阻滞的通道有足够时间恢复兴奋性；④原先阻滞的通道再次激动，从而完成一次折返激动。冲动在环内反复循环，产生持续而快速的心律失常。

冲动传导至某处心肌，如适逢生理性不应期，可形成生理性阻滞或干扰现象。传导障碍并非由于生理性不应期所致者，称为病理性传导阻滞。

第三节 心律失常的诊断

一、病史

心律失常的诊断应从详尽采集病史人手。让患者客观描述发生心悸等症状时的感受。病史通常能提供对诊断有用的线索：①心律失常的存在及其类型；②心律失常的诱发因素：烟、酒、咖啡、运动及精神刺激等；③心律失常发作的频繁程度、起止方式；④心律失常对患者造成的影响，产生症状或存在潜在预后意义；⑤心律失常对药物和非药物方法如体位、呼吸、活动等的反应。

二、体格检查

除检查心率与节律外，某些心脏体征有助心律失常的诊断。例如，完全性房室传导阻滞或房室分离时心律规则，因 PR 间期不同，第一心音强度亦随之变化。若心房收缩与房室瓣关闭同时发生，颈静脉可见巨大 a 波（canon wave）。左束支传导阻滞可伴随第二心音反常分裂。

颈动脉窦按摩通过提高迷走神经张力，减慢窦房结冲动发放频率和延长房室结传导时间与不应期，可对某些心律失常的及时终止和诊断提供帮助。其操作方法是：患者取平卧位，尽量伸展颈部，头部转向对侧，轻轻推开胸锁乳突肌，在下颌角处触及颈动脉搏动，先以手指轻触并观察患者反应。如无心率变化，继续以轻柔的按摩手法逐渐增加压力，持续约 5 秒。严禁双侧同时施行。老年患者颈动脉窦按摩偶尔会引起脑梗死。因此，事前应在颈部听诊，如听到颈动脉嗡鸣音应禁止施行。窦性心动过速对颈动脉窦按摩的反应是心率逐渐减慢，停止按摩后恢复至原来水平。房室结参与的折返性心动过速的反应是可能心动过速突然终止。心房颤动与扑动的反应是心室率减慢，后者房率与室率可呈 2 ～ 4 ： 1 比例变化，随后恢复原来心室率，但心房颤动与扑动依然存在。

三、心电图检查

是诊断心律失常最重要的一项无创伤性检查技术。应记录 12 导联心电图，并记录清楚显示 P 波导联的心电图长条以备分析，通常选择 V_1 或 II 导联。系统分析应包括：心房与心室节律是否规则，频率各为若干 PR 间期是否恒定 P 波与 QRS 波群形态是否正常？ P 波与 QRS 波群的相互关系等。

四、长时间心电图记录

动态心电图（Holter ECG monitoring）检查使用一种小型便携式记录器，连续记录患者 24 小时的心电图，患者日常工作与活动均不受限制。这项检查便于了解心悸与晕厥等症状的发生是否与心律失常有关、明确心律失常或心肌缺血发作与日常活动的关系以及昼夜分布特征、协助评价抗心律失常药物疗效、起搏器或埋藏式心脏复律除颤器的疗效以及是否出现功能障碍。

若患者心律失常间歇发作、且不频繁，有时难以用动态心电图检查发现。此时，可应用事件记录器（event recorder），记录发生心律失常及其前后的心电图，通过直接回放或经电话（包括手机）或互联网将实时记录的心电图传输至医院。尚有一种记录装置一段时间可埋植于患者皮下，装置可自行启动、检测和记录心律失常，可用于发作不频繁、原因未明而可能系心律失常所致的晕厥患者。

五、运动试验

患者在运动时出现心悸症状，可作运动试验协助诊断。但应注意，正常人进行运动试验，亦可发生室性期前收缩。运动试验诊断心律失常的敏感性不如动态心电图。

六、食管心电图

解剖上左心房后壁毗邻食管，因此，插入食管电极导管并置于心房水平时，能记录到清晰的心房电位，并能进行心房快速起搏或程序电刺激。

食管心电图结合电刺激技术对常见室上性心动过速发生机制的判断可提供帮助，如确定是否存在房室结双径路。房室结折返性心动过速能被心房电刺激诱发和终止。食管心电图能清晰地识别心房与心室电活动，便于确定房室分离，有助于鉴别室上性心动过速伴有室内差异性传导与室性心动过速。食管快速心房起搏能使预激图形明显化，有助于不典型的预激综合征患者确诊。应用电刺激诱发与终止心动过速，可协助评价抗心律失常药物疗效。食管心房刺激技术亦用于评价窦房结功能。此外，快速心房起搏，可终止药物治疗无效的某些类型室上性折返性心动过速。

七、临床心电生理检查

心腔内心电生理检查是将几根多电极导管经静脉和（或）动脉插入，放置在心腔内的不同部位辅以 8 ～ 12 通道以上多导生理仪同步记录各部位电活动，包括右心房、右心室、希氏束、冠状窦（反映左心房、室电活动）。与此同时，应用程序电刺激和快速心房或心室起搏，测定心脏不同组织的电生理功能；诱发临床出现过的心动过速；预测和评价不同的治疗措施(如药物、起搏器、植入式心脏复律除颤器、导管消融与手术治疗）的疗效。患者接受电生理检查，大多基于以下三个方面的原因：①诊断性应用：确立心律失常及其类型的诊断，了解心律失常的起源部位与发生机制；②治疗性应用：以电刺激终止心动过速发作或评价某项治疗措施能否防止电刺激诱发的心动过速；植入性电装置能否正确识别与终止电诱发的心动过速；通过电极导管，以不同种类的能量（射频、冷冻、超声等）消融参与心动过速形成的心肌，以达到治愈心动过速的目的；③判断预后：通过电刺激确定患者是否易于诱发室性心动过速、有无发生心脏性猝死的危险。患者进行心电生理检查的主要适应证包括：

1. 窦房结功能测定

当患者出现发作性晕厥症状，临床怀疑病态窦房结综合征，但缺乏典型心电图表现，可进行心电生理检查测定窦房结功能。测定指标包括：

（1）窦房结恢复时间（sinus node recovery time，SNRT）：于高位右心房起搏，频率逐级加速，随后骤然终止起搏。SNRT 是从最后一个右房起搏波至第一个恢复的窦性心房波之间的时限。如将此值减去起搏前窦性周期时限，称为校正的窦房结恢复时间（corrected CSNRT）。正常时，SNRT 不应超过 2000ms，CSNRT 不超过 525ms。

（2）窦房传导时间（sinoatrial conduction time，SACT）：通过对心房程序期前刺激模拟具有不完全代偿的早搏进行测定和计算。SACT 正常值不超过 147ms。SNRT 与 SACT 对病态窦房结综合征诊断的敏感性各为 50% 左右，合用时可达 65%，特异性为 88%。因此，当上述测定结果异常时，确立诊断的可能性较大。若属正常范围，仍不能排除窦房结功能减低的可能性。此外，应同时检测房室结与室内传导功能，以便对应用起搏器的种类及其工作方式做出抉择。

2. 房室与室内传导阻滞

体表心电图往往不能准确判断房室及室内传导阻滞的部位，当需要了解阻滞的确切部位时，可作心电生理检查。

房室传导系统心电生理检查内容包括：测定房室结维持 1：1 传导的最高心房起搏频率（正常不小于 130 次 / 分）；以程序心房刺激测定房室结与希氏束 - 普肯耶系统的不应期，以及各种传导间期，如：PA（反映心房内传导）、AH（反映房室结传导）、HV（反映希氏束 - 普肯耶系统传导）。

室内（希氏束分叉以下）传导阻滞时体表心电图 PR 间期可正常或延长，但 HV 间期延长（＞55ms）。如 HV 间期显著延长（＞ 80ms），提示患者发生完全性房室传导阻滞的危险性颇高。HV 间期延长对传导障碍诊断的特异性高（约 80%），但敏感性低（约 66%）。

3. 心动过速

当出现以下几种情况时应进行心电生理检查：①室上性或室性心动过速反复发作伴有明显症状，药物治疗效果欠佳者；②发作不频繁难以作明确的诊断；③鉴别室上性心动过速伴有室内差异性传导抑或室性心动过速有困难者；④进行系列的心电生理 - 药理学试验以确定抗心律失常药物疗效；评价各种非药物治疗方法的效果；⑤心内膜标测确定心动过速的起源部位，并同时进行导管消融治疗。

4. 不明原因晕厥

晕厥的病因包括心脏性与非心脏性两大类。引起晕厥的三种常见的心律失常是：病态窦房结综合征、房室传导阻滞及心动过速。晕厥患者应首先接受详细的病史询问、体格检查、神经系统检查。无创伤性心脏检查包括体表心电图、动态心电图、运动试验与倾斜试验。如上述检查仍未明确晕厥的病因，患者又患有器质性心脏病时，应接受心电生理检查。此项检查可在 70% 的患者获得有诊断价值的结果。非器质性心脏病患者则仅为 12%。

第四节　抗心律失常药的分类、作用机制、用法

药物一直是防治快速心律失常的主要手段，奎尼丁应用已近百年，普鲁卡因胺应用也有 50 年历史。60 年代，利多卡因在心肌梗死室性心律失常中得到广泛的应用。到 80 年代，普罗帕酮、氟卡尼等药物的应用，使 I 类药物发展到了顶峰。90 年代初，CAST 结果公布，人们注意到在心肌梗死后伴室性期前收缩的患者中，应用 I 类药物虽可使室性期前收缩减少，但总死亡率上升。由此引起了人们重视抗心律失常药物治疗的效益与风险关系，并开始注意Ⅲ类药物的发展。

一、抗心律失常药物分类

抗心律失常药物现在广泛使用的是改良的 Vaughan Wilams 分类，根据药物不同的电生理作用分为四类。一种抗心律失常药物的作用可能不是单一的，如索他洛尔既有 β 受体阻滞（Ⅱ类）作用，又有延长 QT 间期（Ⅲ类）作用；胺碘酮同时表现 I、Ⅱ、Ⅲ、Ⅳ类的作用，还能阻滞 α、β 受体；普鲁卡因胺属 Ia 类，但它的活性代谢产物 N- 乙酰普鲁卡因胺（NAPA）具Ⅲ类作用；奎尼丁同时兼具 I、Ⅲ类的作用。可见以上的分类显得过于简单，同时还有一些其他抗心律失常药物未能包括在内。因此，在 1991 年国外心律失常专家在意大利西西里岛制定了一个新的分类，称为“西西里岛分类”（Sicilian gambit）。该分类突破传统分类，纳入对心律失常药物作用与心律失常机制相关的新概念。“西西里岛分类”根据药物作用的靶点，表述了每个药物作用的通道、受体和离子泵，根据心律失常不同的离子流基础、形成的易损环节，便于选用相应的药物。在此分类中，对一些未能归类的药物也找到了相应的位置。该分类有助于理解抗心律失常药物作用的机理，但由于心律失常机制的复杂性，因此西西里岛分类难于在实际中应用，临床上仍习惯地使用 Vaughan Wilams 分类。

二、抗心律失常药物作用机制

1. **Ⅰ类药物**　阻滞快钠通道，降低 0 相上升速率（Vmax），减慢心肌传导，有效地终止钠通道依赖的折返。I 类药物根据药物与通道作用动力学和阻滞强度的不同又可分为 Ia、Ib 和 Ic 类。此类药物与钠通道的结合 / 解离动力学有很大差别，结合 / 解离时间常数＜ 1S 者为 Ib 类药物；≥ 12S 者为 Ic 类药物；介于二者之间者为 Ia 类药物。I 类药物与开放和失活状态的通道亲和力大，因此呈使用依赖。对病态心肌、重症心功能障碍和缺血心肌特别敏感，应用要谨慎，尤其 Ic 类药物，易诱发致命性心律失常［心室颤动（室颤）、无休止室性心动过

速（室速）]。

2. Ⅱ类药物　阻滞 β 肾上腺素能受体，降低交感神经效应，减轻由 β 受体介导的心律失常。此类药能降低 ICa-L、起搏电流（IF），由此减慢窦律，抑制自律性，也能减慢房室结的传导。对病态窦房结综合征或房室传导障碍者作用特别明显。长期口服对病态心肌细胞的复极时间可能有所缩短，能降低缺血心肌的复极离散度，并能提高致颤阈值，由此降低冠心病的猝死率。

3. Ⅲ类药物　基本为钾通道阻滞剂，延长心肌细胞动作电位时程，延长复极时间，延长有效不应期，有效地终止各种微折返，因此能有效地防颤、抗颤。此类药物以阻滞 IK 为主，偶可增加 INa-S，也可使动作电位时间延长。钾通道种类很多，与复极有关的有 IKr、IKS、超速延迟整流性钾流（IKur）、ITo 等，它们各有相应的阻滞剂。选择性 IKr 阻滞剂，即纯Ⅲ类药物，如右旋索他洛尔（D-SoTaLoL）、多非利特（DoFETiLiDE）及其他新开发的药物如司美利特（SEmaTiLiDE）、阿莫兰特（aLmokaLanT）等。IKr 是心动过缓时的主要复极电流，故此类药物在心率减慢时作用最大，表现为逆使用依赖（reverse use dependence），易诱发尖端扭转型室速（扭转型室速）。选择性 IKS 阻滞剂，多为混合性或非选择性 IK 阻滞剂，既阻滞 IKr，又阻滞 IKS 或其他钾通道，如胺碘酮、a z imiLiDE 等。心动过速时，IKS 复极电流加大，因此心率加快时此类药物作用加强，表现使用依赖，诱发扭转型室速的概率极小。胺碘酮是多通道阻滞剂，除阻滞 IKr、IKS、IKur、背景钾流（IK1）外，也阻滞 INa、ICa-L，因此目前它是一较好的抗心律失常药物，不足之处是心外副作用较多，可能与其分子中含碘有关。开发中的 DronEDaronE 从胺碘酮结构中除去碘，初步实验证明它保留了胺碘酮的电生理作用，但是否可替代胺碘酮，有待临床实践。伊波利特（ibuTiLiDE）阻滞 IKr，激活 INa-S，对心房、心室都有作用，现用于近期心房颤动（房颤）的复律。ITo 为 1 相复极电流，目前没有选择性 ITo 阻滞剂，替他沙米（TEDiSamiL）为 IKr 和 ITo 阻滞剂，也用于房颤的治疗。IKur 只分布于心房肌，对心室肌无影响，开发选择性 IKur 阻滞剂用于治疗房性心律失常，是Ⅲ类药物开发方向之一。胺碘酮、氨巴利特（ambaSiLiDE）对 IKur 有阻滞作用。溴卞胺阻滞 IK，延长动作电位 2 相，因此心电图上不显 QT 间期延长；静注后瞬间作用是交感神经末梢释放去甲肾上腺素，表现心率上升、传导加速、有效不应期缩短，但随后交感神经末梢排空去甲肾上腺素，有效不应期延长，缩短正常心肌与缺血心肌之间有效不应期的离散；该药曾用于防止室速、室颤电复律后复发，但由于复苏后表现低血压，加上目前药源不足，现已少用。目前已批准用于临床的Ⅲ类药有：胺碘酮、索他洛尔、溴苄胺、多非利特、伊波利特。

4. Ⅳ类药物　为钙通道阻滞剂，主要阻滞心肌细胞 ICa-L。ICa-L 介导的兴奋收缩偶联，减慢窦房结和房室结的传导，对早后除极和晚后除极电位及 ICa-L 参与的心律失常有治疗作用。常用的有维拉帕米和地尔硫，它们延长房室结有效不应期，有效地终止房室结折返性心动过速，减慢房颤的心室率，也能终止维拉帕米敏感的室速。由于负性肌力作用较强，因此在心功能不全时不宜选用。

三、抗心律失常药物用法

（一）Ⅰ类药物

1. 奎尼丁　是最早应用的抗心律失常药物，常用制剂为硫酸奎尼丁（0.2g/ 片）。主要用于房颤与心房扑动（房扑）的复律、复律后窦律的维持和危及生命的室性心律失常。因其不良反应，且有报道本药在维持窦律时死亡率增加，近年已少用。应用奎尼丁转复房颤或房扑，首先给 0.1g 试服剂量，观察 2h 如无不良反应，可以两种方式进行复律：① 0.2g、1 次 /8h，连服 3D 左右，其中有 30% 左右的患者可恢复窦律；②首日 0.2g、1 次 /2h、共 5 次，次日 0.3g、1 次 /2h、共 5 次，第三日 0.4g、1 次 /2h、共 5 次。每次给药前测血压和 QT 间期，一旦复律成功，以有效单剂量作为维持量，每 6 ～ 8h 给药一次。在奎尼丁复律前，先用地高辛或 β 受体阻滞剂减缓房室结传导，给了奎尼丁后应停用地高辛，不宜同用。对新近发生的房颤，奎尼丁复律的成功率为 70% ～ 80%。上述方法无效时改用电复律。复律前应纠正心力衰竭（心衰）、低血钾和低血镁，且不得存在 QT 间期延长。奎尼丁晕厥或诱发扭转型室速多发生在服药的最初 3D 内，因此复律宜在医院内进行。

2. 普鲁卡因胺　有片剂和注射剂，用于室上性和室性心律失常的治疗，也用于预激综合征房颤合并快速心率，或鉴别不清室性或室上性来源的宽 QRS 心动过速。它至今还是常用药物，但在我国无药供应。治疗室速可先给负荷量 15mg/kg，静脉注射（静注）速度不超过 50mg/min，然后以 2 ～ 4mg/min 静脉滴注（静滴）维持。为了避免普鲁卡因胺产生的低血压反应，用药时应有另外一个静脉通路，可随时滴入多巴胺，保持在推注普鲁卡因胺过程中血压不降。用药时应有心电图监测。应用普鲁卡因胺负荷量时可产生 QRS 增宽，如超过用药前 50% 则提示已达最大的耐受量，不可继续使用。静注普鲁卡因胺应取平卧位。口服曾用于治疗室性或房性期前收缩，或预防室上速或室速复发，用药为 0.25 ～ 0.5g、1 次 /6h，但长期使用可出现狼疮样反应，已很少应用。

3. 利多卡因　对短动作电位时程的心房肌无效，因此仅用于室性心律失常。给药方法：负荷量 1.0mg/kg，3 ～ 5min 内静注，继以 1 ～ 2mg/min 静滴维持。如无效，5 ～ 10min 后可重复负荷量，但 1h 内最大用量不超过 200 ～ 300mg（4.5mg/kg）。连续应用 24 ～ 48h 后半衰期延长，应减少维持量。在低心排血量状态，70 岁以上高龄和肝功能障碍者，可接受正常的负荷量，但维持量为正常的 1/2。毒性反应表现语言不清、意识改变、肌肉搐动、眩晕和心动过缓。应用过程中随时观察疗效和毒性反应。

4. 美西律　利多卡因有效者口服美西律亦可有效，起始剂量 100 ～ 150mg、1 次 /8h，如需要，2 ～ 3D 后可增减 50mg。宜与食物同服，以减少消化道反应。神经系统副作用也常见，如眩晕、震颤、运动失调、语音不清、视力模糊等。有效血浓度与毒性血浓度接近，因此剂量不宜过大。

5. 莫雷西嗪　房性和室性心律失常都有效，剂量 150mg、1 次 /8h。如需要，2 ～ 3D 后可增量 50mg/ 次，但不宜超过 250mg、1 次 /8h。副作用包括恶心、呕吐、眩晕、焦虑、口干、头痛、视力模糊等。

6. 普罗帕酮　适用于室上性和室性心律失常的治疗。口服初始剂量 150mg、1 次 /8h，如需要，3 ～ 4D 后加量到 200mg、1 次 /8h。最大 200mg、1 次 /6h。如原有 QRS 波增宽者，剂量不得＞ 150mg、1 次 /8h。静注可用 1 ～ 2mg/kg，以 10mg/min 静注，单次最大剂量不超过 140mg。副作用为室内传导障碍加重，QRS 波增宽，出现负性肌力作用，诱发或使原有心衰加重，造成低心排血量状态，进而室速恶化。因此，心肌缺血、心功能不全和室内传导障碍者相对禁忌或慎用。

（二）Ⅱ类药物

1. 艾司洛尔　为静脉注射剂，250mg/ml，系 25% 乙醇溶液，注意药物不能漏出静脉外。主要用于房颤或房扑紧急控制心室率，常用于麻醉时。用法：负荷量 0.5mg/kg，1min 内静注，继之以 0.05mg · kg^{-1} · min^{-1} 静滴 4min，在 5min 末未获得有效反应，重复上述负荷量后继以 0.1mg · kg^{-1} · min^{-1} 滴注 4min。每重复一次，维持量增加 0.05mg。一般不超过 0.2mg · kg^{-1} · min^{-1}，连续静滴不超过 48h。用药的终点为达到预定心率，并监测血压不能过于降低。

2. 其他 β 受体阻滞剂 用于控制房颤和房扑的心室率，也可减少房性和室性期前收缩，减少室速的复发。口服起始剂量如美托洛尔 25mg、2 次 /D，普萘洛尔 10mg、3 次 /D，或阿替洛尔 12.5 ～ 25mg、3 次 /D，根据治疗反应和心率增减剂量。

（三）Ⅲ类药物

1. 胺碘酮 适用于室上性和室性心律失常的治疗，可用于器质性心脏病、心功能不全者，促心律失常反应少。静注负荷量 150mg（3 ～ 5mg/kg），10min 注入，10 ～ 15min 后可重复，随后 1 ～ 1.5mg/min 静滴 6h，以后根据病情逐渐减量至 0.5mg/min。24h 总量一般不超过 1.2g，最大可达 2.2g。主要副作用为低血压（往往与注射过快有关）和心动过缓，尤其用于心功能明显障碍或心脏明显扩大者，更要注意注射速度，监测血压。口服胺碘酮负荷量 0.2g、3 次 /D、共 5 ～ 7D，0.2g、2 次 /D、共 5 ～ 7D，以后 0.2（0.1 ～ 0.3）g、1 次 /D 维持，但要注意根据病情进行个体化治疗。此药含碘量高，长期应用的主要副作用为甲状腺功能改变，应定期检查甲状腺功能。在常用的维持剂量下很少发生肺纤维化，但仍应注意询问病史和体检，定期摄胸片，以早期发现此并发症。服药期间 QT 间期均有不同程度的延长，一般不是停药的指征。对老年人或窦房结功能低下者，胺碘酮进一步抑制窦房结，窦性心率＜ 50 次 /min 者，宜减量或暂停用药。副作用还有日光敏感性皮炎，角膜色素沉着，但不影响视力。

2. 索他洛尔 口服剂，用于室上性和室性心律失常治疗。常用剂量 80 ～ 160mg、2 次 /D。其半衰期较长，由肾脏排出。副作用与剂量有关，随剂量增加，扭转型室速发生率上升。电解质紊乱如低钾、低镁可加重索他洛尔的毒性作用。用药期间应监测心电图变化，当 QTc ≥ 0.55S 时应考虑减量或暂时停药。窦性心动过缓、心衰者不宜选用。

3. 伊布利特 用于转复近期发生的房颤。成人体重≥ 60kg 者用 1mg 溶于 5% 葡萄糖 50ml 内静注。如需要，10min 后可重复。成人＜ 60kg 者，以 0.01mg/kg 按上法应用。房颤终止则立即停用。肝肾功能不全者无须调整剂量，用药中应监测 QTc 变化。

4. 多非利特 用于房颤复律及维持窦律，近年完成了观察充血性心衰合并房颤效果临床试验。口服 250 ～ 500μg、2 次 /D，肾清除率降低者减为 250μg、1 次 /D。该药可以有效转复房颤并保持窦律，不增加心衰患者死亡率，所以可用于左室功能重度障碍者。该药延长 QT 间期，并导致扭转型室速，占 1% ～ 3%。

5. 溴苄胺 常用 5 ～ 10mg/kg，10min 以上静注。用于其他药物无效的严重室性心律失常。因疗效无特殊，且可发生血压波动，现不常用。

（四）Ⅳ类药物

1. 维拉帕米 用于控制房颤和房扑的心室率，减慢窦速。口服 80 ～ 120mg、1 次 /8h，可增加到 160mg、1 次 /8h，最大剂量 480mg/D，老年人酌情减量。静注用于终止阵发性室上性心动过速（室上速）和某些特殊类型的室速。剂量 5 ～ 10mg/5 ～ 10min 静注，如无反应，15min 后可重复 5mg/5min。

2. 地尔硫卓 用于控制房颤和房扑的心室率，减慢窦速。静注负荷量 15 ～ 25mg（0.25mg/kg），随后 5 ～ 15mg/h 静滴。如首剂负荷量心室率控制不满意，15min 内再给负荷量。静注地尔硫卓应监测血压。

（五）其他

1. 腺苷 用于终止室上速，3 ～ 6mg、2S 内静注，2min 内不终止，可再以 6 ～ 12mg、2S 内推注。三磷酸腺苷适应证与腺苷相同，10mg、2S 内静注，2min 内无反应，15mg、2S 再次推注。此药半衰期极短，1 ～ 2min 内效果消失。常有颜面潮红、头痛、恶心、呕吐、咳嗽、胸闷、胸痛等副作用，但均在数分钟内消失。由于作用时间短，可以反复用药。严重的副作用有窦性停搏、房室传导阻滞等，故对有窦房结及（或）房室传导功能障碍的患者不适用。三磷酸腺苷一次静注剂量＞15mg，副作用发生率增高。此药的优势是起效快，无负性肌力作用，可用于器质性心脏病的患者。

2. 洋地黄类　用于终止室上速或控制快速房颤的心室率。毛花甙C0.4～0.8mg稀释后静注，可以再追加0.2～0.4mg，24h内不应＞1.2mg；或地高辛0.125～0.25mg、1次/D口服，用于控制房颤的心室率。洋地黄类适用于心功能不全患者，不足之处为起效慢，对体力活动等交感神经兴奋时的心室率控制不满意。必要时与β受体阻滞剂或钙拮抗剂同用，但要注意调整地高辛剂量，避免过量中毒。

第五节　中医诊疗

一、范围

心悸是指心之气血阴阳亏虚，或痰饮瘀血阻滞，致心神失养或心神受扰，出现心中悸动不安甚则不能自主的一种病证。临床一般多呈发作性，每因情志波动或劳累过度而诱发，且常伴胸闷、气短、失眠、健忘、眩晕等症。按病情轻重分为惊悸和怔忡。

《内经》虽无心悸或惊悸、怔忡之病名，但已认识到心悸的病因有宗气外泄、心脉不通、突受惊恐、复感外邪等。如《素问·平人气象论》曰："左乳下，其动应衣，宗气泄也。"《素问·举痛论》云："惊则心无所倚，神无所归，虑无所定，故气乱矣。"《素问·痹论》亦云："脉痹不已，复感于邪，内舍于心"，"心痹者，脉不通，烦则心下鼓。"并对心悸脉象的变化有深刻认识，记载脉律不齐是本病的表现。《素问·平人气象论》说："脉绝不至日死，乍疏乍数曰死。"这是认识到心悸时严重脉律失常与疾病预后关系的最早记载。心悸的病名，首见于汉·张仲景的《金匮要略》和《伤寒论》，称之为"心动悸""心下悸""心中悸"及"惊悸"等，认为其主要病因有惊扰、水饮、虚劳及汗后受邪等，并记载了心悸时表现的结、代、促脉及其区别，提出了基本治则，并以炙甘草汤等治疗心悸。元代朱丹溪认为心悸的发病应责之虚与痰，《丹溪心法·惊悸怔忡》："惊悸者血虚，惊悸有时，从朱砂安神丸。""怔忡者血虚，怔忡无时，血少者多，有思虑便动属虚，时作时止者，痰因火动。"明·虞抟《医学正传·惊悸怔忡健忘证》曰："怔忡者，心中惕惕然动摇而不得安静，无时而作者是也；惊悸者，蓦然而跳跃惊动，而有欲厥之状，有时而作者是也。"对惊悸、怔忡的区别与联系有详尽的描述。清代王清任重视瘀血内阻导致心悸怔忡，《医林改错》中记载用血府逐瘀汤治疗心悸每多获效。

二、病因、病机

（一）病因

1. 体虚劳倦

禀赋不足，素质虚弱，或久病伤正，耗损心之气阴，或劳倦太过伤脾，生化之源不足，气血阴阳亏乏，脏腑功能失调，致心神失养，发为心悸。如《丹溪心法·惊悸怔忡》所言："人之所主者心，心之所养者血，心血一虚，神气不守，此惊悸之所肇端也。”

2. 七情所伤

平素心虚胆怯，突遇惊恐，忤犯心神，心神动摇，不能自主而心悸。《济生方·惊悸论治》指出：“惊悸者，心虚胆怯之所致也。”长期忧思不解，心气郁结，阴血暗耗，不能养心而心悸；或化火生痰，痰火扰心，心神失宁而心悸。此外，大怒伤肝，大恐伤肾，怒则气逆，恐则精却，阴虚于下，火逆于上，动撼心神亦可发为惊悸。

3. 感受外邪

风、寒、湿三气杂至，合而为痹。痹证日久，复感外邪，内舍于心，痹阻心脉，心血运行受阻，发为心悸。或风、寒、湿热之邪，由血脉内侵于心，耗伤心气心阴，亦可引起心悸。温病、疫毒均可耗气伤阴，气阴两虚，心失所养，或邪毒内扰心神，如春温、风温、暑温、白喉、梅毒等病，往往伴见心悸。

4. 药食不当

嗜食醇酒厚味、煎炸炙煿，蕴热化火生痰，痰火上扰心神则为悸。正如清代吴澄《不居集·怔忡惊悸健忘善怒善恐不眠》所谓：“心者，身之主，神之舍也。心血不足，多为痰火扰动。”或因药物过量或毒性较剧，耗伤心气，损伤心阴，引起心悸。如中药附子、乌头、雄黄、蟾酥、麻黄等，西药锑剂、洋地黄、奎尼丁、阿托品、肾上腺素等，或补液过快、过多等。

（二）病机

心悸的病因虽有上述诸端，然病机不外乎气血阴阳亏虚，心失所养，或邪扰心神，心神不宁。其病位在心，而与肝、脾、肾、肺四脏密切相关。如心之气血不足，心失滋养，搏动紊乱；或心阳虚衰，血脉瘀滞，心神失养；或肾阴不足，不能上制心火，水火失济，心肾不交；或肾阳亏虚，心阳失于温煦，阴寒凝滞心脉；或肝失疏泄，气滞血瘀，心血失畅；或脾胃虚弱，气血乏源，宗气不行，血脉凝留；或脾失健运，痰湿内生，扰动心神；或热毒犯肺，肺失宣肃，内舍于心，血运失常；或肺气亏虚，不能助心以治节，心脉运行不畅，均可引发心悸。心悸的病理性质主要有虚实两方面。虚者为气、血、阴、阳亏损，使心失滋养而致心悸；实者多由痰火扰心，水饮上凌，或心血瘀阻，气血运行不畅所致。虚实之间可以相互夹杂或转化。实证日久，病邪伤正，可分别兼见气、血、阴、阳之亏损；而虚证也可因虚致实，兼见实证表现。临床上阴虚者常兼火盛或痰热；阳虚者易夹水饮、痰湿；气血不足者，易兼气血瘀滞。

三、辨证治疗

1. 心虚胆怯证

症状：心悸不宁，善惊易恐，坐卧不安，少寐多梦而易惊醒，恶闻声响，食少纳呆，苔薄白，脉细略数或细弦。

证机概要：气血亏损，心虚胆怯，心神失养。

治法：镇惊定志，养心安神。

代表方：安神定志丸加减。本方益气养心，镇惊安神，用于心悸不宁，善惊易恐，少寐多梦，食少，纳呆者。

常用药：龙齿、琥珀镇惊安神；酸枣仁、远志、茯神养心安神；人参、茯苓、山药益气壮胆；天冬、生地、熟地滋养心血；配伍少许肉桂，有鼓舞气血生长之效；五味子收敛心气。

气短乏力，头晕目眩，动则为甚，静则悸缓，为心气虚损明显，重用人参，加黄芪以加强益气之功；兼见心阳不振，用肉桂易桂枝，加附子以温通心阳；兼心血不足，加阿胶、首乌、龙眼肉以滋养心血；兼心气郁结，心悸烦闷，精神抑郁，加柴胡、郁金、合欢皮、绿萼梅以疏肝解郁；气虚夹湿，加泽泻，重用白术、茯苓；气虚夹瘀，加丹参、川芎、红花、郁金。

2. 心血不足证

症状：心悸气短，头晕目眩，失眠健忘，面色无华，倦怠乏力，纳呆食少，舌淡红，脉细弱。

证机概要：心血亏耗，心失所养，心神不宁。

治法：补血养心，益气安神。

代表方：归脾汤加减。本方有益气补血、健脾养心的作用，重在益气，意在生血，适用于心悸怔忡，健忘失眠，头晕目眩之症。

常用药：黄芪、人参、白术、炙甘草益气健脾，以资气血生化之源；熟地、当归、龙眼肉补养心血；茯神、远志、酸枣仁宁心安神；木香理气醒脾，使补而不滞。

五心烦热，自汗盗汗，胸闷心烦，舌淡红少津，苔少或无，脉细数或结代，为气阴两虚，·治以益气养血，滋阴安神，用炙甘草汤加减以益气滋阴，补血复脉。兼阳虚而汗出肢冷，加附子、黄芪、煅龙骨、煅牡蛎；兼阴虚，重用麦冬、地黄、阿胶，加沙参、玉竹、石斛；纳呆腹胀，加陈皮、谷芽、麦芽、神曲、山楂、鸡内金、枳壳健脾助运；失眠多梦，加合欢皮、夜交藤、五味子、柏子仁、莲子心等养心安神。若热病后期损及心阴而心悸者，以生脉散加减，有益气养阴补心之功。

3. 阴虚火旺证

症状：心悸易惊，心烦失眠，五心烦热，口干，盗汗，思虑劳心则症状加重，伴耳鸣腰酸，头晕目眩，急躁易怒，舌红少津，苔少或无，脉细数。

证机概要：肝肾阴虚，水不济火，心火内动，扰动心神。

治法：滋阴清火，养心安神。

代表方：天王补心丹合朱砂安神丸加减。前方滋阴养血，补心安神，适用于阴虚血少，心悸不安，虚烦神疲，手足心热之症；后方清心降火，重镇安神，适用于阴血不足，虚火亢盛，惊悸怔忡，心神烦乱，失眠多梦等症。

常用药：生地、玄参、麦冬、天冬滋阴清热；当归、丹参补血养心；人参、炙甘草补益心气；黄连清热泻火；朱砂、茯苓、远志、酸枣仁、柏子仁安养心神；五味子收敛耗散之心气；桔梗引药上行，以通心气。

肾阴亏虚，虚火妄动，遗精腰酸者，加龟板、熟地、知母、黄柏，或加服知柏地黄丸；若阴虚而火热不明显者，可单用天王补心丹；若阴虚兼有瘀热者加赤芍、丹皮、桃仁、红花、郁金等清热凉血，活血化瘀。

4. 心阳不振证

症状：心悸不安，胸闷气短，动则尤甚，面色苍白，形寒肢冷，舌淡苔白，脉虚弱或沉细无力。

证机概要：心阳虚衰，无以温养心神。

治法：温补心阳，安神定悸。

代表方：桂枝甘草龙骨牡蛎汤合参附汤加减。前方温补心阳，安神定悸，适用于心悸不安、自汗盗汗等症；后方益心气，温心阳，适用于胸闷气短、形寒肢冷等症。

常用药：桂枝、附子温振心阳；人参、黄芪益气助阳；麦冬、枸杞滋养心阴，取“阳得阴助而生化无穷”之意；炙甘草益气养心；龙骨、牡蛎重镇安神定悸。

形寒肢冷者，重用附子、肉桂温阳散寒；大汗出者，重用人参、黄芪、煅龙骨、煅牡蛎、山萸肉益气敛汗，或用独参汤煎服，以急救心阳；兼见水饮内停者，加葶苈子、五加皮、车前子、泽泻等利水化饮；夹瘀血者，加丹参、赤芍、川芎、桃仁、红花；兼见阴伤者，加麦冬、枸杞子、玉竹、五味子；若心阳不振，以致心动过缓者，酌加炙麻黄、补骨脂，重用桂枝以温通心阳。

5. 水饮凌心证

症状：心悸眩晕，胸闷痞满，渴不欲饮，小便短少，或下肢浮肿，形寒肢冷，伴恶心，欲吐，流涎，舌淡胖，苔白滑，脉弦滑或沉细而滑。

证机概要：脾肾阳虚，水饮内停，上凌于心，扰乱心神。

治法：振奋心阳，化气行水，宁心安神。

代表方：苓桂术甘汤加减。本方通阳利水，适用于痰饮为患，胸胁支满，心悸目眩等症。

常用药：泽泻、猪苓、车前子、茯苓淡渗利水；桂枝、炙甘草通阳化气；人参、白术、黄芪健脾益气助阳；远志、茯神、酸枣仁宁心安神。

兼见恶心呕吐，加半夏、陈皮、生姜以和胃降逆；兼见肺气不宣，肺有水湿者，咳喘，胸闷，加杏仁、前胡、桔梗以宣肺，葶苈子、五加皮、防己以泻肺利水；兼见瘀血者，加当归、川芎、刘寄奴、泽兰、益母草；若见因心功能不全而致浮肿、尿少、阵发性夜间咳喘或端坐呼吸者，当重用温阳利水之品，可用真武汤加减。

6. 瘀阻心脉证

症状：心悸不安，胸闷不舒，心痛时作，痛如针刺，唇甲青紫，舌质紫暗或有瘀斑，脉涩或结或代。

证机概要：血瘀气滞，心脉瘀阻，心阳被遏，心失所养。

治法：活血化瘀，理气通络。

代表方：桃仁红花煎加减。本方养血活血，理气通脉止痛，适用于心悸伴阵发性心痛，胸闷不舒，舌质紫暗等症。

常用药：桃仁、红花、丹参、赤芍、川芎活血化瘀；延胡索、香附、青皮理气通脉止痛；生地、当归养血活血。

气滞血瘀，加用柴胡、枳壳；兼气虚，加黄芪、党参、黄精；兼血虚，加何首乌、枸杞子、熟地；兼阴虚，加麦冬、玉竹、女贞子；兼阳虚，加附子、肉桂、淫羊藿；络脉痹阻，胸部窒闷，加沉香、檀香、降香；夹痰浊，胸满闷痛，苔浊腻，加瓜蒌、薤白、半夏、陈皮；胸痛甚，加乳香、没药、五灵脂、蒲黄、三七粉等祛瘀止痛。

7. 痰火扰心证

症状：心悸时发时止，受惊易作，胸闷烦躁，失眠多梦，口干苦，大便秘结，小便短赤，舌红，苔黄腻，脉弦滑。

证机概要：痰浊停聚，郁久化火，痰火扰心，心神不安。

治法：清热化痰，宁心安神。

代表方：黄连温胆汤加减。本方清心降火，化痰安中，用于痰热扰心而见心悸时作，胸闷烦躁，尿赤便结，失眠多梦等症状者。

常用药：黄连、山栀苦寒泻火，清心除烦；竹茹、半夏、胆南星、全瓜蒌、陈皮清化痰热，和胃降逆；生姜、枳实下气行痰；远志、菖蒲、酸枣仁、生龙骨、生牡蛎宁心安神。

痰热互结，大便秘结者，加生大黄；心悸重者，加珍珠母、石决明、磁石重镇安神；火郁伤阴，加麦冬、玉竹、天冬、生地养阴清热；兼见脾虚者，加党参、白术、谷麦芽、砂仁益气醒脾。

8. 邪毒犯心证

症状：心悸，胸闷，气短，左胸隐痛，发热，恶寒，咳嗽，神疲乏力，口干渴，舌质红，少津，苔薄黄，脉细数或结代。

证机概要：邪毒犯心，损及阴血，耗伤气阴，心神失养。

治法：清热解毒，益气养阴。

代表方：银翘散合生脉散加减。

常用药：金银花、连翘辛凉透表，清热解毒；薄荷、荆芥、豆豉疏风解表，透热外出；桔梗、牛蒡子、甘草宣肺止咳，利咽消肿；淡竹叶、芦根清热生津；人参、麦冬、五味子益气养阴。

热毒甚者，加大青叶、板蓝根；若夹血瘀，加丹皮、丹参、益母草、赤芍、红花；若夹湿热，加茵陈、苦参、藿香、佩兰；若兼气滞，加绿萼梅、佛手、香橼等理气而不伤阴之品；若邪毒已去，气阴两虚为主者，用生脉散加味。

第六节 护理要点

1. 当发生严重心律失常时，嘱患者卧床休息，精神放松，给予吸氧以及改善因心律失常造成血流动力学改交而引起的机体缺氧。将安全用氧温馨提示牌挂于床头，告知患者不可自行调节氧气流量。

2. 迅速建立静脉通路，准备好纠正心律失常的药物，常用抢救药品及除颤仪等对于突发的室扑和室颤的患者，应立即实施非同步电除颤。

3. 密切观察意识状态、脉搏、心率、呼吸及血压等。观察有无严重发绀，短暂意识丧失，四肢抽搐等，发现异常应立即进行抢救，如心脏按压、人工呼吸等。

4. 用药：给予抗心律失常药物，注意给药途径、剂量、速度，观察药物的作用及不良反应，并严密观察心电图、血压的变化，及时发现因用药引起的新的心律失常。

5. 心脏骤停抢救配合：①同阿斯综合征抢救配合；②保证给氧，保持呼吸道通畅，必要时配合医师行气管插管及应用辅助呼吸器，并做好护理；③建立静脉通道，准确、迅速、及时地遵医嘱给药；④脑缺氧时间较长者，头部可置冰袋或冰帽；⑤注意保暖，防止并发症；⑥监测记录24小时出入量，必要时留置导尿；⑦严密观察病情变化，及时填写特别护理记录单。

6. 心理护理。给予及时适当的解释和安慰是必要的消除其焦虑和悲观情绪，增加对疾病治疗的信心。

第六章　肺动脉高压进展

第一节　定义

世界卫生组织将原发性肺动脉高压（primary pulmonary hypertension，PPH）改称为特发性肺动脉高压（idiopathic pulmoriary hypertension，IPH），是一种不明原因的肺动脉高压。在病理上主要表现为“致丛性肺动脉（plexogenic pulmonary arteriopathy）”，即由动脉中层肥厚、向心或偏心性内膜增生及丛状损害和坏死性动脉炎等构成的疾病。

第二节　病因与发病机制

特发性肺动脉高压迄今病因不明，目前认为其发病与遗传因素、自身免疫及肺血管收缩等因素有关。

一、遗传因素

家族性 IPH 至少占所有 IPH 的 6%，家系研究表明其遗传类型为常染色体显性遗传。

二、免疫因素

免疫调节作用可能参与 IPH 的病理过程。有 29% 的 IPH 患者抗核抗体水平明显升高，但却缺乏结缔组织病的特异性抗体。

三、肺血管内皮功能障碍

肺血管收缩和舒张由肺血管内皮分泌的收缩和舒张因子共同调控，前者主要为血栓素 A2（TXA2）和内皮素 -1（ET-1），后者主要是前列环素和一氧化氮（NO）。由于上述因子表达的不平衡，导致肺血管处于收缩状态，从而引起肺动脉高压。

四、血管壁平滑肌细胞钾离子通道缺陷

IPH 患者存在电压依赖性钾离子（K^+）通道（Kv）功能缺陷，K^+ 外流减少，细胞膜处于除极状态，使 Ca^{2+} 进入细胞内，从而使血管处于收缩状态。

第三节　临床表现

一、症状

IPH 早期通常无症状，仅在剧烈活动时感到不适；随着肺动脉压力的升高，可逐渐出现全身症状。

1. 呼吸困难　大多数 IPH 患者以活动后呼吸困难为首发症状，与心排出量减少、肺通气/血流比例失调等因素有关。

2. 胸痛　由于右心后负荷增加、耗氧量增多及冠状动脉供血减少等引起心肌缺血所致，常于活动或情绪激动时发生。

3. 头晕或晕厥　由于心排出量减少，脑组织供血突然减少所致。常在活动时出现，有时休息时也可以发生。

4. 咯血　咯血量通常较少，有时也可因大咯血而死亡。

其他症状还包括疲乏、无力，10% 的患者出现雷诺现象，增粗的肺动脉压迫喉返神经引起声音嘶哑（Ortner 综合征）。

二、体征

IPH 的体征均与肺动脉高压和右心室负荷增加有关。

第四节　诊断与鉴别诊断

IPH 必须在除外各种引起肺动脉高压的病因后方可做出诊断，凡能引起肺动脉高压的疾病均应与 IPH 进行鉴别。

2007 年 ATS 会议进一步阐述了肺动脉高压 2003 年修订后的分类标准，并重点讲述了如何应用指南指导肺动脉高压的治疗、联合治疗、左心疾病引起的肺动脉高压的诊断和治疗。会议关注到了第Ⅰ类肺动脉高压——特发性肺动脉高压的遗传方面进展，第Ⅳ类肺动脉高压——慢性血栓栓塞性肺动脉高压（CTEPH）的研究进展，第Ⅲ类肺动脉高压中的 COPD 患者合并肺动脉高压的治疗。在家族性肺动脉高压中可以观察到 BMPR2 基因变异，并对它的潜在作用机制有着深入研究。

如何应用指南来指导治疗？肺动脉高压的基础治疗包括持续氧疗、利尿治疗、华法林抗凝治疗。强心剂治疗在右室功能不全的患者中应用是存在争议的。但是对于肺动脉高压合并持续性或阵发性房颤的患者，地高辛是其应用指征。右心导管被应用于肺动脉高压的确诊，严重性评估以及检测肺血管反应性。对纽约分级Ⅲ～Ⅳ级特发性肺动脉高压患者进行前瞻性队列分析结果显示持续静脉使用依前列腺醇和传统的治疗相比病情改善。皮下注射的 Treprostinil 和吸入的依洛前列环素在小的临床试验中应用结果令人鼓舞，但是长期治疗疗效及安全性评估有待深入研究。双重内皮素受体拮抗剂（波生坦）临床试验已证明了对于纽约分级Ⅲ级的患者短期和长期的临床有效。但是需警惕剂量相关的肝功能损伤。选择性ETA受体抑制剂Sitaxsentan和Ambrisentan正在/已进行临床试验，但结果还未发表。FDA推荐磷酸二酯酶-5抑制剂（西地那非）的口服剂量为20mgTID，更高的剂量是否有更好的疗效存在争议。Tadalafil是长效的磷酸二酯酶-5抑制剂，过去被用于治疗性功能不全，目前正试用于肺动脉高压的患者中。长期的联合药物治疗是研究的热点。肺移植是药物治疗无效的肺动脉高压患者的终极治疗手段。而对于CTEPH患者，深入研究发现它和其他的肺动脉高压有着共同的发病机制及组织病理学特点，治疗也从单一关注大血管的肺动脉内膜剥脱术到联合手术治疗和肺微血管病变的内科治疗。

肺动脉高压联合治疗的思维来自于肿瘤学、左心衰竭以及高血压的联合治疗模式。当前肺动脉高压的治疗模式主要是：前列腺素衍生物、内皮素受体的抑制剂、NO途径和抗凝治疗。将来治疗的关注点可能集中在肺动脉高压的细胞增殖环节以及潜在的自身免疫机制在肺动脉高压中的作用。对于肺动脉高压，联合治疗可以综合作用于疾病的发病机制的不同方面是大势所趋。然而，联合治疗的潜在药物毒性、高额的费用以及药物之间的相互作用机制受到关注。合理的联合治疗需要设计完好的临床试验。总的试验设计研究包括加药治疗、减药治疗、真正联合治疗、交互治疗研究及注册研究。更深入的多中心随机、对照研究和系统评价仍在进行之中。

左心疾病引起的肺动脉高压是第Ⅱ类肺动脉高压，它常常提示着预后不佳。在左心疾病（LHD）中，肺动脉高压并不少见，对于主动脉狭窄的患者，65%以上患者可以出现肺动脉高压。各种原因的左心疾病引起肺静脉压力升高，导致肺动脉压的上升。TPG（跨肺指数），即（mPAP-PCWP）通常小于12mmHg，常提示左心疾病伴随的被动肺动脉压力升高。超声心动图可以估测肺动脉压力，评价左室收缩功能及瓣膜功能。在怀疑左心疾病引起的肺动脉高压患者中，右心导管需要做以确定诊断和计算TPG值，左心导管也应该去做。心肺运动试验可以区分肺动脉高压患者运动受限原因，对于治疗后随访有意义。血管反应性试验可以预测治疗反应以及判断长期预后。目前对于LHD合并肺动脉高压治疗FDA没有专门的指示，多数专家认为治疗重点在LHD而不是肺动脉高压。然而，当mPAP较左心疾病严重程度不成比例的升高时，目前用于治疗其他肺动脉高压的药物可谨慎使用于这类患者。

第五节　中医诊疗

一、范围

喘证是以呼吸困难，甚至张口抬肩，鼻翼扇动，不能平卧为特征的病证。

喘证的症状轻重不一，轻者仅表现为呼吸困难，不能平卧；重者稍动则喘息不已，甚则张口抬肩，鼻翼扇动；严重者，喘促持续不解，烦躁不安，面青唇紫，肢冷，汗出如珠，脉浮大无根，发为喘脱。

喘证的名称、症状表现和病因病机最早见于《内经》。如《灵枢·五阅五使》说：“肺病者，喘息鼻张。”《灵枢·本脏》曰：“肺高则上气肩息。”《灵枢·五邪》云：“邪在肺，则病皮肤痛，寒热，上气喘，汗出，喘动肩背。”书中提出肺为主病之脏，且可涉及肾、心、肝、脾等脏，描述了喘证的症状表现，提出喘证的病因既有外感又有内伤，病机也有虚实之别。汉·张仲景《金匮要略·肺痿肺痈咳嗽上气病脉证治》中所言“上气”即是指气喘、肩息、不能平卧的证候，亦包括“喉中水鸡声”的哮病和“咳而上气”的肺胀。金元时期的医家对喘证的论述各有补充。如刘河间论喘因于火热，他认为：“病寒则气衰而息微，病热则气甚而息粗……故寒则息迟气微，热则息数气粗而为喘也。”元·朱丹溪认识到七情、饱食、体虚等皆可成为内伤致喘之因，《丹溪心法·喘》说：“七情之所感伤，饱食动作，脏气不和，呼吸之息，不得宣畅而为喘急。亦有脾肾俱虚，体弱之人，皆能发喘。”明·张介宾把喘证归纳成虚实两大证，如《景岳全书·喘促》说：“实喘者有邪，邪气实也；虚喘者无邪，元气虚也。”指出了喘证的辨证纲领。清·叶天士《临证指南医案·喘》说：“在肺为实，在肾为虚。”清·林佩琴《类证治裁·喘证》认为：“喘由外感者治肺，由内伤者治肾。”这些论点，对指导临床实践皆具有重要意义。

喘证既可以作为一个独立的病证，亦可见于多种急慢性疾病过程中。本章节所讨论的肺动脉高压大抵可归于此病范畴。

二、病因、病机

（一）病因

1. 外邪侵袭

（1）外感风寒：常因重感风寒，邪袭于肺，外闭皮毛，内遏肺气，肺卫为邪所伤，肺气不得宣畅，气机壅阻，上逆作喘。若表邪未解，内已化热，或肺热素盛，寒邪外束，热不得泄，则热为寒郁，肺失宣降，亦气逆作喘。

（2）风热犯肺：风热外袭，内犯于肺，肺气壅实，清肃失司；或热蒸液聚成痰，痰热壅阻肺气，升降失常，发为喘逆。如明·张介宾《景岳全书·喘促》说：“实喘之证，以邪实在肺也，非风寒则火邪耳。”

2. 饮食不当

过食生冷肥甘，或因嗜酒伤中，脾运失健，水谷不归正化，反而聚湿生痰，痰浊上干，壅阻肺气，升降不利，发为喘促。宋·杨士瀛《仁斋直指方》说：“惟夫邪气伏藏，痰涎浮涌，呼不得呼，吸不得吸，于是上气喘促。”即是指痰涎壅盛的喘证而言。如复加外感诱发，可见痰浊与风寒、邪热等内外合邪的错杂证候。若痰湿久郁化热，或肺火素盛，痰受热蒸，则痰火交阻于肺，痰壅火迫，肺气不降，上逆为喘。若湿痰转从寒化，可见寒饮伏肺，常因外邪袭表犯肺，引动伏饮，壅阻气道，发为喘促。

3. 情志所伤

情志不遂，忧思气结，肺气闭阻，气机不利，或郁怒伤肝，肝气上逆于肺，肺气不得肃降，升多降少，气逆而喘。明·李梴《医学入门·喘》所说“惊忧气郁，惕惕闷闷，引息鼻张气喘，呼吸急促而无痰声者”即属此类。

4. 劳欲久病

慢性咳嗽、肺痨等肺系病证，久病肺虚，气失所主，气阴亏耗，不能下荫于肾，肾元亏虚，肾不纳气而短气喘促，故明·王肯堂《证治准绳·喘》说：“肺虚则少气而喘。”或劳欲伤肾，精气内夺，肾之真元伤损，根本不固，不能助肺纳气，气失摄纳，上出于肺，出多人少，逆气上奔为喘。正如明·赵献可《医贯·喘》所言：“真元损耗，喘出于肾气之上奔……乃气不归原也。”若肾阳衰弱，肾不主水，水邪泛滥，干肺凌心，肺气上逆，心阳不振，亦可致喘，表现虚中夹实之候。此外，如中气虚弱，肺气失于充养，亦可因气虚而喘。

（二）病机

喘证的发病部位主要在肺和肾，涉及肝脾。因肺为气之主，司呼吸，外合皮毛，内为五脏华盖，为气机出入升降之枢纽。肺的宣肃功能正常，则吐浊吸清，呼吸调匀。肾主摄纳，有助于肺气肃降，故有“肺为气之主，肾为气之根”之说。若外邪侵袭，或他脏病气上犯，皆可使肺失宣降，肺气胀满，呼吸不利而致喘；如肺虚气失所主，亦可少气不足以息而为喘；肾为气之根，与肺同司气体之出纳，故肾元不固，摄纳失常则气不归原，阴阳不相接续，亦可气逆于肺而为喘。另外，如脾经痰浊上干，以及中气虚弱，土不生金，肺气不足；或肝气上逆乘肺，升多降少，均可致肺气上逆而为喘。喘证的病理性质有虚实之分。实喘在肺，为外邪、痰浊、肝郁气逆，邪壅肺气，宣降不利所致；虚喘责之肺、肾两脏，因阳气不足，阴精亏耗，而致肺肾出纳失常，且尤以气虚为主。实喘病久伤正，由肺及肾，或虚喘复感外邪，或夹痰浊，则病情虚实错杂，每多表现为邪气壅阻于上、肾气亏虚于下的上盛下虚证候。喘证的严重阶段，不但肺肾俱虚，在孤阳欲脱之时，每多影响到心。因心脉上通于肺，肺气治理调节心血的运行，宗气贯心肺而行呼吸，肾脉上络于心，心肾相互既济，心阳根于命门之火，心脏阳气的盛衰，与先天肾气及后天呼吸之气皆有密切关系。故肺肾俱虚，亦可导致心气、心阳衰惫，鼓动血脉无力，血行瘀滞，面色、唇舌、指甲青紫，甚至出现喘汗致脱，亡阴、亡阳的危重局面。

三、辨证治疗

（一）实喘

1. 风寒壅肺证

症状：喘息咳逆，呼吸急促，胸部胀闷，痰多稀薄而带泡沫，色白质黏，常有头痛，恶寒，或有发热，口不渴，无汗，舌苔薄白而滑，脉浮紧。

证机概要：风寒上受，内舍于肺，邪实气壅，肺气不宣。

治法：宣肺散寒。

代表方：麻黄汤合华盖散加减。前方宣肺平喘，散寒解表，适用于咳喘，寒热身痛者；后方宣肺化痰，适用于喘咳胸闷，痰气不利者。两方比较，前者解表散寒力强，后方降气化痰功著。

常用药：麻黄、紫苏温肺散寒；半夏、橘红、杏仁、苏子、紫菀、白前化痰利气。

若表证明显，寒热无汗，头身疼痛者，加桂枝配麻黄；寒痰较重，痰白清稀，量多起沫者，加细辛、生姜；若咳喘重，胸满气逆者，加射干、前胡、厚朴、紫菀宣肺降气化痰。

2. 表寒肺热证

症状：喘逆上气，胸胀或痛，息粗，鼻扇，咳而不爽，吐痰稠黏，伴形寒，身热，烦闷，身痛，有汗或无汗，口渴，舌苔薄白或罩黄，舌边红，脉浮数或滑。

证机概要：寒邪束表，热郁于肺，肺气上逆。

治法：解表清里，化痰平喘。

代表方：麻杏石甘汤加减。本方有宣肺泄热、降气平喘的功效，适用于外有表证，肺热内郁，咳喘上气，目胀睛突，恶寒发热，脉浮大者。

常用药：麻黄宣肺解表；黄芩、桑白皮、石膏清泄里热；苏子、杏仁、半夏、款冬花降气化痰。

表寒重者，加桂枝；痰热重，痰黄黏稠量多者，加瓜蒌、贝母；痰鸣息涌者，加葶苈子、射干泻肺化痰。

3. 痰热郁肺证

症状：喘咳气涌，胸部胀痛，痰多质黏色黄或夹有血色，伴胸中烦闷，身热有汗，口渴而喜冷饮，面赤咽干，小便赤涩，大便或秘，舌质红，舌苔薄黄或腻，脉滑数。

证机概要：邪热蕴肺，蒸液成痰，痰热壅滞，肺失清肃。

治法：清热化痰，宣肺平喘。

代表方：桑白皮汤加减。本方有清热肃肺化痰之功，适用于喘息，胸膈烦闷，痰吐黄浊者。

常用药：桑白皮、黄芩清泄肺热；知母、贝母、射干、瓜蒌皮、前胡、地龙清化痰热定喘。

如身热重者，可加石膏辛寒清气；喘甚痰多，黏稠色黄者，可加葶苈子、海蛤壳、鱼腥草、冬瓜仁、苡仁清热泻肺，化痰泄浊；腑气不通，便秘者，加瓜蒌仁、大黄或风化硝。

4. 痰浊阻肺证

症状：喘而胸满闷塞，甚则胸盈仰息，咳嗽，痰多黏腻色白，咯吐不利，兼有呕恶，食少，口黏不渴，舌苔白腻，脉滑或濡。

证机概要：中阳不运，积湿生痰，痰浊壅肺，肺失肃降。

治法：祛痰降逆，宣肺平喘。

代表方：二陈汤合三子养亲汤加减。二陈汤燥湿化痰，理气和中，适用于咳而痰多，痰质稠厚，胸闷脘痞，苔腻者。三子养亲汤降气化痰，适用于痰浊壅肺，咳逆痰涌，胸满气急，苔滑腻者。两方同治痰湿，前方重点在胃，痰多脘痞者较宜；后方重点在肺，痰涌气急者较宜。

常用药：半夏、陈皮、茯苓化痰；苏子、白芥子、莱菔子化痰下气平喘；杏仁、紫菀、旋覆花肃肺化痰降逆。

痰湿较重，舌苔厚腻者，可加苍术、厚朴燥湿理气，以助化痰定喘；. 脾虚，纳少，神疲，便溏者，加党参、白术；痰从寒化，色白清稀，畏寒者，加干姜、细辛；痰浊郁而化热，按痰热证治疗。

5. 肺气郁痹证

症状：每遇情志刺激而诱发，发时突然呼吸短促，息粗气憋，胸闷胸痛，咽中如窒，但喉中痰鸣不著，或无痰声。平素常多忧思抑郁，失眠，心悸。舌苔薄，脉弦。

证机概要：肝气郁结，气逆犯肺，肺失宣降。

治法：开郁降气平喘。

代表方：五磨饮子加减。本方行气开郁降逆，适用于肝气郁结之胸闷气憋，呼吸短促者。

常用药：沉香、木香、川朴花、枳壳行气解郁；苏子、金沸草、代赭石、杏仁降逆平喘。

肝郁气滞较著者，可加用柴胡、郁金、青皮等；若有心悸、失眠者，加百合、合欢皮、酸枣仁、远志等宁心安神；若气滞腹胀，大便秘结者，可加用大黄以降气通腑，即六磨汤之意。

在本证治疗中，宜劝慰病人心情开朗，配合治疗。

（二）虚喘

1. 肺气虚耗证

症状：喘促短气，气怯声低，喉有鼾声，咳声低弱，痰吐稀薄，自汗畏风，或见咳呛，痰少质黏，烦热而渴，咽喉不利，面颧潮红，舌质淡红或有苔剥，脉软弱或细数。

证机概要：肺气亏虚，气失所主，或肺阴亦虚，虚火上炎，肺失清肃。

治法：补肺益气养阴。

代表方：生脉散合补肺汤加减。前方益气养阴，以气阴不足者为宜；后方重在补肺益肾，适用于喘咳乏力，短气不足以息者。

常用药：党参、黄芪、冬虫夏草、炙甘草补益肺气；麦冬、五味子补肺养阴。

若咳逆，咳痰稀薄者，加紫菀、款冬花、苏子、钟乳石等温肺止咳定喘；偏阴虚者，加沙参、玉竹、百合、诃子；咳痰稠黏，加川贝母、百部、桑白皮化痰肃肺；病重时常兼肾虚，喘促不已，动则尤甚，加山萸肉、胡桃肉、脐带等；中气虚弱，肺脾同病，清气下陷，食少便溏，腹中气坠者，配合补中益气汤。

2. 肾虚不纳证

症状：喘促日久，动则喘甚，呼多吸少，气不得续，形瘦神惫，跗肿，汗出肢冷，面青唇紫，舌淡苔白或黑而润滑，脉微细或沉弱；或见喘咳，面红烦躁，口咽干燥，足冷，汗出如油，舌红少津，脉细数。

证机概要：肺病及肾，肺肾俱虚，气失摄纳。

治法：补肾纳气。

代表方：金匮肾气丸合参蛤散加减。前方温补肾阳，适用于喘息短气，形寒肢冷，跗肿；后方取人参、蛤蚧补气纳肾，适用于咳喘乏力，动则为甚，吸气难降。前者偏于温阳，后者长于益气；前方用于久喘而势缓者，后方用于喘重而势急者。

常用药：附子、肉桂、山萸肉、冬虫夏草、胡桃肉、紫河车温肾纳气；熟地、当归滋阴助阳。

若脐下筑筑跳动，气从少腹上冲胸咽，为肾失潜纳，加紫石英、磁石、沉香等；喘剧气怯，稍动喘甚者，加人参、五味子、蛤蚧益气纳肾。肾阴虚者，不宜辛燥，宜用七味都气丸合生脉散加减以滋阴纳气，药用生地、天门冬、麦门冬、龟板胶、当归养阴，五味子、诃子敛肺纳气。

本证一般以阳气虚者为多见，若阴阳两虚者应分清主次治之。若喘息渐平，善后调理可常服紫河车、胡桃肉以补肾固本纳气。

3. 正虚喘脱

症状：喘逆剧甚，张口抬肩，鼻扇气促，端坐不能平卧，稍动则咳喘欲绝，或有痰鸣，心慌动悸，烦躁不安，面青唇紫，汗出如珠，肢冷，脉浮大无根，或见歇止，或模糊不清。

证机概要：肺气欲绝，心。肾阳衰。

治法：扶阳固脱，镇摄肾气。

代表方：参附汤送服黑锡丹，配合蛤蚧粉。前方扶阳固脱，适用于元气大亏，阳气暴脱，汗出黏冷，四肢不温，呼吸微弱，或上气喘急者；后方镇摄肾气，适用于真阳不足，肾不纳气，浊阴上泛，痰壅胸中，上气喘促，四肢厥逆，冷汗不止，舌淡苔白，脉沉微。蛤蚧可温肾阳，散阴寒，降逆气，定虚喘。

常用药：人参、黄芪、炙甘草补益肺气；山萸肉、冬虫夏草、五味子、蛤蚧（粉）摄纳肾气；龙骨、牡蛎敛汗固脱。

若阳虚甚，气息微弱，汗出肢冷，舌淡，脉沉细者，加附子、干姜；阴虚甚，气息急促，心烦内热，汗出黏手，口干舌红，脉沉细数者，加麦冬、玉竹，人参改用西洋参；神昧不清者，加丹参、远志、菖蒲安神祛痰开窍；浮肿者，加茯苓、炙蟾皮、万年青根强心利水。

第六节 护理要点

一、维持患者正常的呼吸功能

1. 病情观察 注意观察患者呼吸频率、节律、呼吸方式、发绀情况，监测患者的血气情况，特别是血氧饱和度、氧分压、二氧化碳分压。因肺动脉高压患者呼吸频率增加，易发生过度换气，使二氧化碳分压下降，发生呼吸性碱中毒。

2. 改善缺氧状况 协助患者采取半卧位，持续吸氧。氧疗，可提高血氧饱和度，纠正低氧血症，改善胸闷、憋气、呼吸困难等症状。指导有效的呼吸，控制呼吸频率，深呼吸缓呼气，必要时改用面罩吸氧，保持氧饱和度 90% 以上。

3. 满足患者生活需要 经常巡视病人，减少不必要的言语和活动，保持排便通畅，减少肌体耗氧量。

4. 治疗和护理集中进行 减少患者搬运，外出检查时使用轮椅或平车，备好充足氧气，必要时专人陪同，途中注意生命体征变化。

5. 危重患者给予心电监护 监测病人心率、心律，如有异常对症处理，并备好急救物品。

二、预防晕厥发生，以防止发生意外

1. 晚期肺动脉高压患者不同程度地伴有右心功能改变。活动耐力降低，轻微活动即可出现气促及喘憋症状，所以指导患者进行适量的体力活动，一般活动强度以患者能够耐受为限，以免加重病情。

2. 肺动脉高压患者应用血管扩张剂时由于药物作用可出现直立性低血压，易发生晕厥，特别是在服药后 1 ～ 2 小时最易发生。所以应嘱患者在服药 2 小时内卧床休息，服药 2 小时后起床时要先坐床上几分钟，无任何不适感觉再缓慢下床活动，必要时加用床档。服药前后注意监测患者血压。

3. 肺动脉高压患者通常血压均偏低，晕厥是其常见并发症，嘱患者活动要适量，减少弯腰程度，避免长期站立，尽量坐位休息，及、时发现晕厥先兆，如头痛、头晕、面色苍白、出汗。旦出现眩晕、黑矇，应立即采用坐位或卧位休息。

三、预防窒息的发生

及时发现有咯血倾向时备好吸引器、止血药物，如垂体后叶素、氨甲苯酸、维生素 K 等。咯血时注意患者体位，以半坐位头偏向一侧为宜。

第七章　支气管哮喘治疗新方法

第一节　定义

支气管哮喘（bronchial asthma，简称哮喘）是由多种细胞（如嗜酸性粒细胞、肥大细胞、T 淋巴细胞、中性粒细胞、气道上皮细胞等）和细胞组分参与的气道慢性炎症性疾病。这种慢性炎症与气道高反应性相关，通常出现广泛多变的可逆性气流受限，并引起反复发作性的喘息、气急、胸闷或咳嗽等症状，常在夜间和（或）清晨发作、加剧，多数患者可自行缓解或经治疗缓解。支气管哮喘如诊治不及时，随病程的延长可产生气道不可逆性缩窄和气道重塑。而当哮喘得到控制后，多数患者很少出现哮喘发作，严重哮喘发作则更少见。来自全球哮喘负担的数据表明，尽管从患者和社会的角度来看，控制哮喘的花费似乎很高，但不正确的治疗可导致哮喘反复发作，治疗费用将会更高。因此，合理的防治至关重要。为此，世界各国的哮喘防治专家共同起草，并不断更新了全球哮喘防治倡议（Global Initiative for Asthma，GINA）。GINA 目前已成为防治哮喘的重要指南。

第二节　病因和发病机制

一、病因

哮喘的病因还不十分清楚，患者个体过敏体质及外界环境的影响是发病的危险因素。哮喘与多基因遗传有关，同时受遗传因素和环境因素的双重影响。

许多调查资料表明，哮喘患者亲属患病率高于群体患病率，并且亲缘关系越近，患病率越高；患者病情越严重，其亲属患病率也越高。目前，哮喘的相关基因尚未完全明确，但有研究表明存在有与气道高反应性、IgE 调节和特应性反应相关的基因，这些基因在哮喘的发病中起着重要作用。

环境因素中主要包括某些激发因素，如尘螨、花粉、真菌、动物毛屑、二氧化硫、氨气等各种特异和非特异性吸入物；感染，如细菌、病毒、原虫、寄生虫等；食物，如鱼、虾、蟹、蛋类、牛奶等；药物，如普萘洛尔（心得安）、阿司匹林等；气候变化、运动、妊娠等都可能是哮喘的激发因素。

二、发病机制

哮喘的发病机制不完全清楚，可概括为免疫 - 炎症反应、神经机制和气道高反应性及其相互作用。

1. 免疫－炎症机制 免疫系统在功能上分为体液（抗体）介导的和细胞介导的免疫，均参与哮喘的发病。

（1）抗原通过抗原递呈细胞激活 T 细胞，活化的辅助性 T 细胞（主要是 Th2 细胞）产生白细胞介素（IL）-4、IL-5、IL-10 和 IL-13 等进一步激活 B 淋巴细胞，后者合成特异性 IgE，并结合于肥大细胞和嗜碱性粒细胞等细胞表面的 IgE 受体。若变应原再次进入体内，可与结合在细胞的 IgE 交联，使该细胞合成并释放多种活性介质导致平滑肌收缩、黏液分泌增加、血管通透性增高和炎症细胞浸润等。炎症细胞在介质的作用下又可分泌多种介质，使气道病变加重，炎症浸润增加，产生哮喘的临床症状，这是一个典型的变态反应过程。

根据变应原吸入后哮喘发生的时间，可分为速发型哮喘反应（IAR）、迟发型哮喘反应（LAR）和双相型哮喘反应（OAR）。IAR 几乎在吸入变应原的同时立即发生反应，15 ～ 30 分钟达高峰，2 小时后逐渐恢复正常。LAR 约 6 小时发病，持续时间长，可达数天。而且临床症状重，常呈持续性哮喘表现，肺功能损害严重而持久。LAR 是由于气道慢性炎症反应的结果。

（2）活化的 Th（主要是 Th2）细胞分泌的细胞因子，可以直接激活肥大细胞、嗜酸性粒细胞及肺泡巨噬细胞等多种炎症细胞，使之在气道浸润和聚集。这些细胞相互作用可以分泌出许多种炎症介质和细胞因子，构成了一个与炎症细胞相互作用的复杂网络，使气道收缩，黏液分泌增加，血管渗出增多。根据介质产生的先后可分为快速释放性介质，如组胺；继发产生性介质，如前列腺素（PG）、白三烯（LT）、血小板活化因子（PAF）等。肥大细胞激活后，可释放出组胺、嗜酸性粒细胞趋化因子（ECF）、中性粒细胞趋化因子（NCF）、LT 等介质。肺泡巨噬细胞激活后可释放血栓素（TX）、PG、PAF 等介质。进一步加重气道高反应性和炎症。

（3）各种细胞因子及环境刺激因素亦可直接作用于气道上皮细胞，后者分泌内皮素 -1（ET-1）及基质金属蛋白酶（MMP）并活化各种生长因子，特别是转移生长因子 - β（TGF- β）。以上因子共同作用于上皮下成纤维细胞和平滑肌细胞，使之增殖而引起气道重塑。

（4）由气道上皮细胞、包括血管内皮细胞产生的黏附分子（AMs）可介导白细胞与血管内皮细胞的黏附，白细胞由血管内转移至炎症部位，加重了气道炎症过程。

总之，哮喘的炎症反应是由多种炎症细胞、炎症介质和细胞因子参与的相互作用的结果，关系十分复杂，有待进一步研究。

2. 神经机制 神经因素也被认为是哮喘发病的重要环节。支气管受复杂的自主神经支配。除胆碱能神经、肾上腺素能神经外，还有非肾上腺素能非胆碱能（NANC）神经系统。支气管哮喘与 β - 肾上腺素受体功能低下和迷走神经张力亢进有关，并可能存在有 a- 肾上腺素能神经的反应性增加。NANC 能释放舒张支气管平滑肌的神经介质如血管活性肠肽（VIP）、一氧化氮（NO），及收缩支气管平滑肌的介质如 P 物质、神经激肽，两者平衡失调，则可引起支气管平滑肌收缩。

3. 气道高反应性（airway hyperresponsiveness，AHR） 表现为气道对各种刺激因子出现过强或过早的收缩反应，是哮喘患者发生发展的另一个重要因素。目前普遍认为气道炎症是导致气道高反应性的重要机制之一，当气道受到变应原或其他刺激后，由于多种炎症细胞、炎症介质和细胞因子的参与，气道上皮的损害和上皮下神经末梢的裸露等而导致气道高反应性。AHR 常有家族倾向，受遗传因素的影响。AHR 为支气管哮喘患者的共同病理生理特征，然而出现 AHR 者并非都是支气管哮喘，如长期吸烟、接触臭氧、病毒性上呼吸道感染、慢性阻塞性肺疾病（COPD）等也可出现 AHR。

第三节　病理

疾病早期，因病理的可逆性，肉眼观解剖学上很少器质性改变。随着疾病发展，病理学变化逐渐明显。肉眼可见肺膨胀及肺气肿，肺柔软疏松有弹性，支气管及细支气管内含有黏稠痰液及黏液栓。支气管壁增厚、黏膜肿胀充血形成皱襞，黏液栓塞局部可出现肺不张。显微镜下可见气道上皮下有肥大细胞、肺泡巨噬细胞、嗜酸性粒细胞、淋巴细胞与中性粒细胞浸润。气道黏膜下组织水肿，微血管通透性增加，支气管内分泌物贮留，支气管平滑肌痉挛，纤毛上皮细胞脱落，基底膜露出，杯状细胞增殖及支气管分泌物增加等病理改变。若哮喘长期反复发作，表现为支气管平滑肌肌层肥厚，气道上皮细胞下纤维化、基底膜增厚等，致气道重构和周围肺组织对气道的支持作用消失。

第四节　临床表现

一、症状

为发作性伴有哮鸣音的呼气性呼吸困难或发作性胸闷和咳嗽。严重者被迫采取坐位或呈端坐呼吸，干咳或咳大量白色泡沫痰，甚至出现发绀等，有时咳嗽可为唯一的症状（咳嗽变异型哮喘）。哮喘症状可在数分钟内发作，经数小时至数天，用支气管舒张药或自行缓解。某些患者在缓解数小时后可再次发作。在夜间及凌晨发作和加重常是哮喘的特征之一。有些青少年，其哮喘症状表现为运动时出现胸闷、咳嗽和呼吸困难（运动性哮喘）。

二、体征

发作时胸部呈过度充气状态，有广泛的哮鸣音，呼气音延长。但在轻度哮喘或非常严重哮喘发作，哮鸣音可不出现。心率增快、奇脉、胸腹反常运动和发绀常出现在严重哮喘患者中。非发作期体检可无异常。

第五节　诊断和鉴别诊断

一、诊断标准

1. 反复发作喘息、气急、胸闷或咳嗽，多与接触变应原、冷空气、物理、化学性刺激、病毒性上呼吸道感染、运动等有关。

2. 发作时在双肺可闻及散在或弥漫性，以呼气相为主的哮鸣音，呼气相延长。

3. 上述症状可经治疗缓解或自行缓解。

4. 除外其他疾病所引起的喘息、气急、胸闷和咳嗽。

5. 临床表现不典型者（如无明显喘息或体征）应有下列三项中至少一项阳性：①支气管激发试验或运动试验阳性；②支气管舒张试验阳性；③昼夜 PEF 变异率≥ 20%。

符合 1 ～ 4 条或 4、5 条者，可以诊断为支气管哮喘。

二、支气管哮喘的分期及控制水平分级

支气管哮喘可分为急性发作期、非急性发作期。

1. 急性发作期是指气促、咳嗽、胸闷等症状突然发生或症状加重，常有呼吸困难，以呼气流量降低为其特征，常因接触变应原等刺激物或治疗不当所致。哮喘急性发作时其程度轻重不一，病情加重可在数小时或数天内出现，偶尔可在数分钟内即危及生命，故应对病情做出正确评估，以便给予及时有效的紧急治疗。哮喘急性发作时严重程度可分为轻度、中度、重度和危重 4 级。

2. 非急性发作期（亦称慢性持续期）许多哮喘患者即使没有急性发作，但在相当长的时间内仍有不同频度和（或）不同程度地出现症状（喘息、咳嗽、胸闷等），肺通气功能下降。过去曾以患者白天、夜间哮喘发作的频度和肺功能测定指标为依据，将非急性发作期的哮喘病情严重程度分为间歇性、轻度持续、中度持续和重度持续 4 级，目前则认为长期评估哮喘的控制水平是更为可靠和有用的严重性评估方法，对哮喘的评估和治疗的指导意义更大。哮喘控制水平分为控制、部分控制和未控制 3 个等级。

第六节　治疗

抗 IgE 单克隆抗体可有效治疗支气管哮喘和过敏性疾病。研究表明，抗 IgE 治疗不但可抑制抗原诱发的急性时相反应，也可减缓迟发时相反应，而且除了直接作用于肥大细胞外，还可以抑制包括嗜酸性粒细胞等炎性细胞在气道局部聚集，进而减轻各种触发因子导致的气道炎症反应。

一项研究显示，患者使用抗 IgE 治疗 16 周后，诱导痰液和支气管活检中的嗜酸性粒细胞绝对数和比例均显著减少，提示抗 IgE 治疗可使气道中嗜酸性粒细胞的产生减少。虽然确切

机制未明，但痰液中的嗜酸性粒细胞数仍作为评价抗 IgE 治疗有效性的一项指标。

既往研究提示，抗 IgE 抗体主要作用于肥大细胞和嗜碱性粒细胞，其细胞表面均有高亲和力 IgE 受体。近来一些研究提示，许多活性细胞（包括树突状细胞和淋巴细胞）表面亦表达 IgE 受体，因此抗 IgE 抗体可作用于多种炎症细胞，减少炎症介质释放，使临床症状得到改善。

许多临床研究已证实，抗 IgE 用于治疗中重度哮喘患者，可显著改善哮喘症状，使糖皮质激素和 β2 受体激动剂的使用量减少，并显著减少哮喘急性发作次数和急诊住院次数，但抗 IgE 治疗对肺功能的影响并不明显。

呼吸道感染是导致哮喘发作的主要原因之一，上呼吸道感染的严重程度不仅与哮喘急性发作的发生率相关，还与气道的反应性密切相关，即哮喘患者上呼吸道感染的严重程度与 IgE 水平相关。因此，通过抗 IgE 治疗减少呼吸道 IgE 水平，可使哮喘患者上呼吸道感染的易感性降低，进而减少哮喘的发作。

目前，美国国立卫生研究院心肺血液研究所和过敏感染中心正在进行儿童和青少年过敏性哮喘抗 IgE 治疗的研究，以了解抗 IgE 治疗哮喘的机制和临床效果，并了解抗 IgE 治疗对哮喘患者呼吸道感染反应性的影响，预计在 2 年内可得到研究结果。

抗 IgE 抗体主要用于对常规哮喘治疗效果不佳的中重度哮喘，尤其对于肺功能降低的患者，对使用大剂量糖皮质激素和近期哮喘发作者的疗效更明显（哮喘改善率的比值比为 4.2），因此，在 2006 年的全球哮喘防治创议指南（GINA）和美国国家哮喘教育和预防项目（NAEPP）即将发布的治疗指南中将此治疗方法推荐为主要用于难治性过敏性哮喘患者。

一、抗感染：治疗哮喘新结果

生物病原体对哮喘具有重要的影响。病毒是诱发哮喘发作的主要原因（儿童占 80% ～ 85%，成人占 60%），非典型病原体在病毒感染时的共患现象已引起人们的注意。研究显示，在病毒感染时，哮喘患者气道上皮的干扰素（IFN）产生减少，尤其是 IFN-β 和 IFN-λ（干扰素的一个新家族）减少更明显，这可能导致哮喘患者非典型病原体的感染增加。

肺炎衣原体是主要的哮喘相关性病原体，一项哮喘急性发作的研究显示，75% 患者具有病毒感染的证据，血清学检查显示 40% 患者同时有肺炎衣原体感染，3/4 患者的衣原体 IgA 升高，提示这些患者处于持续的衣原体感染状态。

在健康志愿者的研究中，哮喘者和健康者鼻咽拭子检查提示，肺炎衣原体阳性率分别为 23% 和 9%。该研究提示，肺炎支原体感染与哮喘相关，因此应重新审视抗感染在哮喘治疗中的作用。

在一项最近完成的急性哮喘治疗中抗生素使用研究（TELICAST）中，哮喘急性发作患者在使用常规哮喘治疗的同时，加用泰利霉素（telithromycin）治疗，每天使用泰利霉素 400mg，bid，连续治疗 10 天。结果显示，泰利霉素组患者的哮喘症状改善显著优于安慰剂组，肺功能的改善也优于安慰剂组。研究提示，泰利霉素在急性哮喘发作治疗中的具有重要临床意义。

泰利霉素是一种强效抗衣原体和支原体的新一代酮内酯类抗生素，其在哮喘治疗中作用机制不明，可能与其抗非典型病原体和免疫调节作用有关。抗感染在哮喘治疗中的确切作用有待进一步的研究。

二、肿瘤坏死因子：哮喘治疗新靶点

目前，临床上有 5% ～ 10% 哮喘患者对现有治疗不敏感，对这些哮喘患者的研究提示，其气道中的肿瘤坏死因子 -α（TNF-α）水平增高。关于过敏性哮喘的研究亦提示，慢性抗原暴露可导致气道 TNF-α 的产生。

进一步研究证明，患者吸入 TNF-α 可增加气道的反应性，刺激成纤维细胞的增生和突变，同时伴有中性粒细胞性炎症反应，且这种炎症对激素治疗不敏感。测定外周血单个核细胞 TNF 激活标记物的研究显示，许多难治性哮喘的病因都可引起 TNF-α 表达上调，这提示 TNF-α 是与难治性哮喘相关的主要细胞因子。

相应的治疗研究显示，抗 TNF-α 药物［如依那西普（etanercep）］治疗可使难治性哮喘患者的肺功能、气道高反应性得到改善，并提高哮喘相关的生活质量，哮喘急性发作的次数显著减少。因此，TNF 可作为重症难治性哮喘的新治疗靶位。

但目前对于抗 TNF 治疗的确切机制尚未明确，其在临床实践中的地位有待进一步确定。现有的研究资料还显示，抗 TNF-α 治疗哮喘的效果不一致，考虑与哮喘患者的基因多态性有关，进一步的研究重点是如何具有针对性地选择患者进行抗 TNF 治疗。

抗 TNF-α 药物使用的安全性也应引起了人们的关注，个别研究提示，慢性阻塞性肺疾病（COPD）患者使用抗 TNF-α 治疗后，其严重感染的发生率增加，且恶性实体瘤的发生率有增高趋势。

三、支气管热整形术：哮喘治疗新手段

哮喘的许多症状与支气管平滑肌收缩导致的气道狭窄有关，而哮喘持续炎症导致气道重构的主要变化是气道壁平滑肌增生。如能减少气道的平滑肌，则有望减轻支气管的收缩，进而改善哮喘症状。支气管热整形术（thermoplasty）通过支气管镜导入控温的探头，减少气道平滑肌，从而改善哮喘症状。

目前应用于临床的支气管热整形术设备称为 Alair 系统，由普通的支气管镜和连接特制控温射频探头的导线组成。射频探头由 4 臂电极网和温度传感器组成，射频探头可以伸张。

操作时，射频探头的导线由支气管镜导入直径为 3mm 的支气管，张开网臂使探头尽可能地触及支气管壁，局部释放 460kHz 的低能单极射频能量，时间维持 10 秒钟，温度控制在 55 ～ 65℃，使局部支气管壁组织发生凝固，然后逐渐回撤导管至近端支气管重复释放射频能量，对直径为 3 ～ 10mm 的支气管进行连续射频治疗。一般进行 3 次治疗，每 2 次治疗的间隔时间为 3 周。

哮喘患者应用支气管热整形术的早期研究显示，16 例轻中度哮喘患者接受支气管热整形术后，哮喘症状、肺功能及气道高反应性均得到改善。

最近的一项哮喘干预研究（AIR）纳入 112 例中重度哮喘患者，进行随机对照研究。结果显示，患者对支气管热整形术耐受良好，不良反应与对照组相似。支气管热整形术显著改善哮喘患者的呼气峰流速（PEF），治疗后无哮喘症状的天数增加 86 天 / 年，轻度哮喘发作减少 10 次 / 年，哮喘相关的生活质量得到明显改善。

治疗 3 个月后，临床疗效开始显现，患者停用 β2 受体激动剂后疗应继续维持。随访 1 年的疗效与治疗 3 个月时的疗效相似。分组分析显示，使用大剂量糖皮质激素患者的临床疗效更显著，支气管的反应性也得到了显著改善。

已完成的长期随访研究证实，经支气管热整形术治疗 4 年后，患者的哮喘改善情况维持稳定。目前正在对近 300 例哮喘患者进行多中心支气管热整形术的随机双盲模拟研究，期待进一步的研究结果指导临床应用。

第七节　中医诊疗

一、范围

哮病是一种发作性的痰鸣气喘疾患。发时喉中有哮鸣声，呼吸气促困难，甚则喘息不能平卧。《内经》虽无哮病之名，但在许多篇章里，都有有关哮病症状、病因病机的记载。如《素问 · 阴阳别论》所说之“阴争于内，阳扰于外，魄汗未藏，四逆而起，起则熏肺，使人喘鸣”即包括哮病症状在内。汉 · 张仲景《金匮要略 · 肺痿肺痈咳嗽上气病脉证并治》篇曰：“咳而上气，喉中水鸡声，射干麻黄汤主之。”明确指出了哮病发作时的特征及治疗，并从病理上将其归属于痰饮病中的“伏饮”证。在《痰饮咳嗽病脉证并治》篇中指出：“膈上病痰，满喘咳吐，发则寒热，背痛腰疼，目泣自出，其人振振身瞤剧，必有伏饮。”此后还有呷嗽、哮吼、齁合等形象性的命名。元 · 朱丹溪首创哮喘病名，在《丹溪心法》一书中作为专篇论述，并认为“哮喘必用薄滋味，专主于痰”，提出“未发以扶正气为主，既发以攻邪气为急”的治疗原则。明 · 虞抟《医学正传》则进一步对哮与喘作了明确的区别，指出“哮以声响言，喘以气息言”。后世医家鉴于“哮必兼喘”，故一般统称“哮喘”，而简名“哮证”“哮病”。

哮病为一种发作性疾病，属于痰饮病的“伏饮”证，本章节所讨论的支气管哮喘大抵属于中医哮病的范畴。

二、病因、病机

（一）病因

1. 外邪侵袭

外感风寒或风热之邪，未能及时表散，邪蕴于肺，壅阻肺气，气不布津，聚液生痰。如《临证指南医案 · 哮》说：“若夫哮证，亦有初感外邪，失于表散，邪伏于里，留于肺俞。”或因吸入烟尘、花粉、动物毛屑、异味气体等，影响肺气的宣降，津液凝聚，痰浊内生而致哮。

2. 饮食不当

过食生冷，寒饮内停，或嗜食酸咸甘肥，积痰蒸热，或进食海膻发物，以致脾失健运，痰浊内生，上干于肺，壅塞气道，而致诱发。《医碥 · 哮喘》曰：“哮者……得之食味酸咸太过，渗透气管，痰入结聚，一遇风寒，气郁痰壅即发。”故又有称为“食哮”“鱼腥哮”“卤哮”“糖哮”“醋哮”者。

3. 情志刺激

忧郁恼怒、思虑过度等不良精神刺激，使肝失条达，肝气郁结，气机不畅，肝肺升降失序，肺气上逆，或肝气郁结，疏泄失职，津液失布，凝而成痰，或肝郁化火，郁火灼津，炼液成痰，或肝气郁滞，横克脾土，脾失健运，酿液为痰，上贮于肺，壅滞肺气，不得宣降，发为哮喘。

4. 体虚病后

素质不强，则易受邪侵。如幼儿哮病往往由于禀赋不足所致，故有称“幼稚天哮”者。若病后体弱，如幼年患麻疹、顿咳，或反复感冒、咳嗽日久等导致肺虚，肺气不足，阳虚阴盛，气不化津，痰饮内生，或阴虚阳盛，热蒸液聚，痰热胶固，亦均可致哮。一般而言，素质不强者多以肾为主，而病后所致者多以肺为主。

（二）病机

哮病的发生是由于脏腑功能失调，以致津液凝聚成痰，伏藏于肺，成为发病的潜在“夙根”。因各种诱因如气候、饮食、情志、劳累等诱发，这些诱因每多错杂相关，其中尤以气候变化为主。《景岳全书·喘促》曰：“喘有夙根，遇寒即发，或遇劳即发者，亦名哮喘。”《症因脉治·哮病》亦指出：“哮病之因，痰饮留伏，结成窠臼，潜伏于内，偶有七情之犯，饮食之伤，或外有时令之风寒束其肌表，则哮喘之症作矣。”发作时的基本病理变化为“伏痰”遇感引触，痰随气升，气因痰阻，相互搏结，壅塞气道，肺管狭窄，通畅不利，肺气宣降失常，引动停积之痰，而致痰鸣如吼，气息喘促。《证治汇补·哮病》说：“哮即痰喘之久而常发者，因内有壅塞之气，外有非时之感，膈有胶固之痰，三者相合，闭拒气道，搏击有声，发为哮病。”

病位主要在肺，关系到脾肾。肺主气，主宣发肃降，若外邪侵袭或它脏病气上犯，皆可使肺失宣肃，气机上逆，发为哮鸣气喘，故病变部位主要在于肺系。同时与脾肾密切相关。如因饮食不当，脾失健运，不能化水谷为精微，上输养肺，反而积湿生痰，上贮于肺，则影响肺气的升降。肺为气之主，肾为气之根，哮病日久，肺虚及肾，摄纳失常，每可使病情发作加重。

病理因素以痰为主，如朱丹溪说：“哮喘专主于痰。”发作时的病理环节为痰阻气闭，以邪实为主。若病因于寒，素体阳虚，痰从寒化，属寒痰为患，则发为冷哮；病因于热，素体阳盛，痰从热化，属痰热为患，则发为热哮；如“痰热内郁，风寒外束”引起发作者，可以表现外寒内热的寒包热哮；痰浊伏肺，肺气壅实，风邪触发者则表现为风痰哮；反复发作，正气耗伤或素体肺肾不足者，可表现为虚哮。

若长期反复发作，寒痰伤及脾肾之阳，痰热耗灼肺肾之阴，则可从实转虚，在平时表现肺、脾、肾等脏气虚弱之候。肺虚不能主气，气不化津，则痰浊内蕴，肃降无权，并因卫外不固，而更易受外邪的侵袭诱发；脾虚失运，积湿生痰，上贮于肺，则肺气升降失常；肾虚精气亏乏，摄纳失常，则阳虚水泛为痰，或阴虚虚火灼津成痰，上干于肺，加重肺气之升降失常。由于三脏之间的交互影响，可致合并同病，表现肺脾气虚或肺肾两虚之象。在平时亦觉短气，疲乏，并有轻度喘哮，难以全部消失。一旦大发作时，每易持续不解，邪实与正虚错综并见，肺肾两虚而痰浊又复壅盛，严重者肺不能治理调节心血的运行，肾虚命门之火不能上济于心，则心阳亦同时受累，甚至发生喘脱危候。

三、辨证治疗

（一）发作期

1.冷哮证

症状：喉中哮鸣如水鸡声，呼吸急促，喘憋气逆，胸膈满闷如塞，咳不甚，痰少咯吐不爽，色白而多泡沫，口不渴或渴喜热饮，形寒怕冷，天冷或受寒易发，面色青晦，舌苔白滑，脉弦紧或浮紧。

证机概要：寒痰伏肺，遇感触发，痰升气阻，肺失宣畅。

治法：宣肺散寒，化痰平喘。

代表方：射干麻黄汤、小青龙汤加减。两方皆能温肺化饮、止哮平喘，前者长于降逆平哮，用于哮鸣喘咳，表证不著者，后方解表散寒力强，用于表寒里饮，寒象较重者。

常用药：麻黄、射干宣肺平喘，化痰利咽；干姜、细辛、半夏温肺化饮降逆；紫菀、款冬化痰止咳；五味子收敛肺气；大枣、甘草和中。

表寒明显，寒热身痛，配桂枝、生姜辛散风寒；痰涌气逆，不得平卧，加葶苈子、苏子泻肺降逆，并酌加杏仁、苏子、白前、橘皮等化痰利气；咳逆上气，汗多，加白芍以敛肺。中成药可服用冷哮丸。

2. 热哮证

症状：喉中痰鸣如吼，喘而气粗息涌，胸高胁胀，咳呛阵作，咳痰色黄或白，黏浊稠厚，咳吐不利，口苦，口渴喜饮，汗出，面赤，或有身热，甚至有好发于夏季者，舌苔黄腻，质红，脉滑数或弦滑。

证机概要：痰热蕴肺，壅阻气道，肺失清肃。

治法：清热宣肺，化痰定喘。

代表方：定喘汤、越婢加半夏汤加减。两方皆能清热宣肺，化痰平喘，前者长于清化痰热，用于痰热郁肺，表证不著者，后者偏于宣肺泄热，用于肺热内郁，外有表证者。

常用药：麻黄宣肺平喘；黄芩、桑白皮清热肃肺；杏仁、半夏、款冬、苏子化痰降逆；白果敛肺，并防麻黄过于耗散；甘草调和诸药。

若表寒外束，肺热内郁，加石膏配麻黄解表清里；肺气壅实，痰鸣息涌，不得平卧，加葶苈子、广地龙泻肺平喘；肺热壅盛，痰吐稠黄，加海蛤壳、射干、知母、鱼腥草以清热化痰；兼有大便秘结者，可用大黄、芒硝、全瓜蒌、枳实通腑以利肺；病久热盛伤阴，气急难续，痰少质黏，口咽干燥，舌红少苔，脉细数者，当养阴清热化痰，加沙参、知母、天花粉。

3. 寒包热哮证

症状：喉中鸣息有声，胸膈烦闷，呼吸急促，喘咳气逆，咳痰不爽，痰黏色黄，或黄白相兼，烦躁，发热，恶寒，无汗，身痛，口干欲饮，大便偏干，舌苔白腻罩黄，舌尖边红，脉弦紧。

证机概要：痰热壅肺，复感风寒，客寒包火，肺失宣降。

治法：解表散寒，清化痰热。

代表方：小青龙加石膏汤、厚朴麻黄汤加减。前方用于外感风寒，饮邪内郁化热，而以表寒为主，喘咳烦躁者；后方用于饮邪迫肺，夹有郁热，咳逆喘满，烦躁，而表寒不显者。

常用药：麻黄散寒解表，宣肺平喘，石膏清泄肺热，二药相合，辛凉配伍，外散风寒，内清里热；厚朴、杏仁平喘止咳；生姜、半夏化痰降逆；甘草、大枣调和诸药。表寒重者，加桂枝、细辛；喘哮痰鸣气逆者，加射干、葶苈子、苏子祛痰降气平喘；痰吐稠黄胶黏者，加黄芩、前胡、瓜蒌皮等清化痰热。

4. 风痰哮证

症状：喉中痰涎壅盛，声如拽锯，或鸣声如吹哨笛，喘急胸满，但坐不得卧，咳痰黏腻难出，或为白色泡沫痰液，无明显寒热倾向，面色青黯，起病多急，常倏忽来去，发前自觉鼻、咽、眼、耳发痒，喷嚏，鼻塞，流涕，胸部憋塞，随之迅即发作，舌苔厚浊，脉滑实。

证机概要：痰浊伏肺，风邪引触，肺气郁闭，升降失司。

治法：祛风涤痰，降气平喘。

代表方：三子养亲汤加味。本方涤痰利窍，降气平喘，用于痰壅气实，咳逆息涌，痰稠黏量多，胸闷，苔浊腻者。

常用药：白芥子温肺利气涤痰；苏子降气化痰，止咳平喘；莱菔子行气祛痰；麻黄宣肺平喘；杏仁、僵蚕祛风化痰；厚朴、半夏、陈皮降气化痰；茯苓健脾化痰。

痰壅喘急，不能平卧，加用葶苈子、猪牙皂泻肺涤痰，必要时可暂予控涎丹泻肺祛痰；若感受风邪而发作者，加苏叶、防风、苍耳草、蝉衣、地龙等祛风化痰。

5. 虚哮证

症状：喉中哮鸣如鼾，声低，气短息促，动则喘甚，发作频繁，甚则持续喘哮，口唇爪甲青紫，咳痰无力，痰涎清稀或质黏起沫，面色苍白或颧红唇紫，口不渴或咽干口渴，形寒肢冷或烦热，舌质淡或偏红，或紫黯，脉沉细或细数。

证机概要：哮病久发，痰气瘀阻，肺肾两虚，摄纳失常。

治法：补肺纳肾，降气化痰。

代表方：平喘固本汤加减。本方补益肺肾，降气平喘，适用于肺肾两虚，痰气交阻，摄纳失常之哮喘。

常用药：党参、黄芪补益肺气；胡桃肉、沉香、脐带、冬虫夏草、五味子补肾纳气；苏子、半夏、款冬、橘皮降气化痰。

肾阳虚，加附子、鹿角片、补骨脂、钟乳石；肺肾阴虚，配沙参、麦冬、生地、当归；痰气瘀阻，口唇青紫，加桃仁、苏木；气逆于上，动则气喘，加紫石英、磁石镇纳肾气。

（二）缓解期

1. 肺脾气虚证

症状：气短声低，喉中时有轻度哮鸣，痰多质稀色白，自汗，怕风，常易感冒，倦怠无力，食少便溏，舌质淡，苔白，脉濡软。

证机概要：哮病日久，肺虚不能主气，脾虚健运无权，气不化津，痰饮蕴肺，肺气上逆。

治法：健脾益气，补土生金。

代表方：六君子汤加减。本方补脾化痰，用于脾虚食少，痰多脘痞，倦怠少力，大便不实等症。

常用药：党参、白术健脾益气；山药、苡仁、茯苓甘淡补脾；半夏、橘皮燥湿化痰；五味子敛肺气；甘草补气调中。

表虚自汗，加炙黄芪、浮小麦、大枣；怕冷，畏风，易感冒，加桂枝、白芍、附片；痰多者，加前胡、杏仁。

2. 肺肾两虚证

症状：短气息促，动则为甚，吸气不利，咳痰质黏起沫，脑转耳鸣，腰酸腿软，心慌，不耐劳累。或五心烦热，颧红，口干，舌红少苔，脉细数；或畏寒肢冷，面色苍白，舌淡苔白质胖，脉沉细。

证机概要：哮病久发，精气亏乏，肺肾摄纳失常，气不归原，津凝为痰。

治法：补肺益肾。

代表方：生脉地黄汤合金水六君煎。两者都可用于久哮肺肾两虚，但前者以益气养阴为主，适用于肺肾气阴两伤，后者以补肾化痰为主，适用于肾虚阴伤痰多。

常用药：熟地、山萸肉、胡桃肉补肾纳气；人参、麦冬、五味子补益肺之气阴；茯苓、甘草益气健脾；半夏、陈皮理气化痰。

肺气阴两虚为主者，加黄芪、沙参、百合；肾阳虚为主者，酌加补骨脂、仙灵脾、鹿角片、制附片、肉桂；肾阴虚为主者，加生地、冬虫夏草。中成药可服用河车大造丸。另可常服紫河车粉补益肾精。

临证所见，上述各类证候，就同一患者而言，在其多次发作中，也可先后交叉出现，故既应辨证，又不能守证。

第八节　护理要点

一、一般护理

有明确过敏源者，应尽快脱离过敏源。提供安静、舒适、冷暖适宜的休息环境。保持室内空气流通，避免放置花草、地毯、皮毛，整理床铺时避免尘埃飞扬等。

二、饮食

予以清淡、易消化、足够热量的饮食，避免食用鱼、虾、蛋等可能诱发哮喘的食物；鼓励饮水，饮水量 2500 ～ 3000ml/d，稀释痰液，重症者予以静脉补液。

三、用药护理

1. β 受体激动药主要不良反应为头痛、头晕、心悸、手指震颤等，停药或坚持用药一段时间后症状可消失。药物用量过大可引起严重心律失常，甚至发生猝死。

2. 茶碱类静脉注射浓度不宜过高，速度不宜过快，注射时间应在 10min 以上，以防中毒症状发生，与西咪替丁、大环内酯类、喹诺酮类药物等合用时可影响茶碱代谢而使排泄减慢，应减少用量。

3. 吸入糖皮质激素药物治疗后，少数病人可出现口腔念珠菌感染和声音嘶哑，指导病人吸药后应立即漱口，以防口咽部真菌感染。

4. 色甘酸钠吸入后在体内无积蓄作用，一般在 4 周内应见效，如 8 周无效者应停用。

5. 病人禁用阿司匹林、β 2 肾上腺素受体拮抗药（普萘洛尔等）和其他能诱发哮喘的药物，以免诱发或加重哮喘。

四、对症护理

注意保持呼吸道通畅。一般吸氧流量为 2 ～ 4L/min。

第八章　慢性阻塞性肺病治疗的进展

第一节　定义

慢性阻塞性肺疾病（chronic obstructive pulmoriary disease，COPD）是一组气流受限为特征的肺部疾病，气流受限不完全可逆，呈进行性发展，但是可以预防和治疗的疾病。COPD主要累及肺部，但也可以引起肺外各器官的损害。

第二节　病因与发病机制

确切的病因不清楚。但认为与肺部对香烟烟雾等有害气体或有害颗粒的异常炎症反应有关。这些反应存在个体易感因素和环境因素的互相作用。

一、吸烟

为重要的发病因素，吸烟者慢性支气管炎的患病率比不吸烟者高 2 ～ 8 倍，烟龄越长，吸烟量越大，COPD 患病率越高。烟草中含焦油、尼古丁和氢氰酸等化学物质，如香烟可损伤气道上皮细胞和纤毛运动，促使支气管黏液腺和杯状细胞增生肥大，黏液分泌增多，使气道净化能力下降。还可使氧自由基产生增多，诱导中性粒细胞释放蛋白酶，破坏肺弹力纤维，诱发肺气肿形成。

二、职业粉尘和化学物质

接触职业粉尘及化学物质，如烟雾、变应原、工业废气及室内空气污染等，浓度过高或时间过长时，均可能产生与吸烟类似的 COPD。

三、空气污染

大气中的有害气体如二氧化硫、二氧化氮、氯气等可损伤气道黏膜上皮，使纤毛清除功能下降，黏液分泌增加，为细菌感染增加条件。

四、感染因素

与慢性支气管炎类似，感染亦是 COPD 发生发展的重要因素之一。

五、蛋白酶 – 抗蛋白酶失衡

蛋白水解酶对组织有损伤、破坏作用；抗蛋白酶对弹性蛋白酶等多种蛋白酶具有抑制功能，其中 a_1- 抗胰蛋白酶（a_1-AT）是活性最强的一种。蛋白酶增多或抗蛋白酶不足均可导致组织结构破坏产生肺气肿。吸入有害气体、有害物质可以导致蛋白酶产生增多或活性增强，而抗蛋白酶产生减少或灭活加快;同时氧化应激、吸烟等危险因素也可以降低抗蛋白酶的活性。先天性 a_1- 抗胰蛋白酶缺乏，多见于北欧血统的个体，我国尚未见正式报道。

六、氧化应激

有许多研究表明COPD患者的氧化应激增加。氧化物主要有超氧阴离子(O_2^-)、羟根(OH)、次氯酸（HClO）、H_2O_2 和一氧化氮（NO）等。氧化物可直接作用并破坏许多生化大分子如蛋白质、脂质和核酸等，导致细胞功能障碍或细胞死亡，还可以破坏细胞外基质；引起蛋白酶 - 抗蛋白酶失衡；促进炎症反应，如激活转录因子 NF-κB，参与多种炎症因子的转录，如 IL-8、TNF-a、NO 诱导合成酶和环氧化物诱导酶等。

七、炎症机制

气道、肺实质及肺血管的慢性炎症是 COPD 的特征性改变，中性粒细胞、巨噬细胞、T 淋巴细胞等炎症细胞均参与了 COPD 发病过程。中性粒细胞的活化和聚集是 COPD 炎症过程的一个重要环节，通过释放中性粒细胞弹性蛋白酶、中性粒细胞组织蛋白酶 G、中性粒细胞蛋白酶 3 和基质金属蛋白酶引起慢性黏液高分泌状态并破坏肺实质。

八、其他

如自主神经功能失调、营养不良、气温变化等都有可能参与 COPD 的发生、发展。

第三节　病理生理

在早期，一般反映大气道功能的检查如第一秒用力呼气容积（FEV_1）、最大通气量、最大呼气中期流速多为正常，但有些患者小气道功能（直径小于 2mm 的气道）已发生异常。随着病情加重，气道狭窄，阻力增加，常规通气功能检查可有不同程度异常。缓解期大多恢复正常。随疾病发展，气道阻力增加、气流受限成为不可逆性。

慢性支气管炎并发肺气肿时，视其严重程度可引起一系列病理生理改变。早期病变局限于细小气道，仅闭合容积增大，反映肺组织弹性阻力及小气道阻力的动态肺顺应性降低。病变累及大气道时，肺通气功能障碍，最大通气量降低。随着病情的发展，肺组织弹性日益减退，肺泡持续扩大，回缩障碍，则残气量及残气量占肺总量的百分比增加。肺气肿加重导致大量肺泡周围的毛细血管受膨胀肺泡的挤压而退化，致使肺毛细血管大量减少，肺泡间的血流量减少，此时肺泡虽有通气，但肺泡壁无血液灌流，导致生理无效腔气量增大；也有部分肺区虽有血液灌流，但肺泡通气不良，不能参与气体交换。如此，肺泡及毛细血管大量丧失，弥散面积减少，产生通气与血流比例失调，导致换气功能发生障碍。通气和换气功能障碍可引起缺氧和二氧化碳潴留，发生不同程度的低氧血症和高碳酸血症，最终出现呼吸功能衰竭。

第四节 临床表现

一、症状

起病缓慢、病程较长。主要症状：

1. 慢性咳嗽 随病程发展可终身不愈。常晨间咳嗽明显，夜间有阵咳或排痰。

2. 咳痰 一般为白色黏液或浆液性泡沫性痰，偶可带血丝，清晨排痰较多。急性发作期痰量增多，可有脓性痰。

3. 气短或呼吸困难 早期在劳力时出现，后逐渐加重，以致在日常活动甚至休息时也感到气短，是 COPD 的标志性症状。

4. 喘息和胸闷 部分患者特别是重度患者或急性加重时出现喘息。

5. 其他 晚期患者有体重下降，食欲减退等。

二、体征

早期体征可无异常，随疾病进展出现以下体征：

1. 视诊 胸廓前后径增大，肋间隙增宽，剑突下胸骨下角增宽，称为桶状胸。部分患者呼吸变浅，频率增快，严重者可有缩唇呼吸等。

2. 触诊 双侧语颤减弱。

3. 叩诊 肺部过清音，心浊音界缩小，肺下界和肝浊音界下降。

4. 听诊 两肺呼吸音减弱，呼气延长，部分患者可闻及湿性啰音和（或）干性啰音。

第五节 诊断与严重程度分级

主要根据吸烟等高危因素史、临床症状、体征及肺功能检查等综合分析确定。不完全可逆的气流受限是 COPD 诊断的必备条件。吸入支气管舒张药后 $FEV_1/FVC < 70\%$ 及 $FEV_1 < 80\%$ 预计值可确定为不完全可逆性气流受限。

有少数患者并无咳嗽、咳痰症状，仅在肺功能检查时 $FEV_1/FVC < 70\%$，而 $FEV_1 \geqslant 80\%$ 预计值，在除外其他疾病后，亦可诊断为 COPD。

根据 FEV_1/FVC、$FEV_1\%$ 预计值和症状可对 COPD 的严重程度做出分级。

COPD 病程分期：急性加重期（慢性阻塞性肺疾病急性加重）指在疾病过程中，短期内咳嗽、咳痰、气短和（或）喘息加重，痰量增多，呈脓性或黏液脓性，可伴发热等症状，稳定期则指患者咳嗽、咳痰、气短等症状稳定或症状较轻。

第六节　鉴别诊断

一、支气管哮喘

多在儿童或青少年期起病，以发作性喘息为特征，发作时两肺布满哮鸣音，常有家庭或个人过敏史，症状经治疗后可缓解或自行缓解。哮喘的气流受限多为可逆性，其支气管舒张试验阳性。某些患者可能存在慢性支气管炎合并支气管哮喘，在这种情况下，表现为气流受限不完全可逆，从而使两种疾病难以区分。

二、支气管扩张

有反复发作咳嗽、咳痰特点，常反复咯血。合并感染时咯大量脓性痰。查体常有肺部固定性湿性啰音。部分胸部 X 片显示肺纹理粗乱或呈卷发状，高分辨 CT 可见支气管扩张改变。

三、肺结核

可有午后低热、乏力、盗汗等结核中毒症状，痰检可发现抗酸杆菌，胸部 X 线片检查可发现病灶。

四、弥漫性泛细支气管炎

大多数为男性非吸烟者，几乎所有患者均有慢性鼻窦炎；X 胸片和高分辨率 CT 显示弥漫性小叶中央结节影和过度充气征，红霉素治疗有效。

五、支气管肺癌

刺激性咳嗽、咳痰，可有痰中带血，或原有慢性咳嗽，咳嗽性质发生改变，胸部 X 线片及 CT 可发现占位病变、阻塞性肺不张或阻塞性肺炎。痰细胞学检查、纤维支气管镜检查以至肺活检，可有助于明确诊断。

六、其他原因所致呼吸气腔扩大

肺气肿是一病理诊断名词。呼吸气腔均匀规则扩大而不伴有肺泡壁的破坏时，虽不符合肺气肿的严格定义，但临床上也常习惯称为肺气肿，如代偿性肺气肿、老年性肺气肿、Down 综合征中的先天性肺气肿等。临床表现可以出现劳力性呼吸困难和肺气肿体征，但肺功能测定没有气流受限的改变，即 $FEV_1/FVC \geqslant 70\%$，与 COPD 不同。

第七节　治疗

近年来国内外对 COPD 的研究及临床诊治日益重视。2001 年世界卫生组织制定了关于 COPD 的全球防治创议（COLD），明确提出治疗的目标是：防止病情进展，缓解症状，提高运动耐量，改善健康状况，防治合并症，防治急性发作，以及降低病死率。除大力倡导戒烟、避免职业和环境污染及宣传教育外，治疗方面有以下进展：

一、治疗目的

1. 减轻症状，阻止病情发展。

2. 缓解或阻止肺功能下降。

3. 改善活动能力，提高生活质量。

4. 降低病死率。

二、教育与管理

通过教育与管理可以提高患者及有关人员对 COPD 的认识和自身处理疾病的能力，更好地配合治疗和加强预防措施，减少反复加重，维持病情稳定，提高生活质量。主要内容包括：①教育与督促患者戒烟，迄今能证明有效延缓肺功能进行性下降的措施仅有戒烟；②使患者了解 COPD 的病理生理与临床基础知识；③掌握一般和某些特殊的治疗方法；④学会自我控制病情的技巧，如腹式呼吸及缩唇呼吸锻炼等；⑤了解赴医院就诊的时机；⑥社区医生定期随访管理。

三、控制职业性或环境污染

避免或防止粉尘、烟雾及有害气体吸入。

四、药物治疗

药物治疗用于预防和控制症状，减少急性加重的频率和严重程度，提高运动耐力和生活质量。根据疾病的严重程度，逐步增加治疗，如果没有出现明显的药物不良反应或病情的恶化，应在同一水平维持长期的规律治疗。根据患者对治疗的反应及时调整治疗方案。

1. 支气管舒张剂　支气管舒张剂可松弛支气管平滑肌、扩张支气管、缓解气流受限，是控制COPD症状的主要治疗措施。短期按需应用可缓解症状，长期规则应用可预防和减轻症状，增加运动耐力，但不能使所有患者的 FEV_1 都得到改善。与口服药物相比，吸入剂不良反应小，因此多首选吸入治疗。

主要的支气管舒张剂有 β2 受体激动剂、抗胆碱药及甲基黄嘌呤类，根据药物的作用及患者的治疗反应选用。用短效支气管舒张剂较为便宜，但效果不如长效制剂。不同作用机制与作用时间的药物联合可增强支气管舒张作用、减少不良反应。β2 受体激动剂、抗胆碱药物和（或）茶碱联合应用，肺功能与健康状况可获进一步改善。① β2 受体激动剂：主要有沙丁胺醇、特布他林等，为短效定量雾化吸入剂，数分钟内开始起效，15 ～ 30min 达到峰值，持续疗效 4 ～ 5h，每次剂量 100 ～ 200 μg（每喷 100 μg），24h 内不超过 8 ～ 12 喷。主要用于缓解症状，按需使用。福莫特罗（formoterol）为长效定量吸入剂，作用持续 12h 以上，与短效 β2 受体激动剂相比，维持作用时间更长。福莫特罗吸入后 1 ～ 3min 起效，常用剂量为 4.5 ～ 9 μg，每日 2 次。②抗胆碱药：主要品种有异丙托溴铵（ipratropium）气雾剂，可阻断 M 胆碱受体。定量吸入时开始作用时间比沙丁胺醇等短效 β2 受体激动剂慢，但持续时间长，30 ～ 90min 达最大效果。维持 6 ～ 8h，剂量为 40 ～ 80 μg（每喷 20 μg），每天 3 ～ 4 次。该药不良反应小，长期吸入可改善 COPD 患者健康状况。噻托溴铵（tiotropium）选择性作用于 M3 和 M1 受体，为长效抗胆碱药，作用长达 24h 以上，吸入剂量为 18 μg，每天 1 次。长期吸入可增加深吸气量（IC），减低呼气末肺容积（EELV），进而改善呼吸困难，提高运动耐力和生活质量，也可减少急性加重频率。③茶碱类药物：可解除气道平滑肌痉挛，广泛用于 COPD 的治疗。另外，还有改善心搏血量、舒张全身和肺血管，增加水盐排出，兴奋中枢神经系统、改善呼吸肌功能以及某些抗炎作用等。但总的来看，在一般治疗量的血浓度下，茶碱的其他多方面作用不很突出。缓释型或控释型茶碱每天 1 次或 2 次口服可达稳定的血浆浓度，对 COPD 有一定效果。茶碱血浓度监测对估计疗效和不良反应有一定意义。血茶碱浓度＞ 5mg/L 即有治疗作用；＞ 15mg/L 时不良反应明显增加。吸烟、饮酒、服用抗惊厥药、利福平等可引起肝脏酶受损并缩短茶碱半衰期; 老人、持续发热、心力衰竭和肝功能明显障碍者，同时应用西咪替丁、大环内酯类药物（红霉素等）、氟喹诺酮类药物（环丙沙星等）和口服避孕药等都可能使茶碱血药浓度增加。

2. 糖皮质激素 COPD 稳定期长期应用糖皮质激素吸入治疗并不能阻止其 FEV_1 的降低趋势。长期规律的吸入糖皮质激素较适用于 FEV_1 ＜ 50% 预计值（Ⅲ级和Ⅳ级）并且有临床症状以及反复加重的 COPD 患者。这一治疗可减少急性加重频率，改善生活质量。联合吸入糖皮质激素和 β2 受体激动剂，比各自单用效果好，目前已有布地奈德 / 福莫特罗、氟地卡松 / 沙美特罗两种联合制剂。对 COPD 患者不推荐长期口服糖皮质激素治疗。

3. 其他药物 ①祛痰药（黏液溶解剂）：COPD 气道内可产生大量黏液分泌物，可促使继发感染，并影响气道通畅，应用祛痰药似有利于气道引流通畅，改善通气，但除少数有黏痰患者获效外，总的来说效果并不十分确切。常用药物有盐酸氨溴索（ambroxol）、乙酰半胱氨酸等。②抗氧化剂：COPD 气道炎症使氧化负荷加重，加重 COPD 的病理、生理变化。应用抗氧化剂如 N- 乙酰半胱氨酸可降低疾病反复加重的频率。但目前尚缺乏长期、多中心临床研究结果，有待今后进行严格的临床研究考证。③免疫调节剂：对降低 COPD 急性加重严重程度可能具有一定的作用。但尚未得到确证，不推荐作常规使用。④疫苗：流感疫苗可减少 COPD 患者的严重程度和死亡，可每年给予 1 次（秋季）或 2 次（秋、冬）。它含有灭活的或活的、无活性病毒，应每年根据预测的病毒种类制备。肺炎球菌疫苗含有 23 种肺炎球菌荚膜多糖，已在 COPD 患者中应用，但尚缺乏有力的临床观察资料。

五、氧疗

COPD 稳定期进行长期家庭氧疗对具有慢性呼吸衰竭的患者可提高生存率。对血流动力学、血液学特征、运动能力、肺生理和精神状态都会产生有益的影响。长期家庭氧疗应在Ⅳ级即极重度 COPD 患者应用，具体指征是:

1. $PaO_2 \leqslant$ 55mmHg 或动脉血氧饱和度（SaO_2）$\leqslant$ 88%，有或没有高碳酸血症。

2. $PaO_2$55 ～ 60mmHg，或 SaO_2 ＜ 89%，并有肺动脉高压、心力衰竭水肿或红细胞增多症（红细胞比积＞ 55%）。长期家庭氧疗一般是经鼻导管吸入氧气，流量 1.0 ～ 2.0L/min，吸氧持续时间＞ 15h/d。长期氧疗的目的是使患者在海平面水平，静息状态下，达到 $PaO_2 \geqslant$ 60mmHg 和（或）使 SaO_2 升至 90%，这样才可维持重要器官的功能，保证周围组织的氧供。

六、康复治疗

康复治疗可以使进行性气流受限、严重呼吸困难而很少活动的患者改善活动能力、提高生活质量，是 COPD 患者一项重要的治疗措施。它包括呼吸生理治疗，肌肉训练，营养支持、精神治疗与教育等多方面措施。在呼吸生理治疗方面包括帮助患者咳嗽，用力呼气以促进分泌物清除；使患者放松，进行缩唇呼吸以及避免快速浅表的呼吸以帮助克服急性呼吸困难等措施。在肌肉训练方面有全身性运动与呼吸肌锻炼，前者包括步行、登楼梯、踏车等，后者有腹式呼吸锻炼等。在营养支持方面，应要求达到理想的体重；同时避免过高碳水化合物饮食和过高热卡摄入，以免产生过多二氧化碳。

七、外科治疗

1. 肺大疱切除术 在有指征的患者，术后可减轻患者呼吸困难的程度并使肺功能得到改善。术前胸部 CT 检查、动脉血气分析及全面评价呼吸功能对于决定是否手术是非常重要的。

2. 肺减容术　是通过切除部分肺组织，减少肺过度充气，改善呼吸肌做功，提高运动能力和健康状况，但不能延长患者的寿命。主要适用于上叶明显非均质肺气肿，康复训练后运动能力仍低的一部分病人，但其费用高，属于实验性姑息性外科的一种手术。不建议广泛应用。

3. 肺移植术　对于选择合适的 COPD 晚期患者，肺移植术可改善生活质量，改善肺功能，但技术要求高，花费大，很难推广应用。

总之，稳定期 COPD 的处理原则根据病情的严重程度不同，选择的治疗方法也有所不同。

八、COPD 急性加重期的治疗

（一）确定 COPD 急性加重的原因

引起 COPD 加重的最常见原因是气管 - 支气管感染，主要是病毒、细菌的感染。部分病例加重的原因难以确定，环境理化因素改变可能有作用。肺炎、充血性心力衰竭、心律失常、气胸、胸腔积液、肺血栓栓塞症等可引起酷似 COPD 急性发作的症状，需要仔细加以鉴别。

（二）COPD 急性加重的诊断和严重性评价

COPD 加重的主要症状是气促加重，常伴有喘息、胸闷、咳嗽加剧、痰量增加、痰液颜色和（或）黏度改变以及发热等，此外亦可出现全身不适、失眠、嗜睡、疲乏抑郁和精神紊乱等症状。当患者出现运动耐力下降、发热和（或）胸部影像异常时可能为 COPD 加重的征兆。气促加重，咳嗽痰量增多及出现脓性痰常提示细菌感染。

与加重前的病史、症状、体征、肺功能测定、动脉血气检测和其他实验室检查指标进行比较，对判断 COPD 加重的严重程度甚为重要。应特别注意了解本次病情加重或新症状出现的时间，气促、咳嗽的严重程度和频度，痰量和痰液颜色，日常活动的受限程度，是否曾出现过水肿及其持续时间，既往加重时的情况和有无住院治疗，以及目前的治疗方案等。本次加重期肺功能和动脉血气结果与既往对比可提供极为重要的信息，这些指标的急性改变较其绝对值更为重要。对于严重 COPD 患者，神志变化是病情恶化和危重的指标，一旦出现需及时送医院救治。是否出现辅助呼吸肌参与呼吸运动，胸腹矛盾呼吸、发绀、外周水肿、右心衰竭，血流动力学不稳定等征象亦有助于判定 COPD 加重的严重程度。

肺功能测定：加重期患者，常难以满意地完成肺功能检查。$FEV_1 < 1L$ 可提示严重发作。

动脉血气分析：静息状态下在海平面呼吸空气条件下，$PaO_2 < 60mmHg$ 和（或）$SaO_2 < 90\%$，提示呼吸衰竭。如 $PaO_2 < 50mmHg$，$PaCO_2 > 70mmHg$，$pH < 7.30$ 提示病情危重。

胸部 X 线影像、心电图（ECG）检查：胸部 X 线影像有助于 COPD 加重与其他具有类似症状的疾病相鉴别。ECG 对心律失常、心肌缺血及右心室肥厚的诊断有帮助。螺旋 CT、血管造影和血浆 D- 二聚体检测在诊断 COPD 加重患者发生肺栓塞时有重要作用，但核素通气灌注扫描在此诊断价值不大。低血压或高流量吸氧后 PaO_2 不能升至 60mmHg 以上可能提示肺栓塞的存在，如果临床上高度怀疑合并肺栓塞，则应同时处理 COPD 和肺栓塞。

其他实验室检查：血红细胞计数及红细胞压积有助于了解有无红细胞增多症或出血。部分患者血白细胞计数增高及中性粒细胞核左移可为气道感染提供佐证。但通常白细胞计数并无明显改变。

当 COPD 加重，有脓性痰者，应给予抗生素治疗。肺炎链球菌、流感嗜血杆菌及卡他莫拉菌是 COPD 加重患者最普通的病原菌。若患者对初始抗生素治疗反应不佳时，应进行痰培养及细菌药物敏感试验。此外，血液生化检查有助于确定引起 COPD 加重的其他因素，如电解质紊乱（低钠、低钾和低氯血症等），糖尿病危象或营养不良等，也可发现合并存在的代谢性酸碱失衡。

（三）院外治疗

对于 COPD 加重早期，病情较轻的患者可以在院外治疗，但需注意病情变化，及时决定送医院治疗的时机。

COPD 加重期的院外治疗包括适当增加以往所用支气管舒张剂的剂量及频度。若未曾使用抗胆碱药物，可以用异丙托溴胺或噻托溴胺吸入治疗，直至病情缓解。对更严重的病例，可给予数天较大剂量的雾化治疗。如沙丁胺醇 2500 μg，异丙托溴铵 500 μg，或沙丁胺醇 1000 μg 加异丙托溴铵 250 ～ 500 μg 雾化吸入，每日 2 ～ 4 次。

全身使用糖皮质激素对加重期治疗有益，可促进病情缓解和肺功能的恢复。如患者的基础 FEV_1 ＜ 50% 预计值，除支气管舒张剂外可考虑口服糖皮质激素，泼尼松龙每日 30 ～ 40mg，连用 7 ～ 10d。也可糖皮质激素联合长效 β2- 受体激动剂雾化吸入治疗。

COPD 症状加重，特别是咳嗽痰量增多并呈脓性时应积极给予抗生素治疗。抗生素选择应依据患者肺功能及常见的致病菌，结合患者所在地区致病菌及耐药流行情况，选择敏感抗生素。

（四）住院治疗

COPD 急性加重病情严重者需住院治疗。COPD 急性加重到医院就诊或住院治疗的指征：①症状显著加剧，如突然出现的静息状况下呼吸困难；②出现新的体征或原有体征加重（如发绀、外周水肿）；③新近发生的心律失常；④有严重的伴随疾病；⑤初始治疗方案失败；⑥高龄 COPD 患者的急性加重；⑦诊断不明确；⑧院外治疗条件欠佳或治疗不力。

COPD 急性加重收入重症监护治疗病房（ICU）的指征：①严重呼吸困难且对初始治疗反应不佳；②精神障碍，嗜睡，昏迷；③经氧疗和无创性正压通气（NIPPV）后，低氧血症（PaO_2 ＜ 50mmHg）仍持续或呈进行性恶化，和（或）高碳酸血症（$PaCO_2$ ＞ 70mmHg）无缓解甚至有恶化，和（或）严重呼吸性酸中毒（pH ＜ 7.30）无缓解，甚至恶化。

第八节　中医诊疗

一、痰浊壅肺证

症状：胸膺满闷，短气喘息，稍劳即著，咳嗽痰多，色白黏腻或呈泡沫状，畏风易汗，脘痞纳少，倦怠乏力，舌暗，苔薄腻或浊腻，脉小滑。

证机概要：肺虚脾弱，痰浊内蕴，肺失宣降。

治法：化痰降气，健脾益肺。

代表方：苏子降气汤合三子养亲汤加减。二方均能降气化痰平喘，但苏子降气汤偏温，以上盛兼有下虚，寒痰喘咳为宜；三子养亲汤偏降，以痰浊壅盛，肺实喘满，痰多黏腻为宜。

常用药：苏子、前胡、白芥子化痰降逆平喘；半夏、厚朴、陈皮燥湿化痰，行气降逆；白术、茯苓、甘草运脾和中。

痰多，胸满不能平卧，加葶苈子、莱菔子泻肺祛痰平喘；肺脾气虚，易出汗，短气乏力，痰量不多，酌加党参、黄芪、防风健脾益气，补肺固表。

若属外感风寒诱发，痰从寒化为饮，喘咳，痰多黏白泡沫，见表寒里饮证者，宗小青龙汤加麻黄、桂枝、细辛、干姜散寒化饮；饮郁化热，烦躁而喘，脉浮，用小青龙加石膏汤兼清郁热；若痰浊夹瘀，唇甲紫暗，舌苔浊腻者，可用涤痰汤加丹参、地龙、桃仁、红花、赤芍、水蛭等。

二、痰热郁肺证

症状：咳逆，喘息气粗，胸满，烦躁，目胀睛突，痰黄或白，黏稠难咯，或伴身热，微恶寒，有汗不多，口渴欲饮，溲赤，便干，舌边尖红，苔黄或黄腻，脉数或滑数。

证机概要：痰热壅肺，清肃失司，肺气上逆。

治法：清肺化痰，降逆平喘。

代表方：越婢加半夏汤或桑白皮汤加减。前方宣肺泄热，用于饮热郁肺，外有表邪，喘咳上气，目如脱状，身热，脉浮大者；后方清肺化痰，用于痰热壅肺，喘急胸满，咳吐黄痰或黏白稠厚者。

常用药：麻黄宣肺平喘；黄芩、石膏、桑白皮清泄肺中郁热；杏仁、半夏、苏子化痰降气平喘。

痰热内盛，胸满气逆，痰质黏稠不易咯吐者，加鱼腥草、金荞麦、瓜蒌皮、海蛤粉、大贝母、风化硝清热滑痰利肺；痰鸣喘息，不得平卧，加射干、葶苈子泻肺平喘；痰热伤津，口干舌燥，加天花粉、知母、芦根生津润燥；痰热壅肺，腑气不通，胸满喘逆，大便秘结者，加大黄、芒硝通腑泄热，降肺平喘；阴伤而痰量已少者，酌减苦寒之味，加沙参、麦冬滋阴润肺；若痰热阻气，兼夹瘀血，可加用桃仁、赤芍、丹参凉血化瘀。

三、痰蒙神窍证

症状：神志恍惚，表情淡漠，谵妄，烦躁不安，撮空理线，嗜睡，甚则昏迷，或伴肢体瞤动，抽搐，咳逆喘促，咳痰不爽，苔白腻或黄腻，舌质暗红或淡紫，脉细滑数。

证机概要：痰蒙神窍，引动肝风。

治法：涤痰，开窍，息风。

代表方：涤痰汤加减。本方可涤痰开窍，息风止痉，用于痰迷心窍，风痰内盛，神识昏蒙或嗜睡，痰多，肢体瞤动者。

常用药：半夏、茯苓、橘红、胆南星涤痰息风；竹茹、枳实清热化痰利膈；菖蒲、远志、郁金开窍化痰降浊。另可服中成药至宝丹或安宫牛黄丸以清心开窍。

若痰热内盛，身热，烦躁，谵语，神昏，苔黄舌红者，加葶苈子、天竺黄、竹沥；肝风内动，抽搐，加钩藤、全蝎，另服羚羊角粉；血瘀明显，唇甲紫绀，加丹参、红花、桃仁活血通脉；如皮肤黏膜出血，咳血、便血色鲜者，配清热凉血止血药，如水牛角、生地、丹皮、紫珠草等。

四、阳虚水泛证

症状：心悸，喘咳，咳痰清稀，面浮，下肢浮肿，甚则一身悉肿，腹部胀满有水，脘痞，纳差，尿少，怕冷，面唇青紫，苔白滑，舌胖质黯，脉沉细。

证机概要：心肾阳虚，水饮内停。

治法：温肾健脾，化饮利水。

代表方：真武汤合五苓散加减。前方温阳利水，用于脾肾阳虚之水肿；后方通阳化气利水，配合真武汤可加强利尿消肿的作用。

常用药：附子、桂枝温肾通阳；茯苓、白术、猪苓、泽泻、生姜健脾利水；赤芍活血化瘀。

若水肿势剧，上凌心肺，心悸喘满，倚息不得卧者，加沉香、牵牛子、椒目、葶苈子行气逐水；

血瘀甚，紫绀明显，加泽兰、红花、丹参、益母草、北五加皮化瘀行水。待水饮消除后，可参考肺肾气虚证论治。

五、肺肾气虚证

症状：呼吸浅短难续，声低气怯，甚则张口抬肩，倚息不能平卧，咳嗽，痰白如沫，咯吐不利，胸闷心慌，形寒汗出，或腰膝酸软，小便清长，或尿有余沥，舌淡或黯紫，脉沉细数无力，或有结代。

证机概要：肺肾两虚，气失摄纳。

治法：补肺纳肾，降气平喘。

代表方：平喘固本汤合补肺汤加减。前方补肺纳肾，降气化痰，用于肺肾气虚，喘咳有痰者；后方功在补肺益气，用于肺气虚弱，喘咳短气不足以息者。

常用药：党参（人参）、黄芪、炙甘草补肺；冬虫夏草、熟地、胡桃肉、脐带益肾；五味子收敛肺气；灵磁石、沉香纳气归原；紫菀、款冬、苏子、半夏、橘红化痰降气。

肺虚有寒，怕冷，舌质淡，加肉桂、干姜、细辛温肺散寒；兼有阴伤，低热，舌红苔少，加麦冬、玉竹、生地养阴清热；气虚瘀阻，面唇紫绀明显，加当归、丹参、苏木活血通脉。如见喘脱危象者，急用参附汤送服蛤蚧粉或黑锡丹补气纳肾，回阳固脱。中成药可服固本咳喘片。病情稳定阶段，可常服皱肺丸。

第九节 护理要点

一、一般护理休息与活动

病人采取舒适的体位，严重病人宜采取高枕或半卧位、端坐位，身体前倾，便于辅助呼吸机参与呼吸。视病情安排适当的活动量，活动以不感到疲劳、不加重症状为宜。室内保持合适的温湿度，冬季注意保暖，避免直接吸入冷空气。

二、病情观察

观察咳嗽、咳痰，呼吸困难的程度，监测动脉血气分析和水、电解质、酸碱平衡情况。

三、用药护理

遵医嘱应用抗生素、支气管舒张药和祛痰药物，注意观察疗效及不良反应。

四、呼吸功能锻炼

指导病人进行缩唇 - 腹式呼吸、吸气阻力器等呼吸锻炼，以加强胸、膈呼吸肌肌力和耐力，改善呼吸功能。

第九章　胃癌诊断与治疗进展

第一节　定义

胃癌是指原发于胃的上皮源性恶性肿瘤。根据 2020 年中国最新数据，胃癌发病率和死亡率在各种恶性肿瘤中均位居第三。全球每年新发胃癌病例约 120 万，中国约占其中的 40%。我国早期胃癌占比很低，仅约 20%，大多数发现时已是进展期，总体 5 年生存率不足 50%。近年来随着胃镜检查的普及，早期胃癌比例逐年增高。

胃癌治疗的总体策略是以外科为主的综合治疗，为进一步规范我国胃癌诊疗行为，提高医疗机构胃癌诊疗水平，改善胃癌患者预后，保障医疗质量和医疗安全，特制定本指南。本指南所称的胃癌是指胃腺癌（以下简称胃癌），包括胃食管结合部癌。

第二节　诊断

应当结合患者的临床表现、内镜及组织病理学、影像学检查等进行胃癌的诊断和鉴别诊断。

一、临床表现

早期胃癌患者常无特异的症状，随着病情的进展可出现类似胃炎、溃疡病的症状，主要有：①上腹饱胀不适或隐痛，以饭后为重；②食欲减退、嗳气、反酸、恶心、呕吐、黑便等。进展期胃癌除上述症状外，常出现：①体重减轻、贫血、乏力。②胃部疼痛，如疼痛持续加重且向腰背放射，则提示可能存在胰腺和腹腔神经丛受侵。胃癌一旦穿孔，可出现剧烈腹痛的胃穿孔症状。③恶心、呕吐，常为肿瘤引起梗阻或胃功能紊乱所致。贲门部癌可出现进行性加重的吞咽困难及反流症状，胃窦部癌引起幽门梗阻时可呕吐宿食。④出血和黑便，肿瘤侵犯血管，可引起消化道出血。小量出血时仅有大便隐血阳性，当出血量较大时可表现为呕血及黑便。⑤其他症状如腹泻（患者因胃酸缺乏、胃排空加快）、转移灶的症状等。晚期患者可出现严重消瘦、贫血、水肿、发热、黄疸和恶病质。

二、体征

一般胃癌尤其是早期胃癌，常无明显的体征，进展期乃至晚期胃癌患者可出现下列体征：①上腹部深压痛，有时伴有轻度肌抵抗感，常是体检可获得的唯一体征；②上腹部肿块，位于幽门窦或胃体的进展期胃癌，有时可扪及上腹部肿块；女性患者于下腹部扪及可推动的肿块，应考虑 Krukenberg 瘤的可能；③胃肠梗阻的表现：幽门梗阻时可有胃型及震水音，小肠或系膜转移使肠腔狭窄可导致部分或完全性肠梗阻；④腹水征，有腹膜转移时可出现血性腹水；⑤锁骨上淋巴结肿大；⑥直肠前窝肿物；⑦脐部肿块等。其中，锁骨上窝淋巴结肿大、腹水征、下腹部盆腔包块、脐部肿物、直肠前窝种植结节、肠梗阻表现均为提示胃癌晚期的重要体征。因此，仔细检查这些体征，不但具有重要的诊断价值，同时也为诊治策略的制订提供了充分的临床依据。

三、胃癌的诊断标准及内容

1. 定性诊断 采用胃镜检查进行病变部位活检及病理检查等方法明确病变是否为癌、肿瘤的分化程度以及特殊分子表达情况等与胃癌自身性质和生物行为学特点密切相关的属性与特征。除常规组织学类型，还应该明确 Laur é n 分型及 HER2 表达状态。

2. 分期诊断 胃癌的分期诊断主要目的是在制订治疗方案之前充分了解疾病的严重程度及特点，以便为选择合理的治疗模式提供充分的依据。胃癌的严重程度可集中体现在局部浸润深度、淋巴结转移程度以及远处转移存在与否 3 个方面，在临床工作中应选择合适的辅助检查方法以期获得更为准确的分期诊断信息。

3. 临床表现 临床表现不能作为诊断胃癌的主要依据，但是在制订诊治策略时，应充分考虑是否存在合并症及伴随疾病会对整体治疗措施产生影响。

四、鉴别诊断

1. 胃良性溃疡

与胃癌相比较，胃良性溃疡一般病程较长，曾有典型溃疡疼痛反复发作史，抗酸剂治疗有效，多不伴有食欲减退。除非合并出血、幽门梗阻等严重的合并症，多无明显体征，不会出现近期明显消瘦、贫血、腹部肿块甚至左锁骨上窝淋巴结肿大等。更为重要的是 X 线钡餐和胃镜检查，良性溃疡直径常小于 2.5cm，圆形或椭圆形龛影，边缘整齐，蠕动波可通过病灶；胃镜下可见黏膜基底平坦，有白色或黄白苔覆盖，周围黏膜水肿、充血，黏膜皱襞向溃疡集中。而癌性溃疡与此有很大的不同，详细特征参见胃癌诊断部分。

2. 胃淋巴瘤

占胃恶性肿瘤的 2% ～ 7%。95% 以上的胃原发恶性淋巴瘤为非霍奇金淋巴瘤，常广泛浸润胃壁，形成一大片浅溃疡。以上腹部不适、胃肠道出血及腹部肿块为主要临床表现。

3. 胃肠道间质瘤

间叶源性肿瘤，约占胃肿瘤的 3%，肿瘤膨胀性生长，可向黏膜下或浆膜下浸润形成球形或分叶状的肿块。瘤体小症状不明显，可有上腹不适或类似溃疡病的消化道症状，瘤体较大时可扪及腹部肿块，常有上消化道出血的表现。

4. 胃神经内分泌肿瘤

神经内分泌肿瘤（neuroendocrineneoplasm，NEN）是一组起源于肽能神经元和神经内分泌细胞的具有异质性的肿瘤，所有神经内分泌肿瘤均具有恶性潜能。这类肿瘤的特点是能储存和分泌不同的肽和神经胺。虽然胃肠胰 NEN 是一种少见的疾病，占胃肠恶性肿瘤不足 2% 的比例，但目前在美国 NEN 是发病率仅次于结直肠癌的胃肠道恶性肿瘤。其诊断仍以组织学活检病理为金标准，然常规的 HE 染色已不足以充分诊断 NEN，目前免疫组织化学染色方法中突触素蛋白和嗜铬粒蛋白 A 染色为诊断 NEN 的必检项目，并需根据核分裂象和 Ki-67 百分比对 NEN 进行分级。

5. 胃良性肿瘤

占全部胃肿瘤的 2% 左右，按组织来源可分为上皮细胞瘤和间叶组织瘤，前者常见为胃腺瘤，后者以平滑肌瘤、脂肪瘤、神经鞘瘤等较为常见。一般体积较小，发展较慢。胃窦和胃体为多发部位。多无明显临床表现，X 线钡餐为圆形或椭圆形的充盈缺损，而非龛影；胃镜下则表现为黏膜下肿块。

第三节 胃癌的治疗

一、治疗原则

应当采取综合治疗的原则，即根据肿瘤病理学类型及临床分期，结合患者一般状况和器官功能状态，采取多学科综合治疗（multidisciplinaryteam，MDT）模式（包括胃肠外科、消化内科、肿瘤内科、内镜中心、放疗科、介入科、影像科、康复科、营养科、分子生物学家、生物信息学家等），有计划、合理地应用手术、化疗、放疗和生物靶向等治疗手段，达到根治或最大幅度地控制肿瘤，延长患者生存期，改善生活质量的目的。

1. 早期胃癌且无淋巴结转移证据，可根据肿瘤侵犯深度，考虑内镜下治疗或手术治疗，术后无须辅助放疗或化疗。

2. 局部进展期胃癌或伴有淋巴结转移的早期胃癌，应当采取以手术为主的综合治疗。根据肿瘤侵犯深度及是否伴有淋巴结转移，可考虑直接行根治性手术或术前先行新辅助化疗，再考虑根治性手术。成功实施根治性手术的局部进展期胃癌，需根据术后病理分期决定辅助治疗方案（辅助化疗，必要时考虑辅助化放疗）。

3. 复发 / 转移性胃癌应当采取以药物治疗为主的综合治疗手段，在恰当的时机给予姑息性手术、放疗、介入治疗、射频治疗等局部治疗，同时也应当积极给予镇痛、支架置入、营养支持等最佳支持治疗。

二、早期胃癌内镜治疗

早期胃癌的治疗方法包括内镜下切除和外科手术。与传统外科手术相比，内镜下切除具有创伤小、并发症少、恢复快、费用低等优点，且疗效相当，5 年生存率均可超过 90%。因此，国际多项指南和本共识均推荐内镜下切除为早期胃癌的首选治疗方式。早期胃癌内镜下切除术主要包括 EMR 和 ESD。

1. 早期胃癌内镜治疗适应证

早期胃癌内镜治疗的绝对适应证 肉眼可见黏膜内(cT1a)分化癌,必须无溃疡(瘢痕)发生,即 UL（M）。当侵犯深度、病变直径、分化程度和合并溃疡 UL（+）其中一项超出上述标准，淋巴结转移风险极低时，也可以考虑进行内镜治疗。对于 EMR/ESD 治疗后局部黏膜病灶复发患者，可行扩大适应证进行处理。

2. 早期胃癌内镜治疗禁忌证

国内目前较为公认的内镜切除禁忌证为：①明确淋巴结转移的早期胃癌；②癌症侵犯固有肌层；③患者存在凝血功能障碍。另外，ESD 的相对手术禁忌证还包括抬举征阴性，即指在病灶基底部的黏膜下层注射盐水后局部不能形成隆起，提示病灶基底部的黏膜下层与肌层之间已有粘连；此时行 ESD 治疗，发生穿孔的危险性较高，但是随着 ESD 操作技术的熟练，即使抬举征阴性也可以安全地进行 ESD。

三、手术治疗

手术切除是胃癌的主要治疗手段，也是目前治愈胃癌的唯一方法。胃癌手术分为根治性手术与非根治性手术。根治性手术应当完整切除原发病灶，并且彻底清扫区域淋巴结，主要包括标准手术、改良手术和扩大手术；非根治性手术主要包括姑息手术和减瘤手术。

1. 根治性手术 ①标准手术是以根治为目的，要求必须切除 2/3 以上的胃，并且进行 D2 淋巴结清扫。②改良手术主要针对分期较早的肿瘤，要求切除部分胃或全胃，同时进行 D1 或 D1+ 淋巴结清扫。③扩大手术包括联合脏器切除或（和）D2 以上淋巴结清扫的扩大手术。

2. 非根治性手术 ①姑息手术主要针对出现肿瘤并发症的患者（出血、梗阻等），主要的手术方式包括胃姑息性切除、胃空肠吻合短路手术和空肠营养管置入术等。②减瘤手术主要针对存在不可切除的肝转移或者腹膜转移等非治愈因素，也没有出现肿瘤并发症所进行的胃切除，目前不推荐开展。

四、化疗

分为姑息化疗、辅助化疗和新辅助化疗和转化治疗，应当严格掌握临床适应证，排除禁忌证，并在肿瘤内科医师的指导下施行。化疗应当充分考虑患者的疾病分期、年龄、体力状况、治疗风险、生活质量及患者意愿等，避免治疗过度或治疗不足。及时评估化疗疗效，密切监测及防治不良反应，并酌情调整药物和 / 或剂量。按照 RECIST 疗效评价标准。

1. 姑息化疗

目的为缓解肿瘤导致的临床症状，改善生活质量及延长生存期。适用于全身状况良好、主要脏器功能基本正常的无法切除、术后复发转移或姑息性切除术后的患者。禁忌用于严重器官功能障碍，不可控制的合并疾病及预计生存期不足 3 个月者。常用的系统化疗药物包括：5- 氟尿嘧啶、卡培他滨、替吉奥、顺铂、奥沙利铂、紫杉醇、多西他赛、白蛋白紫杉醇、伊立替康、表阿霉素等，靶向治疗药物包括：曲妥珠单抗、阿帕替尼。化疗方案包括 2 药联合或 3 药联合方案，2 药方案包括：5- 氟尿嘧啶 / 亚叶酸钙 + 顺铂（5-FU/LV+FP）、卡培他滨 + 顺铂（XP）、替吉奥 + 顺铂（SP）、5- 氟尿嘧啶 + 奥沙利铂（FOLFOX）、卡培他滨 + 奥沙利铂（XELOX）、替吉奥 + 奥沙利铂（SOX）、卡培他滨 + 紫杉醇、卡培他滨 + 多西他赛、5- 氟尿嘧啶 / 亚叶酸钙 + 伊立替康（FOLFIRI）等。3 药方案适用于体力状况好的晚期胃癌患者，常用者包括：表阿霉素 + 顺铂 +5- 氟尿嘧啶（ECF）及其衍生方案（EOX、ECX、EOF），多西他赛 + 顺铂 +5- 氟尿嘧啶（DCF）及其改良方案（FLOT、DOX、DOS）等。白蛋白结合型紫杉醇作为二线治疗与普通紫杉醇疗效相当，且很少发生过敏反应，目前也为可选择的化疗药物。对体力状态差、高龄患者，考虑采用口服氟尿嘧啶类药物或紫杉类药物的单药化疗。对 HER2 表达呈阳性（免疫组化染色呈 +++，或免疫组化染色呈 ++ 且 FISH 检测呈阳性）的晚期胃癌患者，可考虑在化疗的基础上，联合使用分子靶向治疗药物曲妥珠单抗。既往 2 个化疗方案失败的晚期胃癌患者，身体状况良好情况下，可考虑单药阿帕替尼治疗。

2. 辅助化疗

辅助化疗适用于 D2 根治术后病理分期为Ⅱ期及Ⅲ期者。Ia 期不推荐辅助化疗，对于 Ib 期胃癌是否需要进行术后辅助化疗，目前并无充分的循证医学证据，但淋巴结阳性患者（pTIN1M0）可考虑辅助化疗，对于 pT2N0M0 的患者，年轻（＜ 40 岁）、组织学为低分化、有神经束或血管、淋巴管浸润因素者进行辅助化疗，多采用单药，有可能减少复发。联合化疗在 6 个月内完成，单药化疗不宜超过 1 年。辅助化疗方案推荐氟尿嘧啶类药物联合铂类的

2 药联合方案。对体力状况差、高龄、不耐受 2 药联合方案者，考虑采用口服氟尿嘧啶类药物的单药化疗。

3. 新辅助化疗

对无远处转移的局部进展期胃癌（T3/4、N+），推荐新辅助化疗，应当采用铂类与氟尿嘧啶类联合的 2 药方案，或在 2 药方案基础上联合紫杉类组成 3 药联合的化疗方案，不宜单药应用。新辅助化疗的时限一般不超过 3 个月，应当及时评估疗效，并注意判断不良反应，避免增加手术并发症。术后辅助治疗应当根据术前分期及新辅助化疗疗效，有效者延续原方案或根据患者耐受性酌情调整治疗方案，无效者则更换方案或加用靶向药物如阿帕替尼等。

五、放疗

放疗是恶性肿瘤的重要治疗手段之一。根据临床随访研究数据和尸检数据，提示胃癌术后局部区域复发和远处转移风险很高，放疗通过对原发肿瘤位置及淋巴引流区的照射可以降低局部区域复发风险。在多学科诊疗的指导下，通过放疗与手术、化疗、分子靶向治疗等多种治疗手段结合，可制定出合理的治疗方案使患者获益。目前美国 NCCN 指南或欧洲 ESMO 指南均在特定情况下推荐对局部晚期胃癌在手术前或手术后实施放化疗的治疗模式。随着 D2 手术的开展和广泛推广，术后放疗的适应证以及放疗范围都成为学者探讨的热点。对于局部晚期胃癌的术前放疗，特别是针对胃食管结合部癌，多项研究显示术前同步放化疗可以显著降低肿瘤负荷，为提高肿瘤治愈率提供帮助。

第四节　中医诊疗

一、范围

胃痛是由于脾胃受损、气血失调所引起的胃脘部疼痛，又称胃脘痛。胃痛往往兼见胃脘部痞闷、胀满、嗳气、反酸、纳呆、胁痛、腹胀等症状，电子胃镜检查或上消化道钡餐造影多阳性，甚至可见吐血、黑便、呕吐、卒腹痛等症。

现代医学中急慢性胃炎、消化性溃疡、胃癌和功能性消化不良等疾病见有胃脘部位疼痛者。

《内经》初步阐述了胃痛的病因病机、临床表现及治疗。如《灵枢 · 邪气脏腑病形》指出："胃病者，腹膜胀，胃脘当心而痛。上支两胁，膈咽不通，食饮不下，取之三里也。"《灵枢 · 经脉》曰："脾，足太阴之脉……是动则病舌本强，食则呕，胃脘痛，腹胀善噫，得后与气则快然如衰。"《素问 · 六元正纪大论》谓："木郁之发……民病胃脘当心而痛。"张仲景将胃脘部的病变称为"心下"，如《伤寒论 · 辨太阳病脉证并治》说："伤寒六七日，结胸热实，脉沉而紧，心下痛，按之石硬者，大陷胸汤主之。"这里的心下痛即是胃脘痛。从上述论述中可以看出，《内经》《伤寒杂病论》对胃痛与心痛、真心痛的区别是明确的，可能因使用了“胃脘当心而痛”“心下”等词语形容胃痛，致使后世许多医家把“胃脘痛”与“心痛”混淆。如《备急千金要方·心腹痛》中列有“九种心痛”，其中多指胃痛，亦有心痛。本病另有“心胃痛”“心脾痛”等多种称谓，或包含于“心痛”中。金元时期李东垣在《兰室秘藏》中首立“胃脘痛”一门，将胃痛作为独立的病证。明·虞传《医学正传·胃脘痛》对胃脘痛与心痛进行了鉴别：“古方九种心痛……详其所由，皆在胃脘，而实不在于心也。”此后，明清时期进一步理清了胃痛与心痛的区别，对胃痛病因病机的认识不断深入，治疗方法不断丰富。如明·龚廷贤的《寿世保元·心胃痛》强调饮食失调在胃痛发病中的作用；清·沈金鳌在《杂病源流犀烛·胃痛》中强调肝气犯胃的作用；清·高世栻《医学真传·心腹痛》指出要广义理解和运用“通”法：“夫通者不痛，理也，但通之之法，各有不同。调气以和血，调血以和气，通也；下逆者使之上行，中结者使之旁达，亦通也；虚者助之使通，寒者温之使通，无非通之之法也。若必以下泻为通，则妄矣！”为后世辨治胃痛拓展了思路。清·叶天士倡导“初病在经，久痛入络”的病机特点，治疗方面强调“通字须究气血阴阳，便是看诊要旨”，提出辛香理气、辛柔和血、泄肝安胃、甘温补胃、滋阴养胃等治法。

祖国医学并无消化性溃疡的记载，但根据其临床表现大抵属于中医胃痛的范畴。

二、病因、病机

胃痛的病因较为广泛和复杂，主要有外邪犯胃、饮食不节、情志失调、脾胃素虚及药物损害等。以胃气郁滞，失于和降，不通则痛为基本病机，其病位在胃，与肝、脾密切相关。

（一）病因

1. 外邪犯胃

外感寒、热、湿诸邪，内客于胃，皆可致胃脘气机阻滞，不通则痛。其中尤以寒邪犯胃为多，寒性收引，易使气机郁滞，致胃气不和而胃痛暴作。若中阳素虚者，则更易因受寒而发病。

2. 饮食不节

这是胃痛最常见的病因。胃为水谷之海，主受纳和腐熟水谷。如长期过食或暴食生冷，耗伤中焦阳气；或饮酒无节，损伤胃体；或偏食辛辣，蕴热伤阴；或嗜食肥腻炙傅，积滞难消，酿生湿热；或饥饱无常，特别是空腹过劳或饱餐后用力过度而损伤胃气等，均可导致气机阻滞，发生胃痛。如《医学正传·胃脘痛》说：“致病之由，多由纵恣口腹，喜好辛酸，恣饮热酒煎傅，复餐寒凉生冷，朝伤暮损，日积月深……故胃脘疼痛。”

3. 情志失调

忧思恼怒，思则气结，怒则气逆，伤肝损脾，肝失疏泄，横逆犯胃，脾失健运，胃气阻滞，均致胃失和降，而发胃痛。如《杂病源流犀烛·胃病源流》所说：“胃痛，邪干胃脘病也。……惟肝气相乘为尤甚，以木性暴，且正克也。”气滞日久或久痛入络，可致胃络血瘀。《临证指南医案·胃脘痛》所谓：“胃痛久而屡发，必有凝痰聚瘀。”

4. 脾胃素虚

脾胃为仓廪之官，主受纳及运化水谷，互为表里，共主升降。若素体脾胃虚弱，运化失职，气机不畅；或中焦虚寒，失其温养；或胃阴亏虚，胃失濡养，则均可导致胃痛。素体脾胃虚弱，遇有饮食失调、外感邪气、情志刺激，更易引起胃痛发作或加重。

5. 药物损害

过服寒凉、温燥中西药物，伤胃体，耗胃气，损胃阴，使脾失健运，胃失和降，不通而痛。《证治汇补·心痛》指出：“服寒药过多，致脾胃虚弱，胃脘作痛。”

上述几种发病因素可单独作用，也可兼而发病。

（二）病机

胃主受纳、腐熟水谷，为五脏六腑之大源，以通为用，和降为顺，不宜郁滞。胃痛的病因虽多，但其基本病机是胃气郁滞，失于和降，不通则痛。病理因素以气滞为主，并见食积、寒凝、热郁、湿阻、血瘀等。胃痛的病变部位在胃，与肝、脾密切相关。肝主疏泄，具有疏土助运化的作用，若忧思恼怒，气郁伤肝，肝气横逆，势必克脾犯胃，致气机郁滞，胃失和降而为痛；肝气久郁，既可出现化火伤阴，又能导致瘀血内结，病情至此，则胃痛加重，每每缠绵难愈。脾与胃同居中焦，一脏一腑，互为表里，共主升降，故脾病多涉于胃，胃病亦可及于脾。若禀赋不足，后天失调，或饥饱失常，劳倦过度，以及久病正虚不复等，均能引起脾气虚弱，运化失职，气机不畅而为胃痛。若脾阳不足，则寒自内生，胃失温养，致虚寒胃痛。如脾润不及，或胃燥太过，胃失濡养，不能润降，致阴虚胃痛。胃痛的病机演变复杂多异，归纳起来，主要是虚实、寒热、气血之间的演变和转化。胃痛的病理性质可分为虚实两类。胃痛初期多由外邪、饮食、情志所伤，多属实证；若久痛不愈，或反复发作，脾胃受损，可由实转虚。如因寒而痛者，寒伤阳气，可形成虚寒胃痛；因热而痛者，热邪伤阴，可形成阴虚胃痛。虚证胃痛，因脾胃功能虚弱，失于运化，又易受邪，形成虚实夹杂证，如脾胃虚寒者，易兼寒邪、食滞或湿浊等。从寒热来看，寒痛日久，过用辛热，可以郁而化热；热痛日久，过用苦寒或饮食生冷过度，亦可寒化形成寒证，都可致寒热错杂、寒热互结等复杂病机。从气滞与血瘀来看，气滞日久，气病及血，必见血瘀；瘀血阻滞，常使气滞加重。胃痛日久，或病情加重，可以衍生变证，如胃热炽盛，迫血妄行，或瘀血阻滞，血不循经，或脾气虚弱，不能统血，可致出血。大量出血，可致气随血脱，危及生命。若日久中阳不振，水饮不归正化，生痰聚饮，形成饮停于胃。若脾胃运化失职，湿浊内生，郁而化热，火热内结，三焦壅塞，腹痛剧烈拒按，可导致大汗淋漓，四肢厥逆的厥脱危证。若胃痛日久，正气亏耗，有形之邪聚结，可形成痰瘀壅塞胃脘。总之，胃痛以胃气郁滞，失于和降为基础，日久易出现虚实兼夹、寒热错杂、气滞血瘀的复杂病理变化，甚至导致危重病证的发生。

三、辨证治疗

1. 寒邪客胃证

症状：胃痛暴作，拘急冷痛，恶寒喜暖，得温痛减，遇寒加重，口不渴，喜热饮，有感寒或食冷病史，舌苔薄白，脉弦紧。

证机概要：寒凝胃脘，暴遏阳气，气机郁滞。

治法：温胃散寒，理气止痛。

代表方：良附丸加味。本方温胃散寒，理气止痛，适用于暴作、喜热恶寒的胃痛之证。

常用药：高良姜、吴茱萸温胃散寒；香附、陈皮、木香行气止痛。

若病情较轻，可服生姜汤，结合局部热熨即可缓解。若寒邪较著，加荜茇、川椒、肉桂、厚朴等，以助散寒理气止痛；如兼见恶寒、头痛等风寒表证者，可加苏叶、桂枝、防风等以疏散风寒；若因过食生冷而夹有宿食停滞，兼见胸脘痞闷，嗳气或呕吐者，可加神曲、鸡内金、莱菔子、半夏等，或加服保和丸以消食导滞，降逆止呕。若寒邪郁久化热，寒热错杂，可用半夏泻心汤辛开苦降，寒热并调。

2. 饮食伤胃证

症状：胃脘疼痛，胀满拒按，嗳腐吞酸，或呕吐不消化食物，其味腐臭，吐后痛减，不思饮食，大便不爽，得矢气及便后稍舒，有暴饮暴食病史，舌苔厚腻，脉滑。

证机概要：饮食积滞，壅阻胃气。

治法：消食导滞，和中止痛。

代表方：保和丸加减。本方消食导滞，适用于饮食停滞，胃痛胀满，嗳腐吐食的胃痛证。

常用药：神曲、山楂、莱菔子消食导滞；茯苓、半夏、陈皮和胃化湿；连翘散结清热。

若脘腹胀甚者，可加枳实、砂仁、槟榔等以行气消滞；若食积化热，嗳腐酸臭者，加黄连、栀子以清热；若胃脘胀痛而便秘者，可合用小承气汤或改用枳实导滞丸以通腑行气；胃痛急剧而拒按，伴见苔黄燥，便秘者，为食积化热成燥，则合用大承气汤以泄热解燥，通腑荡积。

3. 肝气犯胃证

症状：胃脘胀痛，或攻撑窜动，牵引背胁，遇怫郁烦恼则痛作或痛甚，嗳气、矢气则痛舒，胸闷叹息，大便不畅，舌苔薄白，脉弦。

证机概要：肝气郁结，横逆犯胃，胃气阻滞。

治法：疏肝理气，和胃止痛。

代表方：柴胡疏肝散加减。本方具有疏肝理气的作用，用于治疗胃痛胀闷、攻撑连胁之证。

常用药：柴胡、川芎、香附、陈皮散郁和中；白芍、甘草缓急止痛；枳壳、佛手、绿萼梅理气解郁而不伤阴。

若疼痛较著者，可加用金铃子散、青木香、郁金等，以增加理气止痛之效；若嗳气频繁者，可加旋覆花、代赭石和胃降逆；泛吐酸水者，加左金丸，或加炙乌贼骨、川贝母、煅瓦楞子等和胃制酸。若痛势急迫，嘈杂吐酸，口干口苦，舌红苔黄，脉弦或数，乃肝胃郁热证，改用化肝煎或丹栀逍遥散合左金丸以疏肝泄热和胃。郁热迫血妄行，吐血、便血者，宜加大黄、地榆、白及粉等以凉血止血。若病情反复久延，脾气亦伤，胃痛而胀，饮食不佳，神疲乏力，属肝郁脾虚证，宜疏肝健脾，理气和胃，用逍遥散加佛手、香附、砂仁、郁金等。

4. 湿热中阻证

症状：胃脘灼痛，吐酸嘈杂，脘痞腹胀，纳呆恶心，口渴不欲饮水，小便黄，大便不畅，舌红，苔黄腻，脉滑数。

证机概要：湿热蕴结，胃气痞阻。

治法：清化热湿，理气和胃。

代表方：清中汤加减。本方具有清化中焦湿热的作用，适用于痛势急迫、胃脘灼热、口干口苦的胃痛。

常用药：黄连、栀子清热燥湿；半夏、茯苓、草豆蔻祛湿健脾；陈皮、甘草理气和中。

湿偏重者加苍术、藿香燥湿醒脾；热偏重者加蒲公英、黄芩、连翘清胃泄热；伴恶心呕吐者，加竹茹、代赭石以清胃降逆；大便秘结不通者，可加大黄（后下）通下导滞；气滞腹胀者，加厚朴、枳实以理气消胀；兼有食积停滞，纳呆少食者，加炒三仙、莱菔子以消食导滞。

5. 瘀血停胃证

症状：胃脘刺痛，痛有定处，按之痛甚，疼痛延久屡发，食后加剧，入夜尤甚，甚或出现黑便或呕血，舌质紫暗或有瘀斑，脉涩。

证机概要：瘀停胃络，脉络壅滞。

治法：化瘀通络，理气和胃。

代表方：失笑散合丹参饮加减。前方活血行瘀，散结止痛，治血瘀内阻之胃痛。后方调气化瘀，治胃痛因气滞血瘀所致者。

常用药：蒲黄、五灵脂、丹参化瘀定痛；檀香、砂仁理气和胃而止痛。

若胃痛甚者，可加延胡索、郁金、九香虫、木香、枳壳以加强活血行气止痛之功；若见呕血及黑便等出血现象者，当以止血为先，宜去檀香、砂仁，加大黄、茜草根、三七粉等化瘀止血。

6. 脾胃虚寒证

症状：胃脘隐痛，绵绵不休，空腹痛甚，得食则缓，喜温喜按，劳累或受凉后发作或加重，泛吐清水，食少纳呆，大便溏薄，神疲倦怠，四肢不温，舌淡苔白，脉虚缓无力。

证机概要：中焦虚寒，胃失温养。

治法：温中健脾，和胃止痛。

代表方：黄芪建中汤加减。本方甘温补虚，缓中止痛，适用于胃脘隐痛，喜温喜按之脾胃虚寒证。

常用药：黄芪、白术补气健脾；桂枝温胃散寒；白芍、饴糖、大枣、甘草缓急止痛。

若泛吐酸水者，去饴糖，加吴茱萸、煅瓦楞子以制酸止痛；若泛吐清水较多，或胃中有振水音，宜加干姜、半夏、陈皮、茯苓，或配用苓桂术甘汤以温化饮邪；若寒甚者，可合用理中丸，或改用大建中汤温中散寒；若疼痛较著，加延胡索以止痛。

7. 胃阴不足证

症状：胃脘隐隐灼痛，有时嘈杂似饥，或似饥而不欲食，口干咽燥，大便干结，舌红少津，或光剥无苔，脉弦细无力。

证机概要：胃阴不足，润降失司。

治法：养阴益胃。

代表方：益胃汤加味。本方养阴益胃生津，用于脾胃阴虚，胃脘隐痛，口干咽燥，舌干苔少等症。

常用药：北沙参、麦冬、生地、玉竹、石斛甘凉以滋养胃阴；佛手、绿萼梅调气止痛。

若胃中嘈杂，或有吞酸者，可加左金丸以制酸和胃；胃酸明显减少者，当酌加乌梅、诃子肉、鸡内金等，以增强酸甘化阴之力；胃脘胀痛较剧，兼有气滞者，宜加厚朴花、金铃子散等行气止痛；若便秘，可酌加麻仁、瓜蒌仁以润服通便；倦怠乏力，不思饮食，属气阴两虚者，加太子参、山药、白术以益气养阴。

第五节　护理要点

一、疼痛（腹痛）

1. 疏导患者情绪，包括疼痛加重引起的抑郁、焦虑、恐慌、社会隔绝以及存在性危机。消除患者的紧张心理，保持乐观，学会松弛技巧，生活规律，劳逸结合等，有助于疼痛缓解。

2. 遵医嘱给予患者疼痛评分，适当给予患者止痛药物。

二、营养失调（低于机体需要量）

1. 评估患者的营养状况，记录患者每日进食次数，种类及数量，定期测量体重。

2. 告诉患者饮食不调与疾病的关系，选择营养丰富易消化食物，蛋白类食物在两餐之间适量饮用，不可多饮；脂肪也应限制。可摄取适量不饱和脂肪酸。应以面食为主，因面食柔软、含碱，易消化并能中和胃酸，不习惯面食者，也可用软食，米粥代替。少吃多餐，有助于减轻恶心 / 呕吐，选择健康食品，控制食量，忌冷忌热。饮食会诊也可能有用。重视植物来源的健康饮食，根据治疗后遗症（例如：倾倒综合征、肠功能障碍）按需调整。

营养：首先需要正确评定每个肿瘤患者的营养状况，筛选出具备营养治疗适应证的患者，及时给予治疗；为了客观评价营养治疗的疗效，需要在治疗过程中不断进行再评价，以便及时调整治疗方案。

3. 采取健康的的生活方式，适当参与体力活动。目标：尽量每日进行至少 30 分钟的中等强度的活动。

4. 限制饮酒。

5. 建议戒烟。

三、便秘

出现便秘时，需评估便秘原因及严重程度，排出梗阻、粪便堵塞、治疗其他引起的便秘。排除其他原因后，可给予缓泻剂、胃肠动力药物、灌肠等治疗。积极给予预防治疗，如多喝水、适当运动，预防性用药等。

四、睡眠 / 觉醒障碍

评估睡眠 / 觉醒障碍的类型及严重程度，患者对死亡 / 疾病的恐惧和焦虑，以及治疗相关影响因素。提供睡眠卫生教育；提供认知行为疗法治疗。对于难治性的睡眠 / 觉醒障碍应在专业人员的指导下给予药物治疗。

第十章　消化性溃疡病

第一节　定义

消化性溃疡病是指那些接触消化液（胃酸、胃蛋白酶）的部位，终生有发生溃疡的趋势。溃疡好发于十二指肠和胃，但也可发生于食管、小肠、胃肠吻合口处，极少数可发生于异位的胃黏膜，如 Meckel 憩室或在结肠。

第二节　病因和发病机制

一、病因

在过去约 20 年的时间里，消化性溃疡被认为是一种多因素所致的疾病。溃疡的发生是由于一种或多种有害因素对黏膜的破坏超过了其抵御损伤和自身修复的能力。直到近期，消化性溃疡仍被认为是一种终生疾病。不过，近来这种认为多种生物和环境因素仅对易感者发生有害作用的看法已逐渐被取代，目前人们认为有两大环境因素对大多数溃疡病患者的发病具有重要意义：幽门螺杆菌（HP）感染与阿司匹林（ASA）或其他非类固醇抗炎药（NSAIDs）的使用。大多数家族性发病的原因可能为 HP 在家族成员间的交叉感染，而非遗传易感性。

溃疡发病中第三种重要的危险因素是吸烟，并且吸烟与 HP 感染或 ASA 及其他 NSAIDs 对黏膜的损伤有协同作用。在美国，其他因素一如高胃酸分泌状态（如 Zollinger-Ellison 综合征）、低纤维素膳食、膳食中亚油酸及其他多聚不饱和脂肪酸含量不足、黏膜病毒感染（如单纯疱疹病毒、巨细胞病毒等）、可卡因或“crack”的使用以及情绪或精神应激等，可能在少数患者的发病中起重要的或辅助性的作用。因而，在大多数病例，溃疡病的预防或“治愈”均有赖于根除 HP［及其相关的慢性活动性（B 型）胃炎］或避免使用 ASA 及其他 NSAIDs。

在未服用 ASA 及其他 NSAIDs 的十二指肠及胃溃疡患者中，90% 以上均有 HP 感染引起的慢性活动性胃炎。仅 5% ～ 10% 的十二指肠溃疡患者及 30% 的胃溃疡患者无明确的 HP 感染的证据。据推测，这部分溃疡的发生可能与 ASA/NSAIDs 或其他损伤因子有关。胃潴留、十二指肠液反流、缺血、年龄相关性内源性胃黏膜前列腺素合成减少等因素均与胃溃疡的发病有关。

幽门螺杆菌感染或 ASA 及其他 NSAIDs 准确的致溃疡的机制目前尚无定论。虽然它们均是彼此独立的致病因素，但在溃疡病尤其是溃疡并发症的发生中可能存在协同作用。由于人群中无症状的溃疡很常见，许多看上去无溃疡的患者可能患有无症状的隐性溃疡。如果这些人被给予 ASA/NSAIDs，则会影响溃疡的修复和愈合。

药物的镇痛效应可掩盖溃疡的早期症状，从而使发生并发症的危险性增大。这种镇痛作用可以解释为什么应用 ASA/NSAIDs 的患者中，内镜检查发现明确的胃十二指肠病变的病人仅有 15% 有消化不良的临床表现。

二、发病机制

如果不考虑黏膜损伤的机制，临床表现与其胃腔内的酸度（pH）及胃蛋白酶原激活程度（消化活性）密切相关。用药物抑制胃酸分泌可以提高胃内 pH 值并减少胃蛋白酶原的激活，从而减轻黏膜损伤的程度，大大减少出血的概率，并有可能减少其他溃疡并发症的发生，虽然此作用目前尚未经随机前瞻性研究证实。直到近期，抑酸药仍是治疗溃疡的主要药物。其他如抗酸药、黏膜保护剂及外科治疗作用则较小。溃疡愈合的前提是胃内酸度的降低，这一点充分证实了 Schwartz“无酸，无溃疡”的理论。但却无证据表明胃酸或胃蛋白酶分泌增多是多数溃疡患者发病中的重要致病因素。

近来对 HP 感染患者的研究表明，单纯应用抗生素或抗生素与抑酸药联合应用治疗溃疡病，无论对促进溃疡愈合还是缓解症状，都具有相同的疗效。因此，认为多数溃疡是感染性疾病——幽门螺杆菌感染性胃炎的一个表现。然而，这种慢性感染如何导致消化性溃疡尤其是十二指肠溃疡发生的确切机制尚不清楚。

三、阿司匹林及其他非类固醇抗炎药物的影响

ASA 及大多数其他 NSAIDs 与消化性溃疡的相互作用表现在几个方面。首先，小剂量应用时（如 ASA30 ～ 80mg/d）可致血小板功能障碍，从而使胃肠道所有病变包括消化性溃疡并发出血的危险性增大。稍大剂量时则可引起急性、常常是浅表性的胃黏膜糜烂而致消化道出血。这种出血常较隐匿或仅有轻微的临床表现。黏膜可以逐渐适应这种急性损伤，从而减轻这种药物的影响。长期（＞ 2 ～ 4 周）更大剂量（如每周服用 ASA14 ～ 21 片）则可导致局灶性的慢性溃疡。然而对于大剂量或小剂量的 ASA 及其他 NSAIDs 是增加了 HP 感染所致的消化性溃疡并发症的发生概率，抑或是直接导致发生并发症的溃疡，目前尚无定论。

约 2/3 长期使用 NSAIDs 的患者存在胃十二指肠黏膜病变，其中大多数为表浅性损害（如糜烂、出血等）。流行病学研究表明，约 1/4 长期应用 ASA/NSAIDs 的患者患有溃疡病（其中 15% 患胃溃疡，10% 患十二指肠溃疡）。不同来源的资料表明，目前每年仅有约 2% 长期使用 NSAIDs 的患者因严重的并发症（如出血、穿孔等）而入院治疗。

以下的问题尚不清楚：①轻微黏膜损害转化为溃疡的概率；②在服用 ASA 及其他 NSAIDs 的患者中，真正由于药物与非其他因素（如 HP 感染）引起溃疡的比例；③ ASA/NSAIDs 对既往存在的消化性溃疡（HP 或其他原因所致）的影响程度；④因使用 ASA/NSAIDs 诱发加重的消化性溃疡（而非真正由于药物所致的溃疡）并发症的比例由于目前许多潜在的消化性溃疡可经根除 HP 而治愈，且大多数 NSAIDs- 相关性内镜下病变常无症状，且临床意义也不肯定，故这些问题要求人们在选择有效的预防措施时予以足够的重视。

对那些用药前无明确溃疡病史者进行的人群病例对照研究表明，ASA/NSAIDs 的应用使患溃疡病及其并发症的相对危险性提高。相对危险性的大小尚与所用的 NSAIDs 的类型和剂量以及是否吸烟有关。是否与年龄、性别、药物疗程、血型及 HP 感染有关，目前尚存争议。

第三节　病理

从病理学角度看，溃疡是指胃肠表面上皮的缺失，其深度达到或穿透黏膜肌层。从临床角度看，溃疡是黏膜表面缺失，可被内镜或影像学检查所发现，不仅需符合上述的深度标准，其直径还应至少不＜ 5mm。然而，大多数有临床意义的溃疡其直径常达 1.0 ～ 2.5cm。溃疡不同于糜烂，糜烂为直径＜ 5mm 的表层黏膜缺失。由于表层黏膜仅含毛细血管，故糜烂可引起轻微的出血（渗血），但不可能导致大量出血、瘢痕形成或脏器穿孔等严重的并发症；相反，溃疡则可导致上述所有并发症。

第四节　临床表现

一、典型表现

消化性溃疡主要临床症状为上腹疼或消化不良。患者常常将疼痛描述为“咬蚀样”（gnawing）或“饥饿样”。典型的十二指肠溃疡患者的疼痛常具有明显的节律性：如可因进食食物、牛奶或服用抗酸药而缓解，但常于餐后 1.5 ～ 4 小时再发。患者常在凌晨 1：00 ～ 3：00 点于睡眠中疼醒，尤其是对那些睡前吃零食者。疼痛可向右季肋区或右背部放射；持续的后背痛常预示后壁溃疡的穿透。

溃疡病疼痛的另一个主要特点是它的周期性，即间隔数周到数月常可复发。加重期腹痛常每日发作，持续数周后缓解，直至下一次复发。由于进食常可缓解疼痛，十二指肠患者常喜欢吃零食，其体重常略高于正常人。

胃溃疡的典型腹痛同样具有周期性和节律性，但疼痛的节律有所不同。通常饥饿时无或腹痛最轻，但疼痛常于进食后很快（5 ～ 15 分钟）出现，并一直持续至胃排空（自然排空或通过呕吐而排空）。因此多数胃溃疡患者常因惧食而导致体重下降（多在就诊前体重减轻 3.6 ～ 4.5kg）。胃溃疡患者也可表现为夜间疼，但远较十二指肠溃疡少见。疼痛可向后背放射，放射至左上腹的也不少见。

无论是十二指肠溃疡或胃溃疡患者，如腹痛明显加剧并扩散至全腹部，常提示溃疡已经穿孔。常随之很快出现肠鸣音消失及大面积的反跳痛。同样，疼痛失去正常的节律而转变为持续性疼痛常提示穿透可能。

体格检查可发现胃溃疡患者压疼点常位于上腹正中或偏左，而十二指肠溃疡患者压点常位于上腹正中偏右 2.5cm 或更多。

胃或十二指肠慢性消化性溃疡均可引起瘢痕形成，从而影响胃的排空，这种情况称为胃出口梗阻，可引起恶心、呕吐，呕吐后上腹不适或疼痛可暂时缓解。胃出口梗阻的呕吐可于餐后立即发生或数小时后出现。需指出的是，恶心、呕吐在无并发症的十二指肠溃疡极少见，在胃溃疡患者也并不常见。尽管某些胃溃疡患者为缓解疼痛而诱发呕吐。粪便潜血可为阳性，少数患者可因急、慢性消化道出血而出现贫血。

某些患者特别是十二指肠溃疡患者，可出现“口腔内涌水症状”（water-brash），即口腔内突然充满清亮、无色、无味的液体（如唾液）。这与胃食管反流导致的胃内容物流入口腔不同（胃内容物有色且有酸苦味），不应将二者混淆。胃食管反流症状如反酸、烧心等在溃疡病患者中并不少见，尤其见于那些并不同程度胃排空障碍的患者。不过，烧心乃是胃食管反流的表现，而非消化性溃疡的表现。

二、非典型表现

消化性溃疡患者中非典型病例十分常见。事实上，“典型表现”仅见于少数病例，而非衡量的尺度。因此，单纯依靠病史和体格检查来诊断或鉴别胃、十二指肠溃疡并不可靠。许多患者没有明确的腹痛，或疼痛定位模糊。患者可完全没症状，或仅主诉“消化不良”或隐隐的消化不良症状。这些症状非常不特异，很大部分并非溃疡所致。

不足 1% 的十二指肠球部溃疡及稍高比例的球后及空肠溃疡的发病与潜在的高胃酸分泌状态有关，例如 Zollinger-Ellison 综合征、胃窦旷置综合征、系统性肥大细胞贮积症、粒细胞性白血病、甲状旁腺机能亢进或小肠切除术后。临床提示可能存在这种病的表现有：腹泻、体重下降、胃内 pH 持续接近 1.0。有明确的高胃酸表现而无其他症状时，还需测定空腹血清胃泌素及血钙辅助诊断。这些检查在临床实践中用的很少，且如果没有对胃酸分泌进行仔细研究，常常很难做出解释。

第五节　诊断和鉴别诊断

一、诊断

慢性病程、周期性发作的节律性上腹疼痛，且上腹痛可为进食或抗酸药所缓解的临床表现是诊断消化性溃疡的重要临床线索。但应注意，一方面有典型溃疡样上腹痛症状者不一定是消化性溃疡，另一方面部分消化性溃疡患者症状可不典型甚至无症状，因此单纯依靠病史难以做出可靠诊断。确诊有赖胃镜检查。X 线钡餐检查发现龛影亦有确诊价值。

二、鉴别诊断

其他可引起相似的上腹痛症候群的疾病有：慢性胆囊炎、胃食管反流性疾病、慢性胰腺炎、胆道梗阻、胃癌、胰腺癌、残胃炎等，极少数的横结肠病变也可引起类似的表现。大多数情况下，这些疾病的其他特征常可提示其存在。但即使排除了上述所有疾病，仍有 50% 以上的反复发作的上腹不适或消化不良症状不能用内镜或影像学检查的结果来解释。这些病人的诊断常常被归入“非溃疡性消化不良”。

当溃疡病患者的疼痛加重时，需考虑穿孔或穿透的可能。溃疡病患者中剧痛虽不常见，但有时可类似于急性心肌梗死、主动脉夹层、胆道或输尿管绞痛、急性胰腺炎、胆囊炎或憩室炎、肠系膜梗死等所致疼痛。仔细查体（包括腹部压疼的位置）常有助于缩小鉴别诊断的范围。

第六节　治疗

消化性溃疡的治疗目前已取得很大进展。过去常选用中和胃酸或抑制胃酸分泌的药物，它们可以有效地控制症状，却常常仅导致溃疡的暂时愈合。虽然传统的治疗方法对于“酸消化性”疾病仍有意义，但从目前看，可能更适用于消化性食管炎而非溃疡病。在消化性溃疡的治疗中，它们仅处于次要地位，如当针对溃疡主要发病因素的治疗效果欠佳时作为辅助用药。

目前，新的观点认为，消化性溃疡是一种环境因素所致的疾病，如果可明确并去除潜在的致病因素，即可以得到永久性的治愈。然而在实践中这并非易事。

消化性溃疡有两大潜在的致病因素：Hp 感染引起的慢性活动性胃炎或 NSAIDs，包括 ASA 所致的急性或亚急性化学性胃炎。这两大独立病因之间相互影响的程度目前尚不清楚，特别是 NSAIDs 是否负面影响 HP 所致消化性溃疡的病程问题尚未解决。毫无疑问，NSAIDs 单独作用即可导致胃十二指肠黏膜的损伤，然而这种损伤非常普遍（约 67%），大部分很轻微，常无任何临床症状。在极少数发生严重并发症的使用 NSAIDs 者中，单独由于应用 NSAIDs 抑或是由于 NSAIDs 的应用诱发或加重了 HP 相关性消化性溃疡导致并发症的比率，目前尚不清楚。这些资料对于进行有效的预防至关重要。所有 HP 阳性的溃疡患者均需进行根除 HP 治疗，包括黏膜活检未发现细菌但存在显著多形核白细胞浸润（高度提示 HP 相关性胃炎）的患者。NSAIDs 相关性溃疡中 HP 阳性者同样需进行 HP 根除治疗。如有可能，所有溃疡患者均应停用 ASA/NSAIDs，不过，仍有很多病人需继续用 ASA/NSAIDs 治疗。

下面将分三部分详细讨论消化性溃疡的治疗。① HP 阳性患者的治疗；② HP 阴性、应用 ASA/NSAIDs 患者的治疗；③ HP 阴性，未使用 ASA/NSAIDs 患者的治疗。

一、HP 阳性患者的治疗

目前，HP 阳性并有活动期溃疡的患者常同时给予根除 HP 的抗生素治疗以根除 HP，以传统抗溃疡药物治疗，如抗酸剂、H2- 受体拮抗剂、质子泵抑制剂或硫糖铝促进溃疡愈合。虽然抗菌治疗在根除 HP 的同时亦可促使溃疡愈合，但目前尚缺乏足够数量的单独应用抗菌药物治疗的病例研究。一些资料表明，在缓解症状和促使溃疡愈合方面，单独使用抗菌药物与同时合用抗溃疡药物同样有效。这一结论尚有待于进一步研究，目前大多数内科医生仍采用二者联合治疗。如果将来确定了更好的治疗方案，这一做法可能会有所改变。

1. 抗菌治疗

目前应用最广泛、最廉价、被证实为确实有效的抗 HP 方案为三联治疗，即四环素、甲硝唑和铋制剂[三钾二枸橼酸络合铋、次水杨酸铋（Pepto Bismol）、次枸橼酸铋或次硝酸铋等]。在美国，Pepto Bismol 是临床最常用的铋制剂。不能耐受四环素的患者，可以用阿莫西林代替，但此药可使约 17% 的患者发生腹泻。

对于应用甲硝唑出现明显副作用或既往曾用过甲硝唑（HP 很容易对其产生耐药性）的患者，可用克拉霉素取代甲硝唑。

任何一种三联治疗方案都存在患者的顺应性问题，尤其是当出现药物副作用时，这一问题尤为突出。成功的秘诀在于：在开始治疗之前，由一位充分了解药物副作用的医生用足够的时间向患者讲明所有可能发生的副作用，建议其何时可继续用药而何时需终止治疗，必要时还可以随时调整治疗方案。约 70% 的患者可以完成 2 周的三联治疗，其中绝大部分可以达到根除。然而临床实践中仍有约 1/3 的患者顺应性欠满意。为此，医务工作者一直在试图寻找更简单、耐受性更好的有效治疗方案。有资料表明，1 周的三联治疗与 2 周者几乎可达到同等疗效，并且对几种两联药物治疗方案作了评价。

应用奥美拉唑及阿莫西林的两联疗法最初引起了极大的兴趣，因为它是单一抗生素与单一抗胃酸分泌药物的结合。奥美拉唑在体外对 HP 有杀菌作用，而且可使胃内 pH 提高到 5 ～ 7，从而可增强阿莫西林的抗菌作用。然而两联方案的疗效却有些令人失望。不同的研究中其 HP 根除率的差异很大。

奥美拉唑与克拉霉素两联治疗方案的初步研究表明其可能会有很好的疗效。由于只有表中所列的药物剂量是可靠的，故需确实按照上述方案用药。单一用药不可取。即使发生轻微的药物副作用，医生仍需鼓励患者坚持治疗，并需在用药前使患者了解铋剂治疗期间可能出现的副作用如黑便、黑舌、呼气中氨味增大等。

前人皆用抗生素来抑抗 HP，抗生素是通过抑制细菌某一代谢环节而起作用。远不如使用醋酸氯已啶直接杀菌有效。泮托拉唑是新一代质子泵抑制剂，在胃酸的作用下迅速活化，强烈抑制 H^+、K^+-ATP 酶，减少胃酸分泌，是目前最好的抑酸药。

枸橼酸铋钾既是黏膜保护剂又是 HP 抑制剂，在酸性环境下能发挥更好的作用，这同传统的酸碱中和理论相悖，实践证明，以酸制酸胜于以碱制酸。

大多数胃十二指肠炎症或溃疡因局部充血水肿，引起蠕动受制约，出现类似胃肠动力不足的症状，三联，四联用药中加入胃肠动力药，不仅可以减轻或解除饱胀、呃逆症状，而且制止胆汁反流，有效促进主药功能的发挥。

猴头菌素和微量大黄用于养胃和促进消化。酸性胃炎的长期自我消化性损伤容易引起黏膜增生变异或萎缩，该药可促进黏膜生长与修复。

六联制剂临床使用数千例，临床治愈率较单纯，三联、四联用药提高 5 ～ 10 个百分点。

实际上疗程结束时常无须立即判断 HP 是否根除。治愈的最好证据是临床溃疡症状无复发。对于经根除 HP 治疗后溃疡复发者，则需要复查以明确 HP 是持续感染还是再感染。在美国据估计每年 HP 再感染率为 1% ～ 3%。HP 疫苗是目前许多研究的焦点，尤其对于发展中国家（如非洲）具有重要意义，因为这些国家对于甲硝唑存在广泛的抗药性，而且根除 HP 治疗的费用之高使其应用受限。然而，到目前为止，这一领域并未取得大的进展。

2. 传统的抗溃疡治疗

由于其良好的疗效、安全性及相对低廉的价格，H2- 受体拮抗剂成为应用最广泛的治溃疡药物。临床常用的 H2- 受体拮抗剂有 4 种，包括西咪替丁，雷尼替丁、法莫替丁和尼扎替丁。这些药物的作用机理均为抑制组织胺对壁细胞的泌酸作用，但对于胆碱能神经或胃泌素介导的餐后胃酸分泌影响较小。这四种常用药物的疗效及安全性基本相当。

对治疗十二指肠溃疡，每日 1 次睡前服用上述 H2- 受体拮抗剂可获得满意疗效，也可分每日 2 次给药（所有四种药物），甚至每日 4 次（西咪替丁）。对于无合并症的十二指肠溃疡，晚间一次给药与分次给药疗效相当，因此常作为推荐用法。对于治疗胃溃疡，每日一次给要同样有效，但分次给药可以更好地缓解症状。

有效的每日口服剂量为：西咪替丁 800mg 睡前服，400mg 日服 2 次或 300mg 日服 4 次；雷尼替丁或尼扎替丁 300mg 睡前服或 150mg 日服 2 次；法莫替丁 40mg 睡前服或 20mg 日服 2 次。上述所有药物均有良好的安全性，临床明显的不良反应发生率＜ 3%，除非大剂量及静脉给药，否则极少发生严重的副作用。十二指肠溃疡的疗程为 8 周；胃溃疡的疗程应为 12 周。除非在之前内镜或X线证实溃疡已经愈合。应用标准剂量治疗 8 ～ 12周后，溃疡愈合率高达 90% 以上。

口服硫糖铝（一种不能吸收的、具有表面活性的双糖与硫酸铝的复合物，其确切作用机制目前尚不清楚），每日 4.0g（2g 日服 2 次或 1g 日服 4 次），亦可获得相似的溃疡愈合率。其他黏膜保护剂如铋盐、各种前列腺素类似物、生胃酮等其他一些复合物的疗效及安全性目前尚无定论，在美国尚未被批准用于临床治疗。

抗酸药广泛应用于消化性溃疡的治疗已有 100 余年历史，其疗效与其他抗溃疡药物大致相当。美国最初的试验显示，大剂量抗酸药（每日 7 次或中和能力 1008mmol 可引起相当高的腹泻发病率。）然而许多其他国家的研究则表明，小剂量抗酸药（每日 120 ～ 240mmol/d）即可获得与 H2- 受体拮抗剂相同的疗效，且副作用轻微，价格低廉。

H^+/K^+-ATP 酶抑制剂（质子泵抑制剂）是迄今为止最新、最有效的抗溃疡药物，其中对奥美拉唑了解最多，应用最为广泛。兰索拉唑（lansoprazole）目前也已在美国上市；其他类似的药物如泮托拉唑(pantoprazole)等也已在其他一些国家投入使用，当尚未获准在美国应用。这些药物的作用机理为：与壁细胞泌酸小管囊泡膜上的 H^+/K^+ATP 酶发生共价结合，从而阻断酸分泌的最终共同通道。正常泌酸功能的恢复有赖于新的质子泵的合成，其半衰期约为 18 小时。

如果不考虑激动或刺激因素，质子泵抑制剂具有相当持久的抑酸作用，并存在对酸合成的剂量 - 效应关系。按照市场推荐剂量用药，可以使胃腔内达到无酸状态，从而大大利于溃疡的愈合。由于缺乏正常的对胃窦释放胃泌素的酸反馈抑制调节，应用质子泵抑制剂的患者几乎均出现空腹和餐后胃泌素水平的升高，其中约 10% 的病人胃泌素水平显著升高（＞ 500pg/ml），但迄今为止，尚未发现这种药物引起的高胃泌素血症对病人造成严重的不良后果。

口服奥美拉唑 20mg，每日 1 次，4 周十二指肠溃疡愈合率及 8 周胃溃疡愈合率均高于 90%。大剂量奥美拉唑并不能促进深层黏膜腺体结构的恢复，对临床症状的改善也无明显的优越性。奥美拉唑体外对 HP 具有杀菌作用，在生物体内可以大大降低胃内酸度，从而使 HP 没有足够的酸分解尿素，产生内源性 NH_4OH。或许正因为如此，奥美拉唑治疗期间常可出现 HP 从胃窦移行至胃底腺内定居。临床应用中为发现该药有明显的不良反应。非口服剂型的奥美拉唑尚未在美国应用。

在过去 15 年里，标准的治疗是在活动期溃疡愈合后，继续予病人半量的抗溃疡药物维持治疗以降低复发率，现在这种预防溃疡的镜下症状复发的“维持治疗”已明显过时了，因为多数从前的受益者现在可通过根除 HP 而使溃疡治愈。然而，尚无充足的资料证明高危老年人群（既往有过非 ASA/NSAIDs 所致的溃疡出血或穿孔）经根除 HP 后，无须进行维持治疗。因此，对于这部分既往有并发症的高危病人，即使成功的根除了 HP，仍建议采用维持治疗。

已经证实 H2- 受体拮抗剂可使复发性溃疡的出血率从约 40% 下降至 10% 以下，但半量维持疗法对上述高危病例的疗效尚不明确，因而对这些高危病人应采用全量治疗。对于使用 NSAIDs 的溃疡患者，如必须继续应用这些致溃疡药物，则小剂量维持治疗对于预防 NSAIDs 相关性溃疡的复发毫无价值。有资料表明，对 NSAIDs 相关性溃疡的愈合及愈合后的维持治疗需选用更强的抗溃疡药物（如奥美拉唑）或大剂量的 H2- 受体拮抗剂（如法莫替丁 40mg，每日 2 次）。因此传统的半量维持疗法已很少采用。

使用 NSAIDs 者溃疡治疗方法的选择直接取决于溃疡当时的状态，如非紧急状态，可予以传统的抗溃疡治疗，无须根除 HP 治疗即可。采用标准剂量的 H2- 受体拮抗剂、质子泵抑制剂或硫糖铝均可使溃疡愈合。应尽可能停用非甾体类抗炎药，并可代之以合适剂量的非NSAIDs化合物如醋胺酚（1g，每6小时1次）。1～2片（325mg）的醋胺酚对于慢性疼痛征候群（如骨关节炎）常显量小。大量研究表明，大多数应用NSAIDs的患者需要的是镇痛剂而非抗炎药物。多数情况下，尤其是当辅以其他镇痛剂或物理治疗时，NSAIDs可停用或大幅度减量。新型中枢性二元镇痛药物曲马多是一种非成瘾性、非麻醉药品的口服镇痛药，不属于非甾体类抗炎药，因而不具有致黏膜糜烂的属性。该药现主要用于骨关节病的镇痛治疗。

一旦患者发生出血或穿孔等并发症，无论出于医学还是法医学原因，都必须停用非甾体类抗炎药。需要继续抗感染治疗的患者可代之以镇痛剂、小至中等剂量的皮质类固醇激素或二线抗关节炎药物，至少需待溃疡完全愈合。对于服用ASA预防心脑血管栓塞的患者，需减少ASA的剂量。一次给予150～200mg的负荷量ASA之后，每日30～80mg足以抑制血小板的凝聚。使用肠溶ASA可减轻表浅胃黏膜的糜烂性损伤，但如不减低剂量，肠衣并不能阻止ASA对全身前列腺素的抑制作用，包括胃溃疡形成。较安全的新型NSAIDs如奈丁美酮（nabumetone）或依托度酸（etodolac）也可用于抑制炎症反应，但其镇痛作用较弱，需合用醋胺酚、可待因、曲马多或其他药物。

一旦溃疡完全愈合，如需继续使用NSAIDs，则需同时进行长期的预防性抗溃疡药物治疗。此类患者的理想治疗方案尚无定论。前列腺素PGE1类似物米索前列醇（misoprostol）的临床观察未包括此类高危患者。大多数H2-受体拮抗剂治疗，溃疡的愈合要比停用NSAIDs者延迟；而持续应用NSAIDs治疗同时应用质子泵抑制剂则无比延迟现象。不过这只是就少数病例观察得到的结果。目前，对于在溃疡治疗期间必须继续服用NSAIDs的活动溃疡患者，还需谨慎使用奥美拉唑。

对年龄及性别匹配的患者进行的对比研究表明，NSAIDs相关性溃疡及其并发症的预后并不比非NSAIDs所致的溃疡预后差。然而，由于NSAIDs在高龄患者中的应用较多，剂量较大，因而在这一年龄组中，NSAIDs的应用与溃疡的不良转归相关。溃疡病及ASA/NSAIDs的应用均很常见，由于大多数溃疡并发症及死亡均发生于老年患者，其中多数为NSAIDs使用者，由于ASA/NSAIDs似乎是消化性溃疡（尤其是胃溃疡）一个独立的致病危险因素，为了预防这种不良后果，已有许多致力于联合使用多种抗溃疡药物，包括硫糖铝、H2-受体拮抗剂、质子泵抑制剂及前列腺素类似物对NSAIDs使用者进行预防性治疗的研究。

令人满意的预防NSAIDs诱发溃疡或溃疡复发是一个颇有争议的问题。从临床看，在继续应用NSAIDs的前提下，可以促使溃疡愈合的任何一种药物都应具备维持缓解和预防NSAIDs溃疡复发的能力。这可以解释为何H2-受体拮抗剂及奥美拉唑在这种病例中得以广泛应用。

迄今为止，在NSAIDs相关性溃疡的预防性治疗方面进行的随机对照研究在很多方面有严重的错误。大多数试验中，NSAIDs使用者随机分为两组，分别给予安慰剂或抗溃疡药物（H2-受体拮抗剂、硫糖铝或米索前列醇），随后随访2～3个月经内镜检查以发现内镜下或症状性溃疡的发生。重要的是，最可能发生NSAID并发症和最可能受益于预防性治疗的患者——病情较重者、老年人、有溃疡病或溃疡并发症史者——均排除在大多数研究之外，而且，研究观察的终点，如内镜下可见3～5mm直径的黏膜损害，并未出现相应的临床表现或预示严重不良转归。目前尚无有关预防性应用硫糖铝、H2-受体拮抗剂或质子泵抑制剂的合适剂量范围方面的研究。如出血这样的严重后果一般被认为是“溃疡”所致，事实上更多的资料表明全胃肠道的多种病变均可引起消化道出血，而且常常是由血小板功能障碍所致，而并非“消化性溃疡”。这些预防性研究常没有区分不同种类及不同剂量 NSAIDs 之间的差异，尽管有迹象表明某些种类的 NSAIDs 可能较其他的 NSAIDs 更具危险性，且 NSAIDs 的剂量与溃疡的发生密切相关，这一点显然被忽视了。

尽管存在许多不尽如人意的缺憾，通过这些研究仍可得出一些结论。米索前列醇（100 ～ 200μg，每日 4 次）已被证实可以降低 NSAIDs 使用者内镜下可见的胃及十二指肠病变的发病率，3 月内无明显的临床表现，但并不影响消化不良症状的发生。常规剂量的 H2-受体拮抗剂对于十二指肠溃疡的预防与米索前列醇疗效相当，但对胃溃疡的预防作用较弱。法莫替丁（40mg，每日 2 次）可以同样有效地降低胃溃疡的发病率。迄今为止，尚无研究结果证明米索前列醇能够降低 NSAIDs 相关性溃疡并发症的发生。一项尽量除外了既往有溃疡病史者使用米索前列醇的研究已经结束，但尚未正式发表全文。初步分析提示，为了预防 1 例严重不良转归的发生，必须对 100 ～ 200 例 NSAIDs 使用者进行米索前列醇治疗，200μg 每日 4 次，这看起来似乎有些不值得。此外，虽然该研究显示米索前列醇联合治疗方案对曾有溃疡病史或消化道出血史者最有好处，却未对存在某种高危因素因而最可能受益于预防性米索前列醇治疗的患者进行进一步的分组研究。遗憾的是，虽然现有资料表明大剂量法莫替丁（40mg，每日 2 次）和奥美拉唑（20mg/d）的预防效果值得关注，但对适当剂量的 H2- 受体拮抗剂或质子泵抑制剂的预防性治疗效果尚缺乏规模前瞻性研究。

目前，对数临床医生仅对有临床上显著溃疡史或溃疡并发症的老年患者进行预防性治疗。选用那些在应用 NSAIDs 的同时仍可促使溃疡愈合的药物；长期全量维持治疗可能是最有效的。少数医生主张对并发症或如发生并发症外科手术耐受性差的高危人群予奥美拉唑（每日 20mg）、法莫替丁（40mg，每日 2 次）或米索前列醇（100 ～ 200μg，每日 4 次）预防性治疗。这些病人包括有严重的内科疾病及使用 NSAIDs 的同时应用皮质类固醇或抗凝剂的患者。常规预防性治疗不可取。对于需继续使用 NSAIDs 的溃疡高危病人，选用合适剂量的新型 NSAIDs 如奈丁美酮或依托度酸可能会降低发生溃疡及出血的概率，但价格相当昂贵。

二、HP 阴性、未应用 NSAIDs 患者溃疡的治疗

消化性溃疡患者中有极少一部分属于这种类型。许多最初归为此类的患者（据其提供的病史）经详细追问均有有意或无意的使用过 ASA/NSAIDs。血浆水杨酸盐或血栓素 B2 浓度测定、血小板功能异常、出血时间延长或胃黏膜活检提示显著的小凹增生而无炎症表现等均可提醒临床医生患者可能隐瞒或无意的应用 NSAIDs。请患者或家属将家中所有药品拿来亲自检查也常可发现这一点。

极少数患者尤其是那些有合并症的十二指肠溃疡、球后溃疡或空肠溃疡的患者，可能存在与 HP 或阿司匹林等非类固醇抗炎药无关的潜在的溃疡素质，这些病人的溃疡病因包括散发的 Zollinger-Ellison 综合征、多发内分泌肿瘤 I 型、原发或继发甲状旁腺功能亢进症、尿毒症、原发性红细胞增多症、系统性肥大细胞贮积病、由于前肠类癌综合征或粒细胞性白血病所致高组织胺血症、小肠切除术后高分泌状态或特发性高胃酸分泌症等。HP 感染对上述大多数疾病的影响尚未进行研究。因为它们与溃疡病的关系较明确，从而使人们忽略了对 HP 感染在这些病人中的重要性的正确评价。

有关上述疾病所致溃疡的诊断治疗的详细讨论不属于本章的范畴。简而言之，腹泻、显著的体重下降、溃疡愈合不佳、溃疡迅速或频繁复发、多发或异位溃疡或存在全身性症状等均是消化性溃疡的非典型表现，需进行进一步检查以明确诊断。首先需进行胃酸分泌实验，否则血清胃泌素测定的结果难以解释。如果存在明确的高分泌状态，则需测定空腹血清胃泌素、

血钙、血浆尿素氮浓度及全血细胞计数。介绍病人至溃疡病方面的专家就诊。特殊检查如血清胃泌素分泌激发试验、CT、血管造影、MRI及胰腺超声等需在专业中心进行，并应由专业人员对结果做出科学的解释，并制定适当的治疗方案。

在进一步检查之前，需对大多数溃疡患者的临床症状进行对症治疗。常予奥美拉唑20mg每日2次，如果腹泻或疼痛控制不佳，还可予更大剂量。

第七节　中医诊疗

一、源流

胃痛是以上腹胃脘部近心窝处发生疼痛为主症的病证，亦称“胃脘痛”。

《内经》初步阐述了胃痛的病因病机、临床表现及治疗。如《灵枢·邪气脏腑病形》指出：“胃病者，腹䐜胀，胃脘当心而痛。上支两胁，膈咽不通，食饮不下，取之三里也。”《灵枢·经脉》曰：“脾，足太阴之脉……是动则病舌本强，食则呕，胃脘痛，腹胀善噫，得后与气则快然如衰。”《素问·六元正纪大论》谓：“木郁之发……民病胃脘当心而痛。”张仲景将胃脘部的病变称为“心下”，如《伤寒论·辨太阳病脉证并治》说：“伤寒六七日，结胸热实，脉沉而紧，心下痛，按之石硬者，大陷胸汤主之。”这里的心下痛即是胃脘痛。从上述论述中可以看出，《内经》《伤寒杂病论》对胃痛与心痛、真心痛的区别是明确的，可能因使用了“胃脘当心而痛”“心下”等词语形容胃痛，致使后世许多医家把“胃脘痛”与“心痛”混淆。如《备急千金要方·心腹痛》中列有“九种心痛”，其中多指胃痛，亦有心痛。本病另有“心胃痛”“心脾痛”等多种称谓，或包含于“心痛”中。金元时期李东垣在《兰室秘藏》中首立“胃脘痛”一门，将胃痛作为独立的病证。明·虞传《医学正传·胃脘痛》对胃脘痛与心痛进行了鉴别：“古方九种心痛……详其所由，皆在胃脘，而实不在于心也。”此后，明清时期进一步理清了胃痛与心痛的区别，对胃痛病因病机的认识不断深入，治疗方法不断丰富。如明·龚廷贤的《寿世保元·心胃痛》强调饮食失调在胃痛发病中的作用；清·沈金鳌在《杂病源流犀烛·胃痛》中强调肝气犯胃的作用；清·高世栻《医学真传·心腹痛》指出要广义理解和运用“通”法：“夫通者不痛，理也，但通之之法，各有不同。调气以和血，调血以和气，通也；下逆者使之上行，中结者使之旁达，亦通也；虚者助之使通，寒者温之使通，无非通之之法也。若必以下泻为通，则妄矣！”为后世辨治胃痛拓展了思路。清·叶天士倡导“初病在经，久痛入络”的病机特点，治疗方面强调“通字须究气血阴阳，便是看诊要旨”，提出辛香理气、辛柔和血、泄肝安胃、甘温补胃、滋阴养胃等治法。

二、病因、病机

胃痛的病因较为广泛和复杂，主要有外邪犯胃、饮食不节、情志失调、脾胃素虚及药物损害等。以胃气郁滞，失于和降，不通则痛为基本病机，其病位在胃，与肝、脾密切相关。

（一）病因

1. 外邪犯胃

外感寒、热、湿诸邪，内客于胃，皆可致胃脘气机阻滞，不通则痛。其中尤以寒邪犯胃为多，寒性收引，易使气机郁滞，致胃气不和而胃痛暴作。若中阳素虚者，则更易因受寒而发病。

2. 饮食不节

这是胃痛最常见的病因。胃为水谷之海，主受纳和腐熟水谷。如长期过食或暴食生冷，耗伤中焦阳气；或饮酒无节，损伤胃体；或偏食辛辣，蕴热伤阴；或嗜食肥腻炙傅，积滞难消，酿生湿热；或饥饱无常，特别是空腹过劳或饱餐后用力过度而损伤胃气等，均可导致气机阻滞，发生胃痛。如《医学正传·胃脘痛》说：“致病之由，多由纵恣口腹，喜好辛酸，恣饮热酒煎傅，复餐寒凉生冷，朝伤暮损，日积月深……故胃脘疼痛。”

3. 情志失调

忧思恼怒，思则气结，怒则气逆，伤肝损脾，肝失疏泄，横逆犯胃，脾失健运，胃气阻滞，均致胃失和降，而发胃痛。如《杂病源流犀烛·胃病源流》所说：“胃痛，邪干胃脘病也。……惟肝气相乘为尤甚，以木性暴，且正克也。”气滞日久或久痛入络，可致胃络血瘀。《临证指南医案·胃脘痛》所谓：“胃痛久而屡发，必有凝痰聚瘀。”

4. 脾胃素虚

脾胃为仓廪之官，主受纳及运化水谷，互为表里，共主升降。若素体脾胃虚弱，运化失职，气机不畅；或中焦虚寒，失其温养；或胃阴亏虚，胃失濡养，则均可导致胃痛。素体脾胃虚弱，遇有饮食失调、外感邪气、情志刺激，更易引起胃痛发作或加重。

5. 药物损害

过服寒凉、温燥中西药物，伤胃体，耗胃气，损胃阴，使脾失健运，胃失和降，不通而痛。《证治汇补·心痛》指出：“服寒药过多，致脾胃虚弱，胃脘作痛。”

上述几种发病因素可单独作用，也可兼而发病。

（二）病机

胃主受纳、腐熟水谷，为五脏六腑之大源，以通为用，和降为顺，不宜郁滞。胃痛的病因虽多，但其基本病机是胃气郁滞，失于和降，不通则痛。病理因素以气滞为主，并见食积、寒凝、热郁、湿阻、血瘀等。胃痛的病变部位在胃，与肝、脾密切相关。肝主疏泄，具有疏土助运化的作用，若忧思恼怒，气郁伤肝，肝气横逆，势必克脾犯胃，致气机郁滞，胃失和降而为痛；肝气久郁，既可出现化火伤阴，又能导致瘀血内结，病情至此，则胃痛加重，每每缠绵难愈。脾与胃同居中焦，一脏一腑，互为表里，共主升降，故脾病多涉于胃，胃病亦可及于脾。若禀赋不足，后天失调，或饥饱失常，劳倦过度，以及久病正虚不复等，均能引起脾气虚弱，运化失职，气机不畅而为胃痛。若脾阳不足，则寒自内生，胃失温养，致虚寒胃痛。如脾润不及，或胃燥太过，胃失濡养，不能润降，致阴虚胃痛。胃痛的病机演变复杂多异，归纳起来，主要是虚实、寒热、气血之间的演变和转化。胃痛的病理性质可分为虚实两类。胃痛初期多由外邪、饮食、情志所伤，多属实证；若久痛不愈，或反复发作，脾胃受损，可由实转虚。如因寒而痛者，寒伤阳气，可形成虚寒胃痛；因热而痛者，热邪伤阴，可形成阴虚胃痛。虚证胃痛，因脾胃功能虚弱，失于运化，又易受邪，形成虚实夹杂证，如脾胃虚寒者，易兼寒邪、食滞或湿浊等。从寒热来看，寒痛日久，过用辛热，可以郁而化热；热痛日久，过用苦寒或饮食生冷过度，亦可寒化形成寒证，都可致寒热错杂、寒热互结等复杂病机。从气滞与血瘀来看，气滞日久，气病及血，必见血瘀；瘀血阻滞，常使气滞加重。胃痛日久，或病情加重，可以衍生变证，如胃热炽盛，迫血妄行，或瘀血阻滞，血不循经，或脾气虚弱，不能统血，可致出血。大量出血，可致气随血脱，危及生命。若日久中阳不振，水饮不归正化，生痰聚饮，形成饮停于胃。若脾胃运化失职，湿浊内生，郁而化热，火热内结，三焦壅塞，腹痛剧烈拒按，可导致大汗淋漓，四肢厥逆的厥脱危证。若胃痛日久，正气亏耗，有形之邪聚结，可形成痰瘀壅塞胃脘。总之，胃痛以胃气郁滞，失于和降为基础，日久易出现虚实兼夹、寒热错杂、气滞血瘀的复杂病理变化，甚至导致危重病证的发生。

三、辨证治疗

1. 寒邪客胃证

症状：胃痛暴作，拘急冷痛，恶寒喜暖，得温痛减，遇寒加重，口不渴，喜热饮，有感寒或食冷病史，舌苔薄白，脉弦紧。

证机概要：寒凝胃脘，暴遏阳气，气机郁滞。

治法：温胃散寒，理气止痛。

代表方：良附丸加味。本方温胃散寒，理气止痛，适用于暴作、喜热恶寒的胃痛之证。

常用药：高良姜、吴茱萸温胃散寒；香附、陈皮、木香行气止痛。

若病情较轻，可服生姜汤，结合局部热熨即可缓解。若寒邪较著，加荜茇、川椒、肉桂、厚朴等，以助散寒理气止痛；如兼见恶寒、头痛等风寒表证者，可加苏叶、桂枝、防风等以疏散风寒；若因过食生冷而夹有宿食停滞，兼见胸脘痞闷，嗳气或呕吐者，可加神曲、鸡内金、莱菔子、半夏等，或加服保和丸以消食导滞，降逆止呕。若寒邪郁久化热，寒热错杂，可用半夏泻心汤辛开苦降，寒热并调。

2. 饮食伤胃证

症状：胃脘疼痛，胀满拒按，嗳腐吞酸，或呕吐不消化食物，其味腐臭，吐后痛减，不思饮食，大便不爽，得矢气及便后稍舒，有暴饮暴食病史，舌苔厚腻，脉滑。

证机概要：饮食积滞，壅阻胃气。

治法：消食导滞，和中止痛。

代表方：保和丸加减。本方消食导滞，适用于饮食停滞，胃痛胀满，嗳腐吐食的胃痛证。

常用药：神曲、山楂、莱菔子消食导滞；茯苓、半夏、陈皮和胃化湿；连翘散结清热。

若脘腹胀甚者，可加枳实、砂仁、槟榔等以行气消滞；若食积化热，嗳腐酸臭者，加黄连、栀子以清热；若胃脘胀痛而便秘者，可合用小承气汤或改用枳实导滞丸以通腑行气；胃痛急剧而拒按，伴见苔黄燥，便秘者，为食积化热成燥，则合用大承气汤以泄热解燥，通腑荡积。

3. 肝气犯胃证

症状：胃脘胀痛，或攻撑窜动，牵引背胁，遇佛郁烦恼则痛作或痛甚，嗳气、矢气则痛舒，胸闷叹息，大便不畅，舌苔薄白，脉弦。

证机概要：肝气郁结，横逆犯胃，胃气阻滞。

治法：疏肝理气，和胃止痛。

代表方：柴胡疏肝散加减。本方具有疏肝理气的作用，用于治疗胃痛胀闷、攻撑连胁之证。

常用药：柴胡、川芎、香附、陈皮散郁和中；白芍、甘草缓急止痛；枳壳、佛手、绿萼梅理气解郁而不伤阴。

若疼痛较著者，可加用金铃子散、青木香、郁金等，以增加理气止痛之效；若嗳气频繁者，可加旋覆花、代赭石和胃降逆；泛吐酸水者，加左金丸，或加炙乌贼骨、川贝母、煅瓦楞子等和胃制酸。若痛势急迫，嘈杂吐酸，口干口苦，舌红苔黄，脉弦或数，乃肝胃郁热证，改用化肝煎或丹栀逍遥散合左金丸以疏肝泄热和胃。郁热迫血妄行，吐血、便血者，宜加大黄、地榆、白及粉等以凉血止血。若病情反复久延，脾气亦伤，胃痛而胀，饮食不佳，神疲乏力，属肝郁脾虚证，宜疏肝健脾，理气和胃，用逍遥散加佛手、香附、砂仁、郁金等。

4. 湿热中阻证

症状：胃脘灼痛，吐酸嘈杂，脘痞腹胀，纳呆恶心，口渴不欲饮水，小便黄，大便不畅，舌红，苔黄腻，脉滑数。

证机概要：湿热蕴结，胃气痞阻。

治法：清化热湿，理气和胃。

代表方：清中汤加减。本方具有清化中焦湿热的作用，适用于痛势急迫、胃脘灼热、口干口苦的胃痛。

常用药：黄连、栀子清热燥湿；半夏、茯苓、草豆蔻祛湿健脾；陈皮、甘草理气和中。

湿偏重者加苍术、藿香燥湿醒脾；热偏重者加蒲公英、黄芩、连翘清胃泄热；伴恶心呕吐者，加竹茹、代赭石以清胃降逆；大便秘结不通者，可加大黄（后下）通下导滞；气滞腹胀者，加厚朴、枳实以理气消胀；兼有食积停滞，纳呆少食者，加炒三仙、莱菔子以消食导滞。

5. 瘀血停胃证

症状：胃脘刺痛，痛有定处，按之痛甚，疼痛延久屡发，食后加剧，入夜尤甚，甚或出现黑便或呕血，舌质紫暗或有瘀斑，脉涩。

证机概要：瘀停胃络，脉络壅滞。

治法：化瘀通络，理气和胃。

代表方：失笑散合丹参饮加减。前方活血行瘀，散结止痛，治血瘀内阻之胃痛。后方调气化瘀，治胃痛因气滞血瘀所致者。

常用药：蒲黄、五灵脂、丹参化瘀定痛；檀香、砂仁理气和胃而止痛。

若胃痛甚者，可加延胡索、郁金、九香虫、木香、枳壳以加强活血行气止痛之功；若见呕血及黑便等出血现象者，当以止血为先，宜去檀香、砂仁，加大黄、茜草根、三七粉等化瘀止血。

6. 脾胃虚寒证

症状：胃脘隐痛，绵绵不休，空腹痛甚，得食则缓，喜温喜按，劳累或受凉后发作或加重，泛吐清水，食少纳呆，大便溏薄，神疲倦怠，四肢不温，舌淡苔白，脉虚缓无力。

证机概要：中焦虚寒，胃失温养。

治法：温中健脾，和胃止痛。

代表方：黄芪建中汤加减。本方甘温补虚，缓中止痛，适用于胃脘隐痛，喜温喜按之脾胃虚寒证。

常用药：黄芪、白术补气健脾；桂枝温胃散寒；白芍、饴糖、大枣、甘草缓急止痛。

若泛吐酸水者，去饴糖，加吴茱萸、煅瓦楞子以制酸止痛；若泛吐清水较多，或胃中有振水音，宜加干姜、半夏、陈皮、茯苓，或配用苓桂术甘汤以温化饮邪；若寒甚者，可合用理中丸，或改用大建中汤温中散寒；若疼痛较著，加延胡索以止痛。

7. 胃阴不足证

症状：胃脘隐隐灼痛，有时嘈杂似饥，或似饥而不欲食，口干咽燥，大便干结，舌红少津，或光剥无苔，脉弦细无力。

证机概要：胃阴不足，润降失司。

治法：养阴益胃。

代表方：益胃汤加味。本方养阴益胃生津，用于脾胃阴虚，胃脘隐痛，口干咽燥，舌干苔少等症。

常用药：北沙参、麦冬、生地、玉竹、石斛甘凉以滋养胃阴；佛手、绿萼梅调气止痛。

若胃中嘈杂，或有吞酸者，可加左金丸以制酸和胃；胃酸明显减少者，当酌加乌梅、诃子肉、鸡内金等，以增强酸甘化阴之力；胃脘胀痛较剧，兼有气滞者，宜加厚朴花、金铃子散等行气止痛；若便秘，可酌加麻仁、瓜蒌仁以润服通便；倦怠乏力，不思饮食，属气阴两虚者，加太子参、山药、白术以益气养阴。

第八节　护理要点

一、疼痛（腹痛）

1. 向患者和家属解释疼痛的原因，告诉患者紧张焦虑会使胃酸分泌增多，疼痛加重。消除患者的紧张心理，保持乐观，学会松弛技巧，生活规律，劳逸结合等，有助于疼痛缓解。

2. 帮助患者查找并去除诱发或加重疼痛的因素。如：服用非甾体类药物引起者，应停药；有烟酒嗜好者，劝其戒除。帮助患者制定切实可行的戒烟限酒计划，并督促其执行。

3. 观察上腹疼痛的规律性和特点，并进行相应处理。如十二指肠溃疡表现为空腹痛和午夜痛。指导患者备制酸性食物如苏打饼干等在疼痛前进食，也可局部热敷或针灸止痛。

4. 遵医嘱使用制酸剂等药物，以缓解疼痛，促进溃疡愈合。应注意观察药物疗效及不良反应。

二、营养失调（低于机体需要量）

1. 评估患者的营养状况，记录患者每日进食次数，种类及数量，定期测量体重。

2. 告诉患者饮食不调与溃疡病的关系，选择营养丰富易消化食物，在不刺激溃疡面的情况下多吸收营养。蛋白类食物在两餐之间适量饮用，不可多饮；脂肪也应限制。可摄取适量不饱和脂肪酸。应以面食为主，因面食柔软、含碱，易消化并能中和胃酸，不习惯面食者，也可用软食，米粥代替。

3. 进餐规律，少量多餐。定时进餐，每日 4 ～ 5 餐，使胃酸规律性分泌。每餐不宜过饱，以免胃窦部扩张胃酸分泌增多。症状缓解后，应及时恢复正常餐次饮食。

4. 忌食辛辣刺激性食物。酸辣、生冷、过热、油炸及多纤维食物，浓茶、咖啡等均应忌用，戒烟酒。

三、并发症护理

1. 出血　发现患者上消化道大量出血，应立即通知医生，积极配合抢救，当出血不止时应考虑手术治疗，做好术前准备。

2. 幽门梗阻　观察患者呕吐量、性质、气味，准确记录液体出入量，并注意监测电解质、酸碱变化。持续胃肠减压排空胃内潴留物，使胃恢复张力及正常大小。每晚用温盐水洗胃，解除痉挛，消除胃壁水肿及炎症。改善营养，纠正低蛋白血症，静脉补液，每日 2000 ～ 3000ml，加强支持疗法，保证机体能量供给。瘢痕性幽门梗阻的患者，应立即采取手术治疗。

第十一章　慢性肾功能不全

第一节　定义

任何疾病（包括肾脏及某些全身性疾病），如能使肾单位发生进行性破坏，则在数月、数年或更长的时间后，残存的肾单位不能充分排出代谢废物和维持内环境稳定，因而体内出现代谢废物的潴留和水、电解质与酸碱平衡紊乱以及肾内分泌功能障碍，这种情况称之为慢性肾功能不全（chronic renal insufficiency，CRI）。

第二节　病因、病机

一、病因（Etiology）

凡能引起慢性肾实质破坏的疾病都可导致 CRI，其中以慢性肾小球肾炎最为多见。

二、发病过程（Progress）

CRI 的病程进展是进行性加重的，可分为代偿期和失代偿期。

1. 代偿期（Compensation stage）

由于肾脏具有强大的代偿能力，在慢性肾脏疾病的开始阶段，肾实质破坏较轻，未受损的肾单位发挥代偿功能，因此，肾泌尿功能基本正常，尚能维持内环境的稳定，无临床症状。内生肌酐清除率在正常值的 30% 以上，血液生化指标无异常。但肾脏储备能力降低，在突然增加肾脏调节负荷（如感染和水、钠、钾负荷突然增加时），则发生内环境紊乱。

2. 失代偿期（Discompensation stage）

包括肾功能不全期、肾功能衰竭期、尿毒症期。

三、发病机制（Pathogenesis）

1. 健存肾单位学说（Intact nephron hypothesis）

在慢性肾疾病时，很多肾单位不断遭受破坏而丧失其功能，残存的部分肾单位轻度受损或仍属正常，称之为健存肾单位（intact nephron）。在代偿期，健存肾单位发生代偿性肥大，通过增强其功能来进行代偿，维持内环境稳定。随着疾病的进展，健存肾单位日益减少以致无法代偿时，临床上出现肾功能不全的症状。

2. 矫枉失衡学说（Trade-off hypothesis）

慢性肾脏疾病晚期，随着健存肾单位和肾小球滤过率的进行性减少，体内某些溶质（如磷）

增多。作为机体的代偿性反应，可通过分泌某些体液因子（如甲状旁腺素，PTH）来提高这种溶质在单个肾单位的排泄率。这种体液因子的适应性分泌增多虽然通过加强上述某种溶质的排泄而使其在体内的滞留得到了矫正，但这种体液因子分泌增多会对机体其他一些生理功能产生不良影响（如 PTH 的溶骨作用），使内环境产生另外一些“失衡”。

3. 肾小球过度滤过学说（Glomerular hyperfiltration hypothesis）

部分肾单位功能丧失后，健存肾单位的肾小球毛细血管血压和血流量增加，从而导致单个健存肾单位的肾小球滤过率增多。长期负荷过重会导致肾小球发生纤维化和硬化，因而促进肾功能不全的发生。

4. 肾小管–间质损伤（Renal tubule–interstitium injury）

慢性肾脏疾病患者肾形态学研究表明，肾功能损害程度与慢性肾小管 - 间质的病理变化关系密切。残存肾单位的肾小管，尤其是近端肾小管，在慢性肾衰竭时发生代谢亢进，细胞内钙含量增多，自由基产生增多，导致肾小管和间质细胞的损伤。

肾小管 - 间质的纤维化均伴有肾小管的萎缩，因此，肾小管 - 间质的纤维化是慢性肾功能衰竭的主要原因。因为：①间质的纤维化和肾小管萎缩可导致球后毛细血管的阻塞，毛细血管流量减少，肾小球滤过率降低；②肾小管萎缩导致无小管肾小球形成，血流不经滤过直接经静脉回流，使肾小球滤过率进一步下降。

正常肾小球 (→) 。萎缩肾小球体积较小，肾小囊增宽。相应肾小管也有不同程度的萎缩。

第三节　治疗

慢性肾功能不全虽是慢性肾脏病的晚期阶段，但经过恰当的有效治疗，仍可延长生命。

一、病因治疗

如防治感染，纠正水和电解质紊乱等。

二、减少氮血症

1. 高糖饮食或从静脉补给优质低蛋白饮食，即每天摄入少量禽蛋、牛奶，辅以肉类和鱼类。

2. 苯丙酸诺龙 25 毫克，隔天或每周 2 次肌注射以增加蛋白质合成。

3. 促进氮质产物排出，利尿以静脉注射呋塞米（速尿）为主，人工肾透析方法，一般每周透极 12 ～ 24 小时。

三、纠正水、电解质和酸碱代谢失调

1. 水　饮水量一般不必限制，严重失水时可静脉输入补充，水肿时则应利尿排水。

2. 纳　一般患者食盐可不必限制，低血钠时应从静脉适当补充，高血钠时应少盐或无盐饮食，并利尿促进排出。

3. 钙和磷　口服氢氧化铝凝胶 20 ～ 30 毫升，每天 4 次，以抑制肠道吸收磷，口服钙剂以补充钙浓度。

4. 纠正代谢性酸中毒　5% 碳酸氢钠 100 ～ 300 毫升或 1.8% 乳酸钠 300 ～ 500 毫升静脉滴注。

四、对症治疗

如用甲氧普氨（灭吐灵）、氯丙嗪等治疗恶心呕吐；呃逆可用阿托品或针刺治疗；腹泻显著可用复方樟脑酊；烦躁、惊厥可选用地西泮（安定）、氯丙嗪；血压高、心律失常、心功能不全等分别参见各类疾病。

五、肾移植治疗

肾移植限于 50 岁以下的尿毒症患者，是目前治疗尿毒症疗效最好的方法，肾移植最长生存期近 30 年。

第四节　中医诊疗

一、范围

水肿是由于多种原因导致体内水液潴留，泛滥肌肤，引起以眼睑、头面、四肢、腹背甚至全身浮肿为主要临床特征的一类病证。《内经》将水肿称为“水”。对其症状，《灵枢·水胀》曰：“水始起也，目窠上微肿，如新卧起之状。”并根据症状不同分为风水、石水、涌水。对其病因病机，《素问·水热穴论》指出：“勇而劳甚，则肾汗出，肾汗出逢于风，内不得入于脏腑，外不得越于皮肤，客于玄府，行于皮里，传为跗肿。”“故其本在肾，其末在肺。”《素问·至真要大论》又指出：“诸湿肿满，皆属于脾。”对其治疗，《素问·汤液醪醴论》提出了“平治于权衡，去菀陈莝……开鬼门，洁净府”的治疗原则。汉·张仲景《金匮要略·水气病脉证并治》将水肿称为“水气病”，并以表里上下为纲将水肿分为风水、皮水、正水、石水、黄汗五型，根据五脏发病的机制及证候不同将水肿分为心水、肝水、肺水、脾水、肾水，并提出了“诸有水者，腰以下肿，当利小便，腰以上肿，当发汗乃愈”的治疗原则。唐·孙思邈《备急千金要方·水肿》则首次提出了水肿需忌盐的观点。宋·严用和《严氏济生方·水肿门》提出了“疮毒内归”的病因理论，并将水肿分为阴水、阳水两大类，为水肿病的辨证论治奠定了基础。明·张景岳发展了《内经》理论，进一步阐明水肿的病机，其在《景岳全书·肿胀》提出：“凡水肿等证，乃肺、脾、肾三脏相干之病，盖水为至阴，故其本在肾；水化于气，故其标在肺；水惟畏土，故其制在脾。今肺虚则气不化精而化水，脾虚则土不制水而反克，肾虚则水无所主而妄行。”明·杨仁斋在《仁斋直指方·虚肿方论》创用活血利水法治疗瘀血水肿。清·唐容川在《血证论·阴阳水火气血论》中提出“瘀血化水亦发水肿，是血病而兼水也”的病机理论，为临床采用活血化瘀法治疗水肿提供了依据。

祖国医学并无慢性肾功能不全的病名，但根据其临床表现大抵属于水肿的范畴。

二、病因、病机

本病病因有风邪、疮毒、水湿之邪外袭，饮食不节，禀赋不足，久病劳倦；发病机理为肺失通调、脾失转输、肾失开阖，水液代谢障碍，潴留体内，泛滥肌肤。

（一）病因

1. 风邪袭表

风为六淫之首，风邪伤人，易夹寒夹热，侵袭人体。或由口鼻入侵，壅结咽喉，内蕴于肺，或由皮毛肌腠而犯肺导致水肿。明·张景岳《景岳全书·肿胀》云："凡外感毒风，邪留肌肤，则亦能忽然浮肿。"

2. 疮毒内犯

痈疽疮疡、丹毒未能及时清解消散，内归脾肺，形成本病。如宋·严用和《严氏济生方·水肿门》云："又有年少，血热生疮，变为肿满。"即明确指出疮毒可导致水肿。

3. 外感水湿

久居湿地，冒雨涉水，水湿内侵，困遏脾阳，土不制水，或既感水湿，又受风邪，更易形成水肿。正如清·吴谦《医宗金鉴·水气病脉证》曰："皮水，外无表证，内有水湿也。"

4. 饮食不节

过食肥甘，嗜食海鲜，饮酒无度，损伤脾胃；或饮食摄入不足，脾气失养；或过量摄入寒凉、温燥药物，伤及脾肾，均是水肿形成的重要原因。如明·张景岳《景岳全书·水肿》所言："大人小儿素无脾虚泄泻等证，而忽而通身浮肿，或小便不利者，多以饮食失节，或湿热所致。"

5. 久病劳倦

劳倦过度，损伤脾肾，蒸化失司，发为水肿。如宋·严用和《严氏济生方·水肿门》所说："水肿为病，皆由真阳怯少，劳伤脾胃，脾胃既寒，积寒化水。"或因消渴、淋证日久，伤及脾肾，变生水肿。如唐·王焘《外台秘要·消中消渴肾消方》云："三渴饮水不能多，但腿肿，脚先瘦小，阴痿弱。数小便者，此是肾消病也，特忌房劳。"

6. 禀赋不足

先天禀赋薄弱，精气不足是水肿发病的体质基础，如感外邪，易发为病。《重订严氏济生方·水肿门》云："水肿为病，皆由真阳怯少……肾水不流……下为足膝肤肿，面浮腹胀，小便不利。"

（二）病机

人体水液的正常输布与排泄，主要依靠肺、脾、肾的相互作用，并与三焦、膀胱的气化功能密切相关。因肺主一身之气，有主治节、通调水道、下输膀胱的作用。脾主运化，有转输、布散水精的功能。肾主开阖，有蒸化水液、通利小便的职责。三焦为决渎之官，是水液运行的通道。膀胱为储尿之腑，赖肾气而司排泄。水肿的基本病机为肺失通调、脾失转输、肾失开阖、三焦气化不利，水液潴留。风邪袭表，肺失宣肃，水道不利，则风水相搏；疮毒内侵，归于脾肺，水湿不运，则湿毒相合；外感水湿，困遏脾阳，水湿内生，则外湿与内湿相合；久病劳倦，或饮食不节，损伤脾肾，气化开阖不利，则水液内停；先天禀赋薄弱，精气不足，易受外邪，致肺、脾、肾功能失职，亦发水肿。若水肿不愈，水湿停积日久，阻滞气机，血行不畅，则形成瘀血。水肿的病理因素有风邪、水湿、疮毒、瘀血。病位在肺、脾、肾，其中以肾为根本，因肾主水，水为至阴，肾气从阳则开，从阴则阖。若肾阳不足，气化失司，关门不利，阖多开少，水液潴留，而形成水肿。病理性质有阴阳之别，当区分虚实、寒热。阳水多由外感风邪、疮毒、水湿而成，多兼表证，属实证、热证，病在肺、脾；阴水多由饮食劳倦、禀赋不足、久病体虚所致，多属虚证、寒证，或本虚标实之证，病在脾、肾。阳水和阴水、实证和虚证之间可发生相互转化或兼夹。一方面，阳水迁延不愈，反复发作，或失治误治，损伤脾肾，可转化为阴水。另一方面，阴水复感外邪，可兼夹阳水之候，形成本虚标实之证。若水肿迁延日久，病情进展，阳损及阴，阴不制阳，肝阳上亢，则见眩晕之证。若肺、脾、肾功能衰退，水湿之邪凌心犯肺，可变生心悸、喘脱之重证。若肾阳虚衰，真阴耗竭，可见小便点滴或闭塞不通，则可转化成癃闭。病至后期，正气衰微，水湿浊毒内闭，弥漫三焦，可转变为关格。

三、辨证治疗

（一）阳水

1. 风水相搏证

症状：眼睑浮肿，继则四肢及全身皆肿，来势迅速，多有恶寒，发热，肢节酸楚，小便不利等症。偏于风热者，伴咽喉红肿疼痛，舌质红，脉浮滑数。偏于风寒者，兼恶寒，咳喘，舌苔薄白，脉浮滑或浮紧。

证机概要：风邪袭表，肺气闭塞，通调失职，风遏水阻。

治法：疏风解表，宣肺行水。

代表方：越婢加术汤加减。本方具有宣降肺气、祛风利水之功效，主治风水之证。

常用药：麻黄、杏仁、防风、浮萍疏风宣肺；白术、茯苓、泽泻、车前子淡渗利水；石膏、桑白皮、黄芩清热宣肺。

风寒偏盛，减石膏，加苏叶、桂枝、防风祛风散寒；若风热偏盛，减麻黄，加连翘、桔梗、板蓝根、鲜芦根，以清热利咽，解毒散结；若咳喘较甚，可加杏仁、前胡，以降气定喘；如见汗出恶风，卫阳已虚，则用防己黄芪汤加减，以益气行水。

2. 湿毒浸淫证

症状：眼睑浮肿，延及全身，皮肤光亮，尿少色赤，身发疮痍，甚则溃烂，恶风发热，舌质红，苔薄黄，脉浮数或滑数。

证机概要：疮毒内归脾肺，肺失通调，脾失转输，水湿内停。

治法：宣肺解毒，利湿消肿。

代表方：麻黄连翘赤小豆汤合五味消毒饮加减。前方宣肺利尿，治风水在表之水肿；后方清解热毒，治疮毒内归之水肿。二方合用，共奏宣肺利水、清热解毒之功，主治痈疡疮毒或乳蛾红肿而诱发的水肿。

常用药：麻黄、杏仁、桑白皮、赤小豆宣肺利水；金银花、野菊花、蒲公英、紫花地丁、紫背天葵清热解毒。

脓毒甚者，当重用蒲公英、紫花地丁清热解毒；湿盛糜烂者，加苦参、土茯苓；风盛瘙痒者，加白鲜皮、地肤子；血热而红肿，加丹皮、赤芍；大便不通，加大黄、芒硝；症见尿痛、尿血，乃湿热之邪下注膀胱，伤及血络，可酌加凉血止血之品，如石韦、大蓟、荠菜花等。

3. 水湿浸渍证

症状：起病缓慢，病程较长，全身水肿，下肢为甚，按之没指，小便短少，身体困重，胸闷，纳呆，泛恶，苔白腻，脉沉缓。

证机概要：水湿内侵，困阻脾阳，脾失转输，水泛肌肤。

治法：运脾化湿，通阳利水。

代表方：五皮饮合胃苓汤加减。前方理气化湿利水；后方通阳利水，燥湿运脾。两方合用，共奏运脾化湿、通阳利水之功，主治水湿困遏脾阳，阳气尚未虚损，阳不化湿所致之水肿。

常用药：桑白皮、陈皮、大腹皮、茯苓皮、生姜皮化湿行水；苍术、厚朴、陈皮、草果燥湿健脾；桂枝、白术、茯苓、猪苓、泽泻温阳化气行水。

外感风邪，肿甚而喘者，可加麻黄、杏仁宣肺平喘；面肿，胸满，不得卧，加苏子、葶苈子降气行水；若湿困中焦，脘腹胀满者，可加椒目、大腹皮、干姜温脾化湿。

4. 湿热壅盛证

症状：遍体浮肿，皮肤绷急光亮，胸脘痞闷，烦热口渴，小便短赤，或大便干结，舌红，苔黄腻，脉沉数或濡数。

证机概要：湿热内盛，三焦壅滞，气滞水停。

治法：分利湿热。

代表方：疏凿饮子加减。本方功在泻下逐水，疏风发表，主治水湿壅盛，表里俱病的阳水实证。

常用药：羌活、秦艽、防风、大腹皮、茯苓皮、生姜皮疏风解表，发汗消肿，使在表之水从汗而疏解；猪苓、茯苓、泽泻、木通、椒目、赤小豆、黄柏清热利尿消肿；商陆、槟榔、生大黄通便逐水消肿。

腹满不减，大便不通者，可合已椒苈黄丸，以助攻泻之力，使水从大便而泄；若肿势严重，兼见喘促不得平卧者，加葶苈子、桑白皮泻肺利水；若湿热久羁，亦可化燥伤阴，症见口燥咽干，可加白茅根、芦根，不宜过用苦寒燥湿、攻逐伤阴之品。

（二）阴水

1. 脾阳虚衰证

症状：身肿日久，腰以下为甚，按之凹陷不易恢复，脘腹胀闷，纳减便溏，面色不华，神疲乏力，四肢倦怠，小便短少，舌质淡或胖，苔白腻或白滑，脉沉缓或沉弱。

证机概要：脾阳不振，运化无权，土不制水。

治法：健脾温阳利水。

代表方：实脾饮加减。本方功效健运脾阳，以利水湿，适用于脾阳不足伴有湿困脾胃的水肿。

常用药：干姜、附子、草果仁、桂枝温阳散寒利水；白术、茯苓、炙甘草、生姜、大枣健脾补气；茯苓、泽泻、车前子、木瓜利水消肿；木香、厚朴、大腹皮理气行水。

气虚甚，症见气短声弱者，可加人参、黄芪以健脾益气；便溏者，去大腹皮；若小便短少，可加桂枝，以助膀胱气化而行水。若水肿系长期饮食失调，脾胃虚弱，精微不化所致，症见遍体浮肿，面色萎黄，晨起头面较甚，动则下肢肿胀，疲倦乏力，大便如常或溏，小便反多，舌苔薄腻，脉软弱，治宜益气健脾，行气化湿，不宜分利伤气，可用参苓白术散加减。

2. 肾阳衰微证

症状：水肿反复消长不已，面浮身肿，腰以下甚，按之凹陷不起，尿量减少或反多，腰酸冷痛，四肢厥冷，怯寒神疲，面色㿠白，甚者心悸胸闷，喘促难卧，腹大胀满，舌质淡胖，苔白，脉沉细或沉迟无力。

证机概要：脾肾阳虚，水寒内聚。

治法：温肾助阳，化气行水。

代表方：济生肾气丸合真武汤加减。济生肾气丸温补肾阳，真武汤温阳利水，二方合用，适用于肾阳虚损，水气不化导致的水肿。

常用药：附子、肉桂、巴戟天、仙灵脾温补肾阳；白术、茯苓、泽泻、车前子通利小便；牛膝引药下行。

小便清长量多，去泽泻、车前子，加菟丝子、补骨脂以温固下元。若症见面部浮肿为主，表情淡漠，动作迟缓，形寒肢冷，治以温补肾阳为主，方用右归丸加减。病至后期，肾阳久衰，阳损及阴，出现肾阴亏虚，症见水肿反复发作，精神疲惫，腰酸遗精，口渴干燥，五心烦热，舌质红，脉细弱，治当滋补肾阴，兼利水湿，方用左归丸加泽泻、茯苓、冬葵子等。肾虚肝旺，头昏头痛，心慌腿软，肢凋者，加鳖甲、牡蛎、杜仲、桑寄生、菊花、夏枯草。若病程缠绵，反复不愈，正气日衰，复感外邪，症见发热恶寒，肿势剧增，小便短少，治当急则治标，按风水论治，但应顾及正气虚衰一面，不可过用解表药，以越婢汤为主，酌加党参、菟丝子等补气温肾之药，扶正祛邪并用。

3. 瘀水互结证

症状：水肿延久不退，肿势轻重不一，四肢或全身浮肿，以下肢为主，皮肤瘀斑，腰部刺痛，或伴血尿，舌紫暗，苔白，脉沉细涩。

证机概要：水停湿阻，气滞血瘀，三焦气化不利。

治法：活血祛瘀，化气行水。

代表方：桃红四物汤合五苓散加减。前方活血化瘀，后方通阳行水，适用于水肿兼夹瘀血者或水肿久病者。

常用药：当归、赤芍、川芎、丹参养血活血；益母草、红花、凌霄花、路路通、桃仁活血通络；桂枝、附子通阳化气；茯苓、泽泻、车前子利水消肿。

全身肿甚，气喘烦闷，小便不利，此为血瘀水盛，肺气上逆，可加葶苈子、椒目、泽兰以逐瘀泻肺；如见腰膝酸软，神疲乏力，乃为脾肾亏虚之象，可合用济生肾气丸以温补脾肾，利水肿；气阳虚者，可配黄芪、附子益气温阳以助化瘀行水之功。久病水肿者，虽无明显瘀阻之象，临床上亦常合用益母草、泽兰、桃仁、红花等药，以加强利尿消肿的效果。

第五节 护理要点

一、休息和活动

全身严重水肿，合并胸腔积液、腹水，出现呼吸困难者应绝对卧床休息，取半卧位（增加加肾血流量，使尿量增加）。为防止肢体血栓形成，应保持肢体的适度活动。

二、饮食护理

1. 一般给予适量蛋白质、高维生素饮食。水肿时低盐饮食（< 3g/d），勿食腌制食品。供给充足的热量。

2. 根据肾功能状况限制蛋白质的摄入，一般为 0.6 ～ 1.0g/（kg · d）。向病人及家属解释蛋白饮食的重要性，因摄入高蛋白饮食可使肾功能进一步恶化。宜给子优质动物蛋白，如牛奶、鸡蛋、鱼类等。

3. 血压高者限制钠盐摄入，水肿时限制水摄入。水的摄入量应根据病情而定，高度水肿而尿量少者应严格控制入量。准确记录出入量。

三、用药护理

1. 嘱长期服用降压药者勿擅自改变药物剂量或停药，以确保满意的疗效。用血小板解聚药时观察有无出血倾向，监测出血、凝血时间等。

2. 应用激素大剂量冲击治疗时，应对病人实施保护性隔离措施，防止继发感染。

3. 使用环磷酰胺时需注意预防出血性膀胱炎的发生，除严格限水者外，鼓励病人多饮水保证尿量，减少药物对肾脏的毒性作用。同时，观察病人尿量和颜色。静脉输注此药前后均需先用生理盐水冲洗，在输注过程中要注意预防外渗，如发生外渗需立即进行局部处理。

第十二章　慢性乙型肝炎治疗新进展

第一节　概述

乙型病毒性肝炎是由乙型肝炎病毒（HBV）引起的一种世界性疾病。发展中国家发病率高，据统计，全世界无症状乙肝病毒携带者（HBsAg 携带者）超过 2.8 亿，我国约占 9300 万。多数无症状，其中 1/3 出现肝损害的临床表现。目前我国有乙肝患者 3000 万。乙肝的特点为起病较缓，以亚临床型及慢性型较常见。无黄疸型 HBsAg 持续阳性者易慢性化。本病主要通过血液、母婴和性接触进行传播。乙肝疫苗的应用是预防和控制乙型肝炎的根本措施。

第二节　发病机制

乙型肝炎的发病机制很复杂，研究资料不少，但迄今尚未完全阐明。目前认为其肝细胞损伤不是 HBV 在肝细胞内复制的结果，而是由 T 细胞毒反应所介导。人感染 HBV 后，可引起细胞免疫和体液免疫应答，并激发自身免疫反应及免疫调节功能紊乱。这些免疫反应对乙型肝炎的临床表现及转归有重要意义。

1. 急性肝炎当免疫功能正常感染 HBV 后，其细胞毒性 T 细胞（Tc 细胞）攻击受染的肝细胞，由破坏的肝细胞释放入血的 HBV，而被特异性抗体所结合，且干扰素生成较多，而致 HBV 被清除，病情好转终归痊愈。

2. 慢性活动性肝炎见于免疫功能有缺陷和免疫调节紊乱者。感染 HBV 后，由于 Tc 细胞功能不正常，或特异抗体封闭部分肝细胞靶抗原而制约 T 细胞毒反应，致部分肝细胞损害。干扰素产生较少，HBV 持续复制。特异抗体形成不足，肝细胞反复被 HBV 侵入，形成感染慢性化。此外，肝细胞膜特异脂蛋白(Lsp)因 HBV 感染而形成自身抗原，刺激 B 细胞产生抗 -Lsp（IgG 型），在抑制性 T 细胞（Ts 细胞）活性降低情况下，自身免疫性 ADCC 效应致肝细胞进行性损害。

3. 慢性迁延性肝炎和无症状 HBsAg 携带者当机体免疫功能低下时在感染 HBV，不能产生有效的免疫反应，致肝细胞损害轻微或不出现肝细胞损害。尤其无症状 HBeAg 携带者，缺乏干扰素，不能清除病毒，以致长期携带 HBV。

4. 重型肝炎急性重型肝炎的发生，由于机体免疫反应过强，短期内 T 细胞毒反应迅速破坏大量感染 HBV 的肝细胞；或短期内形成大量抗原抗体复合物，激活补体，致局部发生超敏反应（Arthus 反应），造成大块肝细胞坏死；肠源性内毒素的吸收，可致 Schwartzman 反应，使肝细胞发生缺血性坏死；加以 α-肿瘤坏死因子（TNF-α）、IL-1 和白三烯等细胞因子由单核巨噬细胞释放，促进肝细胞损伤。亚急性重型肝炎发病机制与急性重型肝炎相似，但进展较缓慢。慢性重型肝炎的发病机制较复杂，有待进一步研究。

HBV 感染的特点为临床表现多样化，潜伏期较长（45 ～ 160 日，平均 60 ～ 90 日）。

第三节　临床表现

一、急性乙型肝炎　起病较甲型肝炎缓慢

1. 黄疸型　临床可分为黄疸前期、黄疸期与恢复期，整个病程 2 ～ 4 个月。多数在黄疸前期具有胃肠道症状，如厌油、食欲减退、恶心、呕吐、腹胀、乏力等，部分患者有低热或伴血清病样症状，如关节痛、荨麻疹、血管神经性水肿、皮疹等，较甲型肝炎常见。其病程进展和转归与甲型肝炎相似，但少数患者迁延不愈转为慢性肝炎。

2. 无黄疸型　临床症状轻或无症状，大多数在查体或检查其他病时发现，有单项 ALT 升高，易转为慢性。

二、淤胆型

与甲型肝炎相同。表现为较长期的肝内梗阻性黄疸，而胃肠道症状较轻，肝脏肿大、肝内梗阻性黄疸的检查结果，持续数月。

三、慢性乙型肝炎　病程超过 6 个月

1. 慢性迁延性肝炎（慢迁肝）　临床症状轻，无黄疸或轻度黄疸、肝脏轻度肿大，脾脏一般触不到。肝功能损害轻，多项式表现为单项 ALT 波动、麝浊及血浆蛋白无明显异常，一般无肝外表现。

2. 慢性活动性肝炎（慢活肝）　临床症状较重、持续或反复出现，体征明显，如肝病面容、蜘蛛痣、肝掌，可有不同程度的黄疸。肝脏肿大、质地中等硬，多数脾肿大。肝功能损害显著，ALT 持续或反复升高，麝浊明显异常，血浆球蛋白升高，A/G 比例降低或倒置。部分患者有肝外表现，如关节炎、肾炎、干燥综合征及结节性动脉炎等。自身抗体检测如抗核抗体、抗平滑肌抗体及抗线粒体抗体可阳性。也可见到无黄疸者及非典型者，虽然病史较短，症状轻，但具有慢性肝病体征及肝功能损害；或似慢性迁延性肝炎，但经肝组织病理检查证实为慢性活动性肝炎。近年随着 HBV-DNA 前 C 基因突变的研究进展，现有的学者主张按 HBeAg 及抗 -HBe 情况将慢性乙型肝炎分为两种：① HBeAg 阳性慢性肝炎（典型慢性乙型肝炎）由 HBV 野型株感染所致，其病程经过中有 HBeAg 阳性和抗 -HBe 阳性两个阶段。符合既往的看法，HBeAg 阳性代表体内 HBV 复制活跃，血清中 HBV-DNA 阳性，肝功能损害且有肝组织的病理变化。当 HBeAg 转阴，抗 -HBe 转阳，代表 HBV 复制减弱或停止，血清中 HBV-DNA 转阴，肝功能恢复正常，肝组织病变改善。②抗 -HBe 阳性慢性肝炎（非典型慢性乙型肝炎）认为由 HBV 前 C 基因突变株感染所致。其血清中 HBeAg 阴性、抗 -HBe 阳性，体内 HBV-DNA 仍进行复制，肝脏显示进展的严重病变，易发展为重型肝炎。

四、重型乙型肝炎

1. 急性重型肝炎(暴发性肝炎)　起病似急性黄疸型肝炎,但有高度乏力显著消化道症状,如严重食欲不振，频繁恶心、呕吐、腹胀，于发病后 10 日内出现肝性脑病。多数于病后 3 ～ 5 日首先出现兴奋、欣快、多语、性格行为反常，白天嗜睡夜间不眠，日夜倒错，视物不清，步履不稳等。定向力及计算力出现障碍，进一步发展为兴奋、狂躁尖声喊叫，病情严重者可表现为脑水肿而致颅压增高症，如血压增高，球结膜水肿，甚至两侧瞳孔不等大，出现脑疝，因此预防和积极治疗脑水肿，防止脑疝，对抢救患者有重要意义。黄疸出现后迅速加深，肝浊音区缩小及明显出血倾向。一般无腹水或晚期出现，常于 3 内死于脑疝、出血等并发症。

2. 亚急性重型肝炎　起病与一般急性黄疸型肝炎相同，于发病后 10 日以后病情加重，表现为高度乏力、腹胀、不思饮食、黄疸逐日加深，明显出血倾向为特点。至后期出现肝肾综合征和肝性脑病。病程为数周至数月。本型易发展为坏死后性肝硬化。也可有起病后以肝性脑病为首发症状，只是病史超过期 10 日，其他均似急性重型肝炎。

3. 无症状 HBsAg 携带者　大多数无症状，于体检时发现 HBsAg 阳性，肝功能正常或部分有单项 ALT 升高。体征较少。

老年病毒性肝炎的临床特点为起病较缓慢，自觉症状轻与病情严重程度不一致。恢复慢，易慢性化，以重型肝炎及慢活肝发病率较高，其中以亚急性及慢性重型肝炎较多见。

第四节　诊断、鉴别诊断

根据临床特点，参考流行病学资料，排除其他相关疾病，确定诊断依靠病原血清学检查。对临床表现不典型者，应进行肝穿刺病理检查。一 . 病原学诊断因无症状 HBsAg 携带者较多，这些人再感染甲、丙、丁、戊型肝炎病毒或其他肝炎时，由于 HBsAg 阳性易误诊为急性乙型肝炎，所以确定诊断时应慎重。

一、诊断依据

1. HBsAg 阳性。

2. HBeAg 阳性。

3. 抗 -HBcIgM 阳性，高滴度（≥ 1 ： 1000）。

4. HBV-DNA 阳性。

二、鉴别诊断

1. 药物性肝炎

特点为：①既往有用药史，已知有多种药物可引起不同程度肝损害，如异烟肼、利福平可致与病毒性肝炎相似的临床表现；长期服用双醋酚丁、甲基多巴等可致慢活肝；氯丙嗪、甲基睾丸素、砷、锑剂、酮康唑等可致淤胆型肝炎；②临床症状轻，单项 ALT 升高，嗜酸性粒细胞增高；③停药后症状逐渐好 ALT 恢复正常。

2. 胆石症

既往有胆绞痛史，高热寒战、右上腹痛、莫非征（Murphy 征）阳性，白细胞增高，中性粒细胞增高。

3. 原发性胆汁性肝硬化

特点为：①中年女性多见；②黄疸持续显著，皮肤瘙痒，常有黄色瘤，肝脾肿大明显，ALP 显著升高，大多数抗线粒体抗体阳性；③肝功能损害较轻；④乙肝标志物阴性。

4. 肝豆状核变性（Wilson 病）

常有家族史，多表现有肢体粗大震颤，肌张力增高，眼角膜边缘有棕绿色色素环（K-F 环），血铜和血浆铜蓝蛋白降低，尿铜增高，而慢活肝血铜和铜蓝蛋白明显升高。

5. 妊娠期急性脂肪肝

多发生于妊娠后期。临床特点有：①发病初期有急性剧烈上腹痛，淀粉酶增高，似急性胰腺炎；②虽有黄疸很重，血清直接胆红素增高，但尿胆红素常阴性。国内报告此种现象也可见于急性重型肝炎，供参考；③常于肝功能衰竭出现前即有严重出血及肾功能损害，ALT 升高，但麝浊常正常；④ B 型超声检查为脂肪肝波形，以助早期诊断，确诊靠病理检查。病理特点为肝小叶至中带细胞增大，胞浆中充满脂肪空泡，无大块肝细胞坏死。

6. 肝外梗阻性黄疸

如胰腺癌、总胆管癌、慢性胰腺炎等需鉴别。

第五节 治疗

一、需要筛检 HBV 感染者的建议

下列人员应作 HBV 筛检：出生于高发区的人，男性同性恋者，静脉药瘾者，血液透析患者，人类免疫缺陷病毒（H Ⅳ）感染者，孕妇，HBV 感染者的家属、共同居住者或与 HBV 感染者有性接触者。应检测 HBsAg 和抗 -HBs，若阴性应注射乙型肝炎疫苗。（Ⅰ）

二、慢性 HBV 感染者的咨询及预防传播 HBV 的建议

1. 携带者（定义为 HBsAg 阳性超过 6 个月，译者注）应咨询预防 HBV 传染的相关内容。（Ⅲ）

2. 携带者的性接触成员，其血清 HBV 检查阴性者，应注射乙型肝炎疫苗。（Ⅲ）

3. 母亲为 HBV 感染者的新生儿分娩时应注射乙型肝炎免疫球蛋白，并完成乙型肝炎疫苗免疫接种。（Ⅰ）

4. HBV 感染的高危人群如 HBsAg 阳性母亲的婴儿、医务人员、血液透析患者，携带者的性伙伴应当检测对疫苗的应答反应。（Ⅲ）

HBsAg 阳性母亲的婴儿应在 9 个月龄及 15 个月龄检测疫苗的应答反应，其他人员在注射最后一针后 1 ～ 2 个月内检测。（Ⅲ）慢性血液透析患者建议每年检测疫苗的应答反应。（Ⅲ）

5. HBV 携带者应戒酒或少量饮酒。（Ⅲ）

6. 仅抗 -HBc 阳性者及 HBV 低发区无 HBV 感染危险因素的人群应注射全系列乙型肝炎

疫苗。（Ⅱ -1）

三、慢性 HBV 感染者初期评估的建议

1. 新近诊断为慢性 HBV 感染者的初期评估包括病史，查体和实验室检查。（Ⅲ）

2. 所有对甲型肝炎无免疫力的慢性 HBV 感染者均应接受 2 针甲型肝炎疫苗，2 针间隔 6 ～ 18 个月。（Ⅱ -3）

四、对慢性 HBV 感染患者进行监测的建议

1. 符合慢性乙型肝炎标准的 HBeAg 阳性和 HBeAg 阴性的患者应进行治疗评估。（Ⅰ）

2. HBeAg 阳性患者：HBeAg 阳性，ALT 持续正常者，每 3 ～ 6 个月检查 ALT。当 ALT 升高后，ALT 和 HBV DNA 应更频繁的检查。HBeAg 每 6 ～ 12 个月检查 1 次。（Ⅲ）

HBeAg 持续阳性，HBV DNA ＞ 20000IU/ml，ALT 升高 1 ～ 2ULN 者在 ALT 升高 3 ～ 6 个月后，或 HBeAg 持续阳性，HBV DNA ＞ 20000IU/ml，40 岁以上者，应考虑肝活检。如果病理为中 / 重度炎症或明显纤维化应考虑治疗。（Ⅲ）

HBeAg 持续阳性，HBV DNA ＞ 20000IU/ml，在 ALT ＞ 2×ULN3 ～ 6 个月后应考虑治疗。（Ⅲ）

3. HBeAg 阴性患者：HBeAg 阴性，ALT 正常，HBV DNA ＜ 2000IU/ml 者，在明确其为“非活动性携带状态”后的第一年每 3 个月查 ALT，以后每 6 ～ 12 个月检查。（Ⅲ）

ALT 或 AST 升高时应更频繁的检查 HBV DNA。（Ⅲ）

五、HCC 筛查建议

1. HBV 携带者发生 HCC 的高危因素有：亚洲人，年龄男性＞ 40 岁，女性＞ 50 岁，有肝硬化，有 HCC 家族史，非洲人年龄＞ 20 岁，及所有 40 岁以上 ALT 持续或间断升高，和（或）HBV DNA ＞ 2000IU/ml 者，应每 6 ～ 12 个月行超声检查。（Ⅱ -2）

2. HCC 高危的 HBV 携带者生活在无超声设备的地方，应定期检查 AFP。（Ⅱ -2）

六、慢性乙型肝炎的治疗建议

慢性乙型肝炎治疗目的是获得持续抑制 HBV 复制和缓解肝脏病变。最终目的是阻止肝硬化、肝衰竭和原发性肝癌。

HBeAg 阳性 / 阴性慢性乙型肝炎初治患者抗病毒治疗应答情况，根据肌酐清除率调整成人核苷类药物的剂量，已获准治疗慢性乙型肝炎药物比较，慢性乙型肝炎治疗建议。

1. HBeAg 阳性的慢性乙型肝炎

（1）ALT 大于正常值上限 2 倍或肝脏活体组织检查为中 / 重度肝炎，及 HBV DNA ＞ 20000IU/ml：应考虑治疗。（Ⅰ）

代偿期肝病患者应在 3 ～ 6 个月后再决定是否治疗，因为 HBeAg 有可能出现自发血清转换。（Ⅱ -2）

ALT 反弹伴黄疸者，应立即治疗。（Ⅲ）

初治药物可选用已批准的 6 种药物的任何一种，但聚乙二醇化干扰素（PegIFN），阿德福韦或恩替卡韦更佳。（Ⅰ）

（2）ALT 持续正常或轻微升高（＜ 2×ULN）：一般不作治疗。（Ⅰ）

对 ALT 有波动或轻微升高尤其年龄超过 40 岁者，应考虑肝脏活体组织检查。（Ⅰ）

如果肝脏活体组织检查有中或重度坏死炎症或明显纤维化，则开始治疗。（Ⅰ）

（3）ALT 大于正常值上限 2 倍的儿童：如果 ALT 持续升高超过 6 个月，应当考虑治疗。（Ⅰ）

初始治疗可用 IFN α 和拉米夫定。（Ⅰ）

2. HBeAg 阴性的慢性乙型肝炎（血清 HBV DNA ＞ 20000IU/ml，ALT ＞ 2×ULN），应考虑治疗。（Ⅰ）

HBeAg 阴性，HBV DNA 低水平者（2000 ～ 20000IU/ml），ALT 接近正常或轻度升高者应做肝脏活体组织检查。（Ⅱ -2）

肝脏活体组织检查示中 / 重度炎症或明显纤维化，应开始治疗。（Ⅰ）

初治药物可选用已批准的 6 种药物的任何 1 种，但考虑其需要长期治疗，故以 PegIFN，阿德福韦或恩替卡韦更佳（PegIFN，阿德福韦，恩替卡韦或替比夫定 -I，IFN- α 和拉米夫定 - Ⅱ）。

3. 对 IFN- α（普通或聚乙二醇化）无应答的患者，如果符合上述标准者可考虑核苷类似物治疗。（Ⅰ）

4. 未能获得初期治疗的患者，如核苷类药物治疗至少 6 个月后，HBV DNA 下降＜ 2log，应更换另一种药物治疗。（Ⅲ）

5. 核苷类药物治疗期间，发生病毒突破感染者。

应确定患者的依从性，在患者已长期停药后恢复治疗。（Ⅲ）

如果有可能区分初期无应答或突破感染，应作抗病毒耐药变异的确认试验。以确定是否存在多重耐药（此类患者已接受一种以上的核苷类药物的治疗）。（Ⅲ）

所有病毒反弹者，应考虑补救治疗。（Ⅱ -2）

对乙型肝炎治疗无明显适应证及一直为代偿性肝病的患者，可考虑停药，但需要监控。如果出现重度的肝炎复发，应进行再治疗。（Ⅲ）

6. 拉米夫定（或替比夫定）耐药 HBV 患者的治疗：a. 如果用阿德福韦、拉米夫定（或替比夫定）应无限期使用，以减少转换期肝炎的复发并减少随之而发生的阿德福韦耐药的危险（拉米夫定耐药 HBV- Ⅱ -3，替比夫定耐药 HBV- Ⅲ）。b. 如果用恩替卡韦，拉米夫定或替比夫定应停药，因为拉米夫定（或替比夫定）耐药变异的继续出现增加了恩替卡韦耐药的危险。（拉米夫定耐药 HBV- Ⅱ -3，替比夫定耐药 HBV- Ⅲ）

7. 阿德福韦耐药 HBV 患者的治疗：a. 对未曾用过核苷类药物治疗的患者，可加拉米夫定或恩替卡韦。（Ⅲ）b. 对曾出现拉米夫定耐药后改换阿德福韦停用拉米夫定治疗的患者，可用拉米夫定，但应答的持久性不明。并有报道可再次出现拉米夫定的耐药。（Ⅱ -2）

8. 恩替卡韦耐药 HBV 患者的治疗：可用阿德福韦，体外试验表明其对恩替卡韦耐药 HBV 有活性，但缺少临床数据。（Ⅱ -3）

9. 代偿期肝硬化患者，ALT ＞ 2ULN，HBV DNA ＞ 2000IU/ml 并 ALT 正常或轻度升高者，应考虑治疗。（Ⅱ -3）

代偿期肝硬化患者最好用核苷类药物治疗。因为干扰素相关的肝炎复发有肝功失代偿的危险。考虑需要长期治疗，阿德福韦或恩替卡韦更佳。（Ⅱ -3）

10. 失代偿期肝硬化患者应立即开始用核苷类药物治疗以产生快速病毒抑制，耐药发生率不高（Ⅱ -1）。

（1）拉米夫定或阿德福韦可用作初始治疗，最好联合治疗以减少药物耐药的发生，并获得快速病毒抑制。（Ⅱ -2）替比夫定可替换拉米夫定，但临床缺乏其安全性及有效性的数据。

（2）恩替卡韦适合于此类患者，但临床缺乏其安全性及有效性的数据。（Ⅲ）

（3）治疗应与移植中心协调。（Ⅲ）d.IFN α /pegIFN α 不适用于失代偿期肝硬化患者。

（Ⅱ -3）

11. 非活动性 HBsAg 携带状态不是抗病毒治疗的适应证。但此类患者应监控（见 HBeAg 阴性患者处理）。（Ⅱ -2）

七、剂量与用法

1. IFN α 和 pegIFN α，皮下注射给药。

（1）成人推荐剂量：普通 IFN α，5MU 每日 1 次；或 10MU 每周 3 次；pegIFN α，180 μ g，每周 1 次。（Ⅰ）

（2）儿童推荐剂量：普通 IFN α，6MU/m2，每周 3 次，最大量为 10MU。pegIFN α 尚未批准用于儿童慢性乙型肝炎的治疗。（Ⅰ）

（3）HBeAg 阳性慢性乙型肝炎的推荐疗程：普通 IFN α 16 周，pegIFN α 48 周。（Ⅰ）

（4）HBeAg 阴性慢性乙型肝炎的推荐疗程：普通 IFN α 和 pegIFN α 均为 48 周。（Ⅱ -3）

2. 拉米夫定，口服给药。

（1）肾功能正常，且不伴 H Ⅳ感染的成人推荐剂量为每日 100mg，肾小球滤过率＜ 50ml/min 的患者需作剂量调整。（Ⅰ）

（2）儿童的推荐剂量为 3mg/kg-1d-1，最大剂量为 100mg/d。（Ⅰ）

（3）同时感染 H Ⅳ患者，拉米夫定的推荐剂量是 150mg，每日 2 次，并与其他抗逆转录病毒药物联合使用。（Ⅰ）

3. 阿德福韦，口服给药。成人肾功能正常者，阿德福韦的推荐剂量是 10mg，每日 1 次。肾小球滤过率＜ 50ml/min 的患者需作剂量调整。（Ⅰ）

4. 恩替卡韦，口服给药。成人肾功能正常者，恩替卡韦的推荐剂量：未曾接受拉米夫定治疗者每天 0.5mg，对拉米夫定难治 / 耐药的患者每天 1mg。肾小球滤过率＜ 50ml/min 的患者需作剂量调整。（Ⅰ）

5. 替比夫定，口服给药。成人肾功能正常者，替比夫定的推荐剂量是 600mg。肾小球滤过率＜ 50ml/min 的患者需作剂量调整。（Ⅰ）

6. 核苷类药物治疗的疗程：

（1）HBeAg 阳性慢性乙型肝炎：当患者获得 HBeAg 血清转换出现抗 -HBe 后，再继续治疗至少 6 个月。（Ⅰ）停药后需密切监控复发的情况。

（2）HBeAg 阴性慢性乙型肝炎：当患者清除 HBsAg 后，方可停药。（Ⅰ）

（3）代偿期肝硬化：患者需要长期治疗。然而，对于 HBeAg 阳性患者如果已证实 HBeAg 血清转换，并完成至少 6 个月的巩固治疗。HBeAg 阴性患者已证实清除 HBsAg 后，可以停药。（Ⅱ -3）停药后应密切监测病毒反弹及肝炎复发。（Ⅱ -3）

（4）失代偿期肝硬化或肝移植后复发性肝炎——建议终生治疗。（Ⅱ -3）

八、HBV/H Ⅳ共同感染者的治疗建议

1. 符合慢性乙型肝炎标准的患者应治疗。（Ⅲ）

ALT 波动或轻度升高者［（1 ～ 2）×ULN］应考虑做肝脏活体组织检查。（Ⅱ -3）

2. 未进行高效抗逆转录病毒疗法或近期不需要高效抗逆转录病毒疗法治疗的患者，其抗病毒治疗不应针对 H Ⅳ，如 pegIFN α，阿德福韦或恩替卡韦。尽管替比夫定不针对 H Ⅳ，但其不适合此类患者。（Ⅱ -3）

3. 拟针对 HBV/H Ⅳ治疗的患者应接受对两个病毒均有效的治疗，拉米夫定加替诺福韦或恩曲他滨加替诺福韦可优先考虑。（Ⅱ -3）

4. 对高效抗逆转录病毒疗法已有疗效的患者，其药物中不包括抗 HBV 的活性药物，可以应用 pegIFN α、阿德福韦或恩替卡韦治疗。（Ⅱ -3）

5. 拉米夫定耐药的患者，应加用替诺福韦或阿德福韦。（Ⅱ -3）

6. 当改变高效抗逆反转录病毒疗法方案，对 HBV 有效的药物不应停用，除非患者已获得 HBeAg 的血清转换，及已完成足够时间的巩固治疗。（Ⅱ -3）

九、HBV 携带者需要免疫抑制或细胞疗法的治疗建议

1. 在开始化疗或免疫抑制治疗前，HBV 感染的高危者应检测 HBsAg（见需要筛检 HBV 感染者的建议）。（Ⅱ -3）

2. 对于 HBV 携带者，在开始肿瘤化疗或有限期的免疫抑制治疗时，建议预防性的抗病毒治疗。

（1）HBV DNA 基线值＜ 2000IU/ml 的患者，在完成化疗或免疫抑制治疗后，应继续抗病毒治疗 6 个月。（Ⅲ）

（2）HBV DNA 基线值高（＞ 2000IU/ml）的患者，其免疫功能正常者，抗病毒治疗一直用到其达到治疗终点。（Ⅲ）

(3) 如果预期疗程较短 (≤ 12 月) 可用拉米夫定或替比夫定。(拉米夫定 -I, 替比夫定 - Ⅲ)

（4）如果预期需要长期治疗，最好用阿德福韦或恩替卡韦，恩替卡韦较阿德福韦作用更迅速，对此类患者更适合。（Ⅲ）

（5）因有骨髓抑制作用，IFN α 应避免应用。（Ⅱ -3）

十、急性有症状乙型肝炎患者的治疗建议

1. 治疗仅适合于暴发性乙型肝炎，及病程迁延，重度急性乙型肝炎的患者。（Ⅲ）

2. 优先考虑拉米夫定、替比夫定或恩替卡韦。（Ⅱ -3）

当证实 HBsAg 清除后，可停药，或针对进行肝移植的患者，无限期使用。（Ⅱ -1）b.IFN α 为禁忌证。

肝硬化是肝脏病变后期的表现，在诊断上除临床表现之外，还应作以下检查：

1. 实验室检查

血清　A/G 比率、谷丙转氨酶 (ALT 或 GPT)、谷草转氨酶 (AST 或 GOT)、r- 谷酰转肽酶、碱性磷酸酶、凝血酶原时间及凝血酶原活性、血清胆红素、甲胎蛋白、血常规、血小板计数、胆固醇、尿素氮、肌酐、血糖等以及乙肝放免检测。

肝硬化时血清　A/G 的比率非常重要，白蛋白降低 / 球蛋白增高与病变的发展一致，血浆白蛋白降低的同时 A/G 比率倒置，对确定肝硬化病变的程度最有意义。转氨酶常轻度增高，AST 常接近或超过 ALT。胆固醇脂化可减少，r- 谷酰转肽酶和碱性磷酸酶可增高，凝血酶原时间延长，血小板减少，有少数病人甲胎蛋白可增高，20% ～ 30% 的病人可血糖升高。在失代偿期脾功能亢进时，以上指标更明显。血清胆红素、间接胆红素增高表明在肝硬化的仍有炎症活动。胆红素越高可能并发肝坏死、肝脏肿瘤或肝外梗阻引起，应加以区别。有肾功能损害或肝肾综合征时，尿素氮、肌酐可增高。

2. 影像学检查

B 超检查：可较正确地反映肝脏内部组织的结构变化。包括肝边缘、肝外形、肝内回声和血管的改变。但约有 1/3 的肝硬化超声检查无异常发现。在 B 超提示肝硬化时，肝脏影像增大，也可缩小，较常为右叶缩小，左叶和尾叶增大、肝表面不光整、不规则，甚至呈波浪状。肝实质常不均匀，在致密的回声区内光点增粗并分布不均，进而融合呈不规则斑片状。肝内血

管模糊、变窄。但可清楚显示门静脉、下腔静脉和动脉、门静脉增宽超过 1.3cm，提示有门脉高压。

脾脏肿大未能在肋下触及者，B 超可做出正确测量。少量腹水未能被叩诊查出者，B 超能发现。B 超可查出 1cm 以上的占位病变。肿瘤、囊肿和脓肿、根据回声性质易于鉴定。肝硬化的大结节可能误诊为占位性病变，甚至伴有 AFP 增高，须谨慎鉴别。B 超主要的价值还在于诊断肝硬化的并发症，即门脉高压和腹水，以及肝内、肝外瘀胆的鉴别。一般肝硬化应定期 B 超检查，应 1 ～ 3 个月复查一次，以观察肝内的动态变化。

CT 扫描：以系列连续的切面，组织影像可构成一个立体印象，且肥胖者、肠内积气不影响检查，分辨率较高。可查出小至 1cm 以下的占位病变。还可同时显示邻近脏器（肾、胰、脾）和肿大的腹膜后淋巴结等。

CT 可分辨肝硬化的肝变形，外形圆钝，各肝叶大小例失常，左叶特别是尾叶增大，脾肿大，外缘超过 5 个肋单位，腹水呈围肝一圈的低密度影。但 CT 不能单独确定诊断肝硬化，须与其他检测结合才能做出正确的肝硬化判断。

3. 纤维内窥镜检查

主要是检查食道和胃的静脉有无曲张和曲张的程度，在提示食道静脉和胃底静脉重度曲张时，可随时有破裂出血发生，应重视预防。同时也可查出胃的炎症和溃疡等。

第六节　护理要点

1. 隔离　在标准预防的基础上，实施传染病接触隔离相关措施。

2. 休息　肝功正常 1 ～ 3 个月后可恢复正常工作及活动，但应避免过度劳累，养成良好生活和卫生习惯。

3. 饮食　合理饮食可改善患者营养状况，促进肝细胞再生及修复，利于肝脏功能恢复。饮食原则：患者食欲不振、恶心，厌油等情况存在，应进食清淡，易消化饮食，少食多餐，保证足够热量，多吃水果、蔬菜等维生素含量丰富的食物。慢性肝炎合并食管胃底静脉曲张的患者，禁止食用坚硬、辛辣刺激性食物，进食时细嚼慢咽，以软食、半流质饮食为主，避免食物温度过高。腹胀者可减少产气食品的摄入，例如：豆制品。

4. 禁酒　酒精能严重损害肝脏，使肝炎病情加重或病程迁延转为慢性。

5. 用药　遵医嘱给予保肝药，禁用损害肝脏的药物，注意观察药物的不良反应。

6. 皮肤护理　指导患者穿柔软宽松的棉质内衣，经常换洗，保持床单位整洁干燥，增加皮肤舒适感，减轻瘙痒；每日用温水擦拭皮肤一次，不用刺激性肥皂或护肤品；瘙痒严重者可涂抹止痒剂或口服抗组胺药；修剪指甲，防止皮肤破损；已破损皮肤应预防感染。

7. 心理健康　过分忧虑、焦虑、情绪波动，均会造成中枢神经系统功能紊乱，免疫功能减退，不利于肝脏功能恢复，应指导患者正确对待疾病，保持稳定、乐观的情绪。

第十三章　肝硬化的诊疗进展

第一节　定义

肝硬化（hepatic cirrhosis）是各种慢性肝病发展的晚期阶段。病理上以肝脏弥漫性纤维化、再生结节和假小叶形成为特征。临床上，起病隐匿，病程发展缓慢，晚期以肝功能减退和门静脉高压为主要表现，常出现多种并发症。肝硬化是常见病，世界范围内的年发病率为 100（25 ～ 400）/10 万，发病高峰年龄在 35 ～ 50 岁，男性多见，出现并发症时死亡率高。

第二节　病因和发病机制

一、病因

引起肝硬化病因很多，在我国以病毒性肝炎为主，欧美国家以慢性酒精中毒多见。

1. **病毒性肝炎**　主要为乙型、丙型和丁型肝炎病毒感染，占 60% ～ 80%，通常经过慢性肝炎阶段演变而来，急性或亚急性肝炎如有大量肝细胞坏死和肝纤维化可以直接演变为肝硬化，乙型和丙型或丁型肝炎病毒的重叠感染可加速发展至肝硬化。甲型和戊型病毒性肝炎不发展为肝硬化。

2. **慢性酒精中毒**　在我国约占 15%，近年来有上升趋势。长期大量饮酒（一般为每日摄入酒精 80g 达 10 年以上），乙醇及其代谢产物（乙醛）的毒性作用，引起酒精性肝炎，继而可发展为肝硬化。

3. **非酒精性脂肪性肝炎**　随着世界范围肥胖的流行，非酒精性脂肪性肝炎（NASH）的发病率日益升高。新近国外研究表明，约 20% 的非酒精性脂肪性肝炎可发展为肝硬化。据统计 70% 不明原因肝硬化可能由 NASH 引起。目前我国尚缺乏有关研究资料。

4. **胆汁淤积**　持续肝内淤胆或肝外胆管阻塞时，高浓度胆酸和胆红素可损伤肝细胞，引起原发性胆汁性肝硬化或继发性胆汁性肝硬化。

5. **肝静脉回流受阻**　慢性充血性心力衰竭、缩窄性心包炎、肝静脉阻塞综合征（Budd-Chiari 综合征）、肝小静脉闭塞病等引起肝脏长期淤血缺氧。

6. **遗传代谢性疾病**　先天性酶缺陷疾病，致使某些物质不能被正常代谢而沉积在肝脏，如肝豆状核变性（铜沉积）、血色病（铁沉积）、α 1- 抗胰蛋白酶缺乏症等。

7. **工业毒物或药物** 长期接触四氯化碳、磷、砷等或服用双醋酚汀、甲基多巴、异烟肼等可引起中毒性或药物性肝炎而演变为肝硬化；长期服用甲氨蝶呤（MTX）可引起肝纤维化而发展为肝硬化。

8. **自身免疫性肝炎** 可演变为肝硬化。

9. **血吸虫病** 虫卵沉积于汇管区，引起纤维组织增生，导致窦前性门静脉高压．但由于再生结节不明显，故严格来说应称为之为血吸虫性肝纤维化。

10. **隐源性肝硬化** 病因仍不明者占 5% ～ 10%。

二、发病机制

各种因素导致肝细胞损伤，发生变性坏死，进而肝细胞再生和纤维结缔组织增生，肝纤维化形成，最终发展为肝硬化。其病理演变过程包括以下 4 个方面：

1. 致病因素的作用使肝细胞广泛的变性、坏死、肝小叶的纤维支架塌陷。

2. 残存的肝细胞不沿原支架排列再生，形成不规则结节状的肝细胞团（再生结节）。

3. 各种细胞因子促进纤维化的产生，自汇管区 - 汇管区或自汇管区 - 肝小叶中央静脉延伸扩展，形成纤维间隔。

4. 增生的纤维组织使汇管区 - 汇管区或汇管区 - 肝小叶中央静脉之间纤维间隔相互连接，包绕再生结节或将残留肝小叶重新分割，改建成为假小叶，形成肝硬化典型形态改变。

上述病理改变造成血管床缩小、闭塞和扭曲，血管受到再生结节挤压，肝内门静脉、肝静脉和肝动脉三者分支之间失去正常关系，并且出现交通吻合支等。肝脏血循环紊乱是形成门静脉高压的病理基础，且加重肝细胞缺血缺氧，促进肝硬化病变的进一步发展。

肝纤维化是肝硬化演变发展过程的一个重要阶段。正常肝组织细胞外基质（extracellular matrix，ECM）生成和降解保持平衡。细胞外基质的过度沉积是肝纤维化的基础，而肝星状细胞（hepatic stellate cell）是形成肝纤维化的主要细胞。肝受损伤时肝星状细胞被激活，在多种细胞因子如转化生长因子 β1（TGF-β1）、血小板衍生生长因子（PDGF）等的参与下，ECM 合成增加，其中胶原含量明显增加（尤以 I 型胶原增加明显），其他 ECM 成分如非胶原糖蛋白（如纤维连接蛋白、层粘连蛋白等）和蛋白多糖（如透明质酸）亦有增加。各型胶原可沉积在 Disse 间隙，肝窦内皮细胞下基底膜形成，内皮细胞上窗孔的数量和大小减少，甚至消失，形成弥漫的屏障，类似于连续性毛细血管，称为肝窦毛细血管化（sinusoid capillarization）。肝窦毛细血管化在肝细胞损害和门脉高压的发生、发展中起着重要作用。早期的肝纤维化是可逆的，到后期假小叶形成时是不可逆的。

第三节 病理生理

肝功能减退（失代偿）和门静脉高压是肝硬化发展的两大后果，临床上表现为由此而引起的多系统、多器官受累所产生的症状和体征，进一步发展可产生一系列并发症。在此重点讨论门静脉高压症和腹水发生的病理生理基础，关于并发症的发病机制则放在并发症中一并讨论。

一、门静脉高压（portal hypertension）

形成的机制及其后果　门静脉压随门静脉血流量和门静脉阻力增加而升高。肝纤维化及再生结节对肝窦及肝静脉的压迫导致门静脉阻力升高是门静脉高压的起始动因。肝硬化时因肝功能减退及各种因素导致多种血管活性因子失调，形成心输出量增加、低外周血管阻力的高动力循环状态，此时内脏充血进而导致门静脉血流量增加是维持和加重门静脉高压的重要因素。根据导致门静脉血流阻力上升的部位可将门脉高压分为窦前性（如血吸虫性肝硬化）、窦性、窦后性（如 Budd-Chiari 综合征）3 大类，而以窦性最常见。门静脉高压造成的后果包括:

1. 门一体侧支循环开放

门静脉系统与腔静脉之间存在许多交通支，门静脉高压时门静脉回流受阻导致这些交通支开放。主要侧支循环有：①食管和胃底静脉曲张，为门静脉系的胃左、胃短静脉与腔静脉系的奇静脉之间胃底和食管黏膜下静脉开放。门脉高压导致食管胃底静脉曲张和（或）门脉高压性胃病，是肝硬化合并上消化道出血的重要原因。②腹壁静脉曲张，门静脉高压时脐静脉重新开放，通过腹壁静脉进入腔静脉，而形成腹壁静脉曲张。③痔静脉扩张，为门静脉系的直肠上静脉与下腔静脉系的直肠中、下静脉交通，可扩张为痔核。此外，肝与膈、脾与肾韧带、腹部器官与腹膜后组织间的静脉，也可形成侧支相互连接从而形成临床上少见的异位静脉曲张。侧支循环开放不仅可引起消化道出血，而且可因大量门静脉血流不经肝脏而直接流人体循环，而致肠内吸收的有毒物质不经肝脏解毒进入体循环，是参与肝性脑病发病的重要因素。

2. 脾大

脾脏因长期淤血而肿大，可发生脾功能亢进，表现为外周血白细胞、红细胞和血小板减少。

3. 腹水形成

二、腹水形成的机制

肝硬化腹水形成是门静脉高压和肝功能减退共同作用的结果，为肝硬化肝功能失代偿时最突出的临床表现，涉及多种因素，主要有:

1. 门静脉压力升高

门静脉高压时肝窦压升高，大量液体进入 Disse 间隙，造成肝脏淋巴液生成增加，当超过胸导管引流能力时，淋巴液从肝包膜直接漏入腹腔而形成腹水。门静脉压增高时内脏血管床静水压增高，促使液体进入组织间隙，也是腹水成因之一。

2. 血浆胶体渗透压下降

肝脏合成白蛋白能力下降而发生低蛋白血症，血浆胶体渗透压下降，至血管内液体进入组织间隙，在腹腔可形成腹水。

3. 有效血容量不足

如前述，肝硬化时机体呈高心输出量、低外周阻力的高动力循环状态，此时内脏动脉扩张，大量血液滞留于扩张的血管内，导致有效循环血容量下降（腹水形成后进一步加重），从而激活交感神经系统、肾素一血管紧张素一醛固酮系统等，导致。肾小球滤过率下降及水钠重吸收增加，发生水钠潴留。

4. 其他因素

心房钠尿肽（atrial natriuretic peptide，ANP）相对不足及机体对其敏感性下降、抗利尿素分泌增加可能与水钠潴留有关。

第四节　临床表现

起病隐匿，病程发展缓慢，可隐伏数年至10年以上，但少数因短期大片肝坏死，可在数月后发展为肝硬化。早期可无症状或症状轻微，当出现腹水或并发症时，临床上称之为失代偿期肝硬化。

代偿期肝硬化症状轻且无特异性。可有乏力、食欲减退、腹胀不适等。患者营养状况一般，可触及肿大的肝脏、质偏硬，脾可肿大。肝功能检查正常或仅有轻度酶学异常。常在体检或手术中被偶然发现。

失代偿期肝硬化临床表现明显，可发生多种并发症。

一、症状

1. 全身症状　乏力为早期症状，其程度可自轻度疲倦至严重乏力。体重下降往往随病情进展而逐渐明显。少数患者有不规则低热，与肝细胞坏死有关，但注意与合并感染、肝癌鉴别。

2. 消化道症状　食欲不振为常见症状，可有恶心、偶伴呕吐。腹胀亦常见，与胃肠积气、腹水和肝脾肿大等有关，腹水量大时，腹胀成为患者最难忍受的症状。腹泻往往表现为对脂肪和蛋白质耐受差，稍进油腻肉食即易发生腹泻。部分患者有腹痛，多为肝区隐痛，当出现明显腹痛时要注意合并肝癌、原发性腹膜炎、胆道感染、消化性溃疡等情况。

3. 出血倾向　可有牙龈、鼻腔出血、皮肤紫癜，女性月经过多等，主要与肝脏合成凝血因子减少及脾功能亢进所致血小板减少有关。

4. 与内分泌紊乱有关的症状　男性可有性功能减退、男性乳房发育，女性可发生闭经、不孕。肝硬化患者糖尿病发病率增加。严重肝功能减退易出现低血糖。

5. 门静脉高压症状　如食管胃底静脉曲张破裂而致上消化道出血时，表现为呕血及黑粪；脾功能亢进可致血细胞三少，因贫血而出现皮肤黏膜苍白等；发生腹水时腹胀更为突出。

二、体征

呈肝病病容，面色黝黑而无光泽。晚期患者消瘦、肌肉萎缩。皮肤可见蜘蛛痣、肝掌、男性乳房发育。腹壁静脉以脐为中心显露至曲张，严重者脐周静脉突起呈水母状并可听见静脉杂音。黄疸提示肝功能储备已明显减退，黄疸呈持续性或进行性加深提示预后不良。腹水伴或不伴下肢水肿是失代偿期肝硬化最常见表现，部分患者可伴肝性胸水，以右侧多见。

肝脏早期肿大可触及，质硬而边缘钝；后期缩小，肋下常触不到。半数患者可触及肿大的脾脏，常为中度，少数重度。

各型肝硬化起病方式与临床表现并不完全相同。如大结节性肝硬化起病较急进展较快，门静脉高压症相对较轻，但肝功能损害则较严重；血吸虫病性肝纤维化的临床表现则以门静脉高压症为主，巨脾多见，黄疸、蜘蛛痣、肝掌少见，肝功能损害较轻，肝功能试验多基本正常。

第五节　诊断和鉴别诊断

一、诊断

失代偿期肝硬化诊断并不困难，依据下列各点可做出临床诊断。

1. 有病毒性肝炎、长期大量饮酒等可导致肝硬化的有关病史。

2. 有肝功能减退和门静脉高压的临床表现。

3. 肝功能试验有人血白蛋白下降、血清胆红素升高及凝血酶原时间延长等指标提示肝功能失代偿。

4. B 超或 CT 提示肝硬化以及内镜发现食管胃底静脉曲张。肝活组织检查见假小叶形成是诊断本病的金标准。代偿期肝硬化的临床诊断常有困难，对慢性病毒性肝炎、长期大量饮酒者应长期密切随访，注意肝脾情况及肝功能试验的变化，如发现肝硬度增加，或有脾大，或肝功能异常变化，B 超检查显示肝实质回声不均等变化，应注意早期肝硬化，必要时肝穿刺活检可获确诊。

完整的诊断应包括病因、病期、病理和并发症，如“乙型病毒性肝炎肝硬化（失代偿期），大结节性，合并食管静脉曲张破裂出血”的诊断。同时，对肝脏储备功能的评估不但有助预后估计，且对治疗方案的选择具有重要意义，临床常用 Child-Pugh 分级来评估。

二、鉴别诊断

1. 肝脾肿大的鉴别诊断　如血液病、代谢性疾病引起的肝脾肿大，必要时可作肝穿刺活检。

2. 腹水的鉴别诊断　腹水有多种病因，如结核性腹膜炎、缩窄性心包炎、慢性肾小球肾炎等。根据病史及临床表现、有关检查及腹水检查，与肝硬化腹水鉴别并不困难，必要时作腹腔镜检查常可确诊。

第六节　治疗

本病目前无特效治疗，关键在于早期诊断，针对病因给予相应处理，阻止肝硬化进一步发展，后期积极防治并发症，及至终末期则只能有赖于肝移植。

一、一般治疗

1. 休息　代偿期患者宜适当减少活动、避免劳累、保证休息，失代偿期尤当出现并发症时患者需卧床休息。

2. 饮食　以高热量、高蛋白和维生素丰富而易消化的食物为原则。盐和水的摄入视病情调整。禁酒，忌用对肝有损害药物。有食管静脉曲张者避免进食粗糙、坚硬食物。

3. 支持疗法　病情重、进食少、营养状况差的患者，可通过静脉纠正水电解质平衡，适当补充营养，视情况输注白蛋白或血浆。

二、抗纤维化治疗

尽管对抗纤维化进行了大量研究，目前尚无有肯定作用的药物。事实上，治疗原发病，以防止起始病因所致的肝脏炎症坏死，即可一定程度上起到防止肝纤维化发展的作用。对病毒复制活跃的病毒性肝炎肝硬化患者可予抗病毒治疗。

1. 慢性乙型肝炎 中华医学会肝病分会推荐治疗方案如下。

(1) 肝功能较好、无并发症的乙型肝炎肝硬化患者 HBeAg 阳性者的治疗指征为：HBV DNA ≥ 105 拷贝 /ml，HBeAg 阴性者为 HBV DNA ≥ 104 拷贝 /ml，ALT 正常或升高。治疗目标是延缓和降低肝功能失代偿和 HCC 的发生。①拉米夫定：100mg，每日 1 次口服，无固定疗程，需长期应用。②阿德福韦酯：对出现 YMDD 变异后病情加重的患者有较好效果，每日 1 次，10mg 口服，无固定疗程，需长期应用。③干扰素：因其有导致肝功能失代偿等并发症的可能，应十分慎重。如认为有必要，宜从小剂量开始，根据患者的耐受情况逐渐增加到预定的治疗剂量。

(2) 肝功能失代偿乙型肝炎肝硬化患者，治疗指征为 HBV DNA 阳性，ALT 正常或升高。治疗目标是通过抑制病毒复制，改善肝功能，以延缓或减少肝移植的需求，抗病毒治疗只能延缓疾病进展，但本身不能改变终末期肝硬化的最终结局。干扰素治疗可导致肝衰竭，因此，肝功能失代偿患者禁忌使用。对于病毒复制活跃和炎症活动的肝功能失代偿肝硬化患者，在其知情同意的基础上，可给予拉米夫定治疗，以改善肝功能，但不可随意停药。一旦发生耐药变异，应及时加用其他能治疗耐药变异病毒的核苷（酸）类似物。

2. 慢性丙型肝炎 积极抗病毒治疗可以减轻肝损害，延缓肝硬化的发展。目前美国肝病学会推荐治疗方案如下：

(1) 肝功能代偿的肝硬化（Child-Pugh A 级）患者，尽管对治疗的耐受性和效果有所降低，但为使病情稳定、延缓或阻止肝衰竭和 HCC 等并发症的发生，建议在严密观察下给予抗病毒治疗。方案如下：

① PEG-IFN α 联合利巴韦林治疗方案：PEG-IFN α -2a180 μ g 每周 1 次皮下注射，联合口服利巴韦林 1000mg/d，至 12 周时检测 HCV RNA：a. 如 HCV RNA 下降幅度 < 2 个对数级，则考虑停药。b. 如 HCV RNA 定性检测为阴转，或低于定量法的最低检测界限，继续治疗至 48 周。c. 如 HCV RNA 未转阴，但下降 ≥ 2 个对数级，则继续治疗到 24 周。如 24 周时 HCV RNA 转阴，可继续治疗到 48 周；如果 24 周时仍未转阴，则停药观察。

②普通干扰素联合利巴韦林治疗方案：IFN α 3-5MU，隔日 1 次肌内或皮下注射，联合口服利巴韦林 1000mg/d，建议治疗 48 周。

③不能耐受利巴韦林不良反应者的治疗方案：可单用普通 IFN α、复合 IFN α 或 PEG-IFN，方法同上。

(2) 肝功能失代偿肝硬化患者，多难以耐受 IFN α 治疗的不良反应，有条件者应行肝脏移植术。

中医药治疗肝硬化历史悠久，一般常用活血化瘀药为主，按病情辨证施治。

三、腹水的治疗

治疗腹水不但可减轻症状，且可防止在腹水基础上发展的一系列并发症如 SBP、肝肾综合征等。

1. 限制钠和水的摄入 钠摄入量限制在 60 ～ 90mmol/d（相当于食盐 1.5 ～ 2g/d）。限钠饮食和卧床休息是腹水的基础治疗，部分轻、中度腹水患者经此治疗可发生自发性利尿，腹水消退。应用利尿剂时，可适当放宽钠摄入量。有稀释性低钠血症（< 125mmol/L）者，应同时限制水摄入，摄入水量在 500 ～ 1000ml/d。

2. 利尿剂　对上述基础治疗无效或腹水较大量者应使用利尿剂。临床常用的利尿剂为螺内酯和呋塞米。前者为潴钾利尿剂，单独长期大量使用可发生高钾血症；后者为排钾利尿剂，单独应用应同时补钾。目前主张两药合用，既可加强疗效，又可减少不良反应。先用螺内酯 40 ～ 80mg/d，4 ～ 5 天后视利尿效果加用呋塞米 20 ～ 40mg/d，以后再视利尿效果分别逐步加大两药剂量（最大剂量螺内酯 400mg/d，呋塞米 160mg/d）。理想的利尿效果为每天体重减轻 0.3 ～ 0.5kg（无水肿者）或 0.8 ～ 1kg（有下肢水肿者）。过猛的利尿会导致水电解质紊乱，严重者诱发肝性脑病和肝肾综合征。因此，使用利尿剂时应监测体重变化及血生化。

3. 提高血浆胶体渗透压　对低蛋白血症患者，每周定期输注白蛋白或血浆，可通过提高胶体渗透压促进腹水消退。

4. 难治性腹水的治疗　难治性腹水（refractory ascites）定义为使用最大剂量利尿剂（螺内酯 400mg/d 加上呋塞米 160mg/d）而腹水仍无减退。对于利尿剂使用虽未达最大剂量，腹水无减退且反复诱发肝性脑病、低钠血症、高钾血症或高氮质血症者亦被视为难治性腹水。这表明患者对利尿剂反应差或不耐受，需辅以其他方法治疗。判定为难治性腹水前应首先排除其他因素对利尿剂疗效的影响并予纠正，如水钠摄入限制不够、严重的水电解质紊乱（如低钾、低钠血症）、肾毒性药物的使用、SBP、原发性肝癌、门静脉血栓形成等。难治性腹水患者发生 HRS 危险性很高，应予积极治疗。难治性腹水的治疗可选择下列方法：

（1）大量排放腹水加输注白蛋白：在 1 ～ 2 小时内放腹水 4 ～ 6L。，同时输注白蛋白 8 ～ 10g/L 腹水，继续使用适量利尿剂。可重复进行。此法对大量腹水患者，疗效比单纯加大利尿剂剂量效果要好，对部分难治性腹水患者有效。但应注意不宜用于有严重凝血障碍、肝性脑病、上消化道出血等情况的患者。

（2）自身腹水浓缩回输：将抽出腹水经浓缩处理（超滤或透析）后再经静脉回输，起到清除腹水，保留蛋白，增加有效血容量的作用。对难治性腹水有一定疗效。在经济不富裕地区，此法用于治疗较大量的腹水可减少输注白蛋白的费用。但注意，使用该法前必须对腹水进行常规、细菌培养和内毒素检查，感染性或癌性腹水不能回输。不良反应包括发热、感染、DIC 等。

（3）经颈静脉肝内门体分流术（TIPS）：是一种以血管介入的方法在肝内的门静脉分支与肝静脉分支间建立分流通道。该法能有效降低门静脉压，可用于治疗门静脉压增高明显的难治性腹水，但易诱发肝性脑病，故不宜作为治疗的首选。

（4）肝移植：顽固性腹水是肝移植优先考虑的适应证。

四、并发症的治疗

1. 食管胃底静脉曲张破裂出血

（1）急性出血的治疗：死亡率高，急救措施包括防治失血性休克、积极的止血措施、预防感染和肝性脑病等。

（2）预防再次出血：在第一次出血后，70% 的患者会再出血，且死亡率高，因此在急性出血控制后，应采取措施预防再出血。在控制活动性曲张静脉出血后，可以在内镜下对曲张静脉进行套扎。如果无条件作套扎，可以使用硬化剂注射。对胃底静脉曲张宜采用组织胶注射治疗。也可根据设备条件和医师经验联合使用上述内镜治疗方法。没有条件的地方可采用药物预防再出血。首选药物为 β 阻滞剂普萘洛尔，该药通过收缩内脏血管，降低门静脉血流而降低门静脉压力，普萘洛尔由 10mg/d 开始，逐日加 10mg，逐渐加量至静息心率降为基础心率 75% 左右，或心率不低于 55 次 /min。普萘洛尔合用 5- 单硝酸异山梨醇酯可能更好降低门静脉压力。

（3）预防首次出血：对中重度静脉曲张伴有红色征的患者，需采取措施预防首次出血。普萘洛尔是目前最佳选择之一，普萘洛尔治疗的目的是降低肝静脉压力梯度至＜ 12mmHg。如果普萘洛尔无效、不能耐受或有禁忌证者，可以慎重考虑采取内镜下食管曲张静脉套扎术或硬化剂注射治疗。

2. 自发性细菌性腹膜炎

合并 SBP 常迅速加重肝损害、诱发 HRS、肝性脑病等严重并发症，故应立足于早诊、早治。①抗生素治疗：应选择对肠道革兰阴性菌有效、腹水浓度高、肾毒性小的广谱抗生素，以头孢噻肟等第三代头孢菌素为首选，可联合半合成广谱青霉素与 β- 内酰胺酶抑制药的混合物如舒他西林、替门汀等和（或）喹诺酮类药物，静脉给药，要足量、足疗程。一般于用药 48h 复查腹水常规，如 PMN 减少一半以上可认为抗生素有效，继续至腹水白细胞恢复正常数天后停药。②静脉输注白蛋白：研究证明可降低 HRS 发生率及提高生存率。对发生 HRS 的高危患者（总胆红素＞ 68.4 μ mol/L、血肌酐＞ 88.4 μ mol/L）推荐开始用 1.5g/（kg · d）、连用 2 天，继 1g/（kg · d）至病情明显改善。③ SBP 的预防：急性曲张静脉出血或腹水蛋白低于 1g/L 为发生 SBP 高危因素，宜予喹喏酮类药物口服或静脉用药。

3. 肝性脑病

4. 肝肾综合征

积极防治 HRS 的诱发因素如感染、上消化道出血、水电解质紊乱、大剂量利尿剂等和避免使用‘肾毒性药物，是预防 HRS 发生的重要措施。合并 SBP 的肝硬化患者 HRS 发生率明显升高，而除积极抗感染外及早输注足量白蛋白可降低 HRS 发生率及提高生存率，已如前述。

过去认为，一旦发生 HRS 一切内科治疗均难奏效，近年研究证实下列治疗有可能改善 HRS，不但能为肝移植赢取时间，且可减少术后并发症，这些疗法主要有：①血管活性药物加输注白蛋白：特利加压素（terlipressin）加输注白蛋白对 1 型 HRS 的疗效已证实，用法为特利加压素 0.5 ～ 1mg/ 次、每隔 4 ～ 6h1 次，无效时可每 2 天加倍量至最大量 12mg/d；白蛋白第 1 天 1g/（kg · d）、继 20 ～ 40g/d（若血白蛋白＞ 45g/L 或出现肺水肿时停用）。也有报道奥曲肽与 α 2- 受体拮抗剂米多君（midodrine）合用加输注白蛋白有一定疗效。② TIPS：有报道 TIPS 可促进 HRS 患者肾功能的恢复和难治性腹水的消退，并可提高 1 型 HRS 患者生存率。对药物治疗疗效欠佳的 1 型 HRS 患者如无禁忌可试用。

肝移植是唯一能使患者长期存活的疗法。

5. 肝肺综合征

本症目前无有效内科治疗，给氧只能暂时改善症状但不能改变自然病程。肝移植为唯一治疗选择。

五、门静脉高压症的手术治疗

手术治疗的目的主要是切断或减少曲张静脉的血流来源、降低门静脉压力和消除脾功能亢进，一般用于食管胃底静脉曲张破裂大出血各种治疗无效而危及生命者，或食管胃底静脉曲张破裂大出血后用于预防再出血特别是伴有严重脾功能亢进者。有各种断流、分流术和脾切除术等，手术预后与慎重选择病例和手术时机密切相关。在无黄疸或腹水、肝功能损害较轻者，手术预后较好；大出血时急诊手术、机体一般状况差、肝功能损害显著者，手术预后差、死亡率高。

六、肝移植

是对晚期肝硬化治疗的最佳选择，掌握手术时机及尽可能充分做好术前准备可提高手术存活率。

第七节　中医诊疗

一、范围

积聚是由于体虚复感外邪、情志饮食所伤以及他病日久不愈等原因引起正气亏虚，脏腑失和，气滞、血瘀、痰浊蕴结腹内而致，以腹内结块，或胀或痛为主要临床特征的一类病证。分别言之，积，触之有形，固定不移，痛有定处，病在血分，多为脏病；聚，触之无形，聚散无常，痛无定处，病在气分，多为腑病。因积与聚关系密切，故两者往往一并论述。积聚之名，首见于《灵枢·五变》："人之善病肠中积聚者……如此则肠胃恶，恶则邪气留止，积聚乃伤。"汉·张仲景《金匮要略·五脏风寒积聚病脉证并治》将积与聚区别开来，指出："积者，脏病也，终不移；聚者，腑病也，发作有时。"所制鳖甲煎丸、大黄䗪虫丸至今仍为治疗积聚的常用方剂。明·张介宾《景岳全书·杂证谟》认为积聚治疗"然欲总其要，不过四法，日攻日消日散曰补四者而已"，并创制了化铁丹、理阴煎等方。明·李中梓《医宗必读·积聚》将攻补两法与积聚初、中、末三个阶段有机地结合起来，对临床至今仍有重要的指导意义。此外，唐·孙思邈《千金方》、唐·王焘《外台秘要》、明·李梴《医学入门》等医籍，在治疗上不但采用内服药物，而且还注意运用膏药外贴、药物外熨、针灸等综合疗法，使积聚的辨证施治内容益加丰富。历代医籍中，积聚亦称为"徽瘕"，如《金匮要略·疟病脉证并治》将疟后形成的积块（疟母）称为"徽瘕"。清·丹波元坚《杂病广要·积聚》明确指出："徽即积，瘕即聚。"此外，《难经·五十六难》记载的肥气、伏梁、痞气、息贲、奔豚，宋·王怀隐等《太平圣惠方·治痃癖诸方》记载的痃癖，元·朱震亨《丹溪心法·积聚痞块》记载的痞块等，按其性质和临床表现，亦均可归入积聚的范围。

二、病因、病机

积聚的发生，多因情志失调，饮食所伤，外邪侵袭，以及病后体虚，或黄疸、疟疾等经久不愈，且常交错夹杂，混合致病，以致肝脾受损，脏腑失和，气机阻滞，瘀血内结，或兼痰湿凝滞，而成积聚。

（一）病因

1. 情志失调

情志抑郁，肝气不舒，脏腑失和，气机阻滞，血行不畅，气滞血瘀，日积月累，而成积聚。如清·尤怡《金匮翼·积聚统论》云："凡忧思郁怒，久不得解者，多成此疾。"

2. 饮食所伤

酒食不节，饥饱失宜，或嗜食肥甘厚味、辛辣生冷，脾胃受损，运化失健，水谷精微不布，湿浊凝聚成痰，或食滞、虫积与痰气交阻，气机壅结，则成聚证；病久入络，痰浊与气血相搏，结为积块，而成积证。如《景岳全书·痢疾论》云："饮食之滞，留蓄于中，或结聚成块，或胀满硬痛，不化不行，有所阻隔者，乃为之积。"

3. 外邪侵袭

寒、湿、热等多种外邪及邪毒侵袭人体，稽留不去，均可导致受病脏腑失和，气血运行不畅，痰浊内生，气滞血瘀痰凝，日久形成积聚。如隋·巢元方《诸病源候论·积聚病诸候》云："诸脏受邪，初未能为积聚，留滞不去，乃成积聚。"

4. 他病续发

黄疸、胁痛病后，湿浊留恋，气血蕴结；或久疟不愈，湿痰凝滞，脉络痹阻；或感染虫毒（血吸虫等），阻滞脉道，气血不畅，脉络瘀阻；虚劳日久，或久泻、久痢之后，脾气虚弱，营血运行涩滞等，皆可导致积聚的形成。

此外，积聚的形成及演变均与人体正气的强弱密切相关。如清·沈金鳌《杂病源流犀烛·积聚癥瘕痃癖痞源流》云："壮盛之人，必无积聚。必其人正气不足，邪气留着，而后患此。"

（二）病机

本病病理因素有寒邪、湿热、痰浊、食滞、虫积等，其间又往往交错夹杂，相互并见，最终影响气血津液运行并损伤人体正气，导致气滞血瘀结成积聚，故气滞、血瘀、痰结是形成积聚的主要病理变化，气机阻滞、瘀血内结是其主要病机。两者比较，聚证以气滞为主，积证以血瘀为主，又有一定区别。

病位主要在于肝脾。肝主疏泄，司藏血；脾主运化，司统血。如肝气不畅，脾运失职，肝脾失调，气血涩滞，壅塞不通，形成腹内结块，导致积聚。

本病初起，气滞血瘀，邪气壅实，正气未虚，多属实；积聚日久，病势较深，正气耗伤，可转为虚实夹杂之证。病至后期，气血衰少，体质羸弱，则往往转以正虚为主。以上所谓虚实，仅是相对而言，因积聚的形成，总与正气不强有关，故《素问·经脉别论》云："勇者气行则已，怯者则着而为病也。"

少数聚证日久不愈，可以由气人血转化成积证。癥积日久，瘀阻气滞，脾运失健，生化乏源，可导致气虚、血虚，甚或气阴并亏。若正气愈亏，气虚血涩，则癥积愈加不易消散，甚则逐渐增大，病势进一步发展，还可出现一些严重变证。如积久肝脾两伤，藏血与统血失职，或瘀热灼伤血络，而导致出血；湿热瘀结，肝脾失调，胆汁泛溢，可出现黄疸；气血瘀阻，水湿泛滥，亦可出现腹满肢肿等症。故积聚的病理演变，与血证、黄疸、鼓胀等病证有较密切的联系。

三、辨证治疗

（一）聚证

1. 肝气郁结证

症状：腹中结块柔软，攻窜胀痛，时聚时散，脘胁胀闷不适，常随情绪波动而起伏，舌淡苔薄，脉弦。

证机概要：肝失疏泄，气聚腹中。

治法：疏肝解郁，行气消聚。

代表方：逍遥散加减。本方具有疏肝解郁、健脾养血之功效，适用于肝气郁结，脾弱血虚之证。

常用药：柴胡、当归、白芍、薄荷疏肝解郁；香附、青皮、枳壳、郁金行气散结；白术、茯苓、生姜、甘草调理脾胃。

兼瘀象者，加延胡索、莪术活血化瘀；兼有热象者，加左金丸泻肝清热；寒湿中阻，脘腹痞满、舌苔白腻者，可用木香顺气散以疏肝行气，温中化湿。

2. 食滞痰阻证

症状：腹胀或痛，腹部时有条索状物聚起，按之胀痛更甚，便秘，纳呆，脘闷不舒，舌苔腻，脉弦滑。

证机概要：虫积、食滞、痰浊交阻，气聚成结。

治法：理气化痰，导滞通腑。

代表方：六磨汤加减。本方具有行气化痰、导滞通便之功效，适用于痰食交阻，脘腹胀痛，饱闷气逆，大便秘结之证。

常用药：大黄、枳实通腑导滞；沉香、木香、乌药疏利气机；半夏、陈皮燥湿化痰；山楂、神曲健胃消食。

痰浊中阻，呕恶苔腻者，加半夏、陈皮、生姜等化痰降逆；痰湿较重，兼有食滞，腑气虽通，苔腻不化者，加苍术、厚朴等燥湿运脾；兼脾虚，便溏纳差者，加党参、白术、炒麦芽等益气健脾；因于蛔虫结聚，阻于肠道而引起者，酌情配服乌梅丸。

聚证虽以实证多见，但反复发作，脾气损伤，可常服香砂六君子汤健运脾胃，调理气机。

（二）积证

1. 气滞血阻证

症状：腹部积块质软不坚，固定不移，胀痛并见，舌暗，苔薄，脉弦。

证机概要：气滞血瘀，痹阻脉络，积而成块。

治法：理气活血，消积散瘀。

代表方：柴胡疏肝散合失笑散加减。前方疏肝行气，适用于肝郁气滞证；后方偏于活血止痛，适用于气滞血阻，疼痛不适者。

常用药：柴胡、陈皮、川芎、香附行气疏肝；丹参、延胡索、蒲黄、五灵脂活血散瘀。

兼烦热口干、舌红、脉细弦者，加丹皮、山栀、黄芩等凉血清热；气滞血阻较甚，兼有寒象者，可用大七气汤，或加肉桂、吴茱萸、当归等温经祛寒散结。

2. 瘀血内结证

症状：腹部积块渐大，质地较硬，固定不移，隐痛或刺痛，纳谷减少，体倦乏力，面黯消瘦，时有寒热，女子或见月事不下，舌质紫暗或有瘀点瘀斑，脉细涩。

证机概要：瘀结不消，正气渐损，脾运不健。

治法：祛瘀软坚，兼调脾胃。

代表方：膈下逐瘀汤加减。本方具有活血祛瘀、行气止痛之功效，适用于膈下瘀血积块者。可与六君子汤间服，共同组成攻补兼施之法。或服鳖甲煎丸化瘀软坚，兼顾正气。

常用药：香附、乌药、枳壳、陈皮疏肝理气宽中；当归、川芎、桃仁、红花活血祛瘀止痛；三棱、莪术活血软坚消积；人参、白术、炙甘草健脾扶正。

积块疼痛甚者，加五灵脂、延胡索、佛手等活血行气止痛；痰瘀互结者，加白芥子、半夏、苍术等化痰散结。

3. 正虚瘀结证

症状：久病体弱，积块坚硬，隐痛或剧痛，饮食大减，消瘦形脱，神倦乏力，面色萎黄或黧黑，甚则面肢浮肿，或有出血，舌质淡紫，舌光无苔，脉细数或弦细。

证机概要：徽积日久，中虚失运，气血衰少。

治法：补益气血，化瘀消积。

代表方：八珍汤合化积丸加减。八珍汤益气补血，适用于气血衰少之证；化积丸活血化瘀，软坚消积，适用于瘀血内结之积块。

常用药：人参、白术、茯苓、甘草健脾益气；当归、白芍、地黄、川芎养阴补血；三棱、莪术、阿魏、瓦楞子、五灵脂活血化瘀消徽；香附、槟榔行气以活血。

阴伤较甚，头晕目眩，舌光无苔，脉象细数者，加生地、玄参、枸杞、石斛等养阴生津；牙龈出血、鼻衄者，加丹皮、白茅根、茜草、三七等凉血化瘀止血；畏寒肢肿，舌淡苔白，脉沉细者，加黄芪、附子、肉桂、泽泻等以温阳益气，利水消肿。

第八节　护理要点

1. **饮食护理**　高热量、高蛋白质，高维生素、易消化饮食，血氨升高时应限制成禁食蛋白质，待病情好转后逐渐增加摄入量。严禁饮酒，适当摄入脂肪，动物脂肪不宜过多摄入，并根据病情变化及时调整。避免进食粗糙、坚硬或辛辣的刺激食物，以防食管胃底静脉曲张破裂出血。有腹水者应低盐或无盐饮食，限制钠的摄入，饮水量应控制在每天1000ml左右，必要时采取静脉补充营养，并做好营养状况监测。

2. **病情观察**　观察意识、生命体征，腹水及水肿的情况，准确记录出入量，测量腹围，体重等变化。注意有无并发症发生，出现异常情况及时通知医生，以便采取紧急处理。

3. **心理护理**　肝硬化为慢性过程，症状很难控制，预后不良，患者和家属容易产生悲观情绪。护士应该同情和关心患者，及时解答疑问，安慰、理解，开导，帮助患者及家属树立战胜疾病的信心。保持愉快的心情，规律的生活，不断改善生活质量，保持良好的心态积板配合治疗。

4. **腹水的护理**　应多卧床休息。可抬高下肢，以减轻水肺：大量腹水者卧床时可取半卧位，有利于呼吸运动，减轻呼吸困难和心悸。避免腹内压骤增：如剧烈咳嗽、打喷嚏、用力排便等。限制水钠摄入，记录抽出腹水的量、性质、颜色并及时送检。听取患者主诉，严密观察生命体征及穿刺部位情况。

5. **皮肤护理**　每天可用温水擦浴，避免用力，使用刺激性的药皂或冰浴液、水温过高等；衣服宜买软、宽松；床铺要平整、洁净，定时更换体位，以防局部组织长期受压、皮肤损伤，发生压疮或感染；皮肤瘙痒时勿搔抓，可涂抹止痒剂，以免皮肤破损和继发感染。

第十四章　缺血性脑血管病治疗方案

第一节　缺血性脑血管病的病理生理

正常成人脑重 1500g，占体重的 2 ～ 3%，流经脑组织的血液 750 ～ 1000ml/min，占每分心搏出量的 20%，表明脑血液供应非常丰富，代谢极为旺盛。脑组织耗氧量占全身耗氧量的 20 ～ 30%。能量来源主要依赖于糖的有氧代谢，几乎无能量储备。因此脑组织对缺血、缺氧性损害十分敏感，无论氧分压明显下降或血流量明显减少都会出现脑功能的严重损害。由于血管闭塞，中心部位供血停止 6 分钟就出现神经细胞死亡，而周边部分缺血区域（半暗带）功能受损但结构未受损，缺血 6 小时内血流再通可恢复功能，避免细胞死亡。治疗目的是挽救半暗带、减少后遗症、提高病人生活质量。在缺血性损伤过程中除缺氧和能量代谢衰竭外，由缺血诱导的一系列瀑布样电化学效应是导致缺血性神经元死亡的重要机制。

一、脑缺血引起神经元损害的主要病理生理学说

1. 能量耗竭、酸中毒

缺血、缺氧造成能量代谢依靠葡萄糖无氧酵解，产生大量乳酸，导致乳酸酸中毒和 pH 值降低。脑内 ATP 及其他高能磷酸键随之耗尽。依靠 ATP 运转的细胞钠泵也随之停止运转而产生细胞内水肿。

2. 细胞内钙离子超载

当脑缺血缺氧时，兴奋性氨基酸（EAA）受体过度兴奋，引起钙离子内流增加，高能磷酸化合物耗尽，离子泵受损，细胞内钙离子不能泵出，线粒体和内质网对钙离子的摄取和钙结合蛋白钙调蛋白的结合能力下降，造成细胞内钙离子的超载发生迟发性神经元坏死（DND）。

3. 氧自由基损伤

正常情况下，体内自由基的产生和消除处于动态平衡状态，故不发生自由基连锁反应和组织损伤。急性脑梗死时，由于脑缺血造成氧供应下降和 ATP 减少，使脑细胞正常代谢途径和自由基产生、清除状态受到破坏，氧自由基积聚蓄积并造成损伤。它可迅速攻击生物膜的脂类、糖、蛋白质和细胞内的核酸。受损的脂质和糖主要是发生过氧化反应；蛋白质则发生变性，酶失活；DNA 多核苷酸主链断裂，碱基发生修饰；从而使神经细胞损伤死亡。再灌注时氧自由基大量产生，氧自由基损害增加。

4. 兴奋性氨基酸毒性作用

脑缺血引起中枢神经系统兴奋性氨基酸（EAA），特别是谷氨酸（Glu）大量释放、重摄取受阻及突触后膜 EAA 受体的过度激活是造成神经元损伤的重要原因，被称为“兴奋毒性”学说，是近年来缺血性脑损伤神经机制研究的热点。

5. 细胞因子损害作用

脑损伤时，细胞黏附分子 -1（ICAM-1）能促进白细胞积聚，引起一系列炎性介质的释放，

包括补体C-5a、白细胞介素-8、肿瘤坏死因子 a 等，激活多核白细胞（PMN）及血管内皮细胞，前者通过内皮黏附因子，后者通过内皮细胞黏附因子，造成PMN激活、积聚、变形性下降，内皮细胞黏附，最终堵塞毛细血管。缺血再灌注时，毛细血管直径变小，内皮细胞肿胀，间质水肿，PMN通过更为困难。此外，尽管在溶栓治疗下大血管再通，而局部微循环闭塞仍持续存在，形成无灌流现象加重脑损伤。

二、脑组织缺血性损害的分布

1. 脑缺血中心区（坏死区）

缺血中心区由于脑血流量严重不足或完全缺血导致脑细胞死亡，主要表现为坏死。最近研究表明，即使在最严重的低灌流区的血流下降也不完全。

2. 缺血半暗区和治疗时间窗

脑缺血最严重区和正常灌注区之间的中间区为半暗带区，其血流已减少到神经元功能及相应的电活动中断，但尚能维持细胞膜泵和离子梯度水平，其特征为：

（1）缺血性脑组织，位于严重缺血中心区周围的低灌注区。

（2）可逆性及可变性。

随着时间的推移，半暗带可转化为正常灌注区（时限性可逆），在不利条件下转化为梗死区（不可逆）。缺血中心区由于脑血流量严重不足或完全缺血导致脑细胞死亡，而缺血半暗影区内，由于侧支循环的存在，仍可获得部分血液供给，神经细胞功能虽受损但短期内尚存活，处于可逆状态，如在有效时间内及时恢复血液供应，则脑代谢障碍得以恢复，神经细胞可以存活并可恢复功能。目前国内外已经根据缺血半暗带和缺血治疗时间窗、以发病3小时内和（或）3～6小时内病例开展多中心临床溶栓治疗研究，有待结果以供借鉴。

三、再灌注损伤

脑动脉闭塞造成脑缺血后，如果血流得以再通，氧与葡萄糖等的供应恢复，脑组织的缺血损伤理应得到恢复，然而，事实上存在一个有效时间即再灌注时间窗问题。如果再通超过再灌流时间窗这个时限，则脑损伤继续加剧，此现象称为再灌流损伤。目前对再灌流损伤的机制尚未充分认识，认为再灌流损伤的机制主要集中在：

1. 氧自由基的过度形成，导致神经细胞损伤。
2. 细胞内游离钙增高所催发的一系列病理生理过程。
3. 兴奋性氨基酸的细胞毒作用。
4. 酸中毒的一系列代谢影响。

这些因素会加重对神经元的损害，尽管如此，对于缺血性损害，在未发生不可逆损害之前恢复血流量仍是最主要、最根本的治疗，但临床上进行溶栓疗法应权衡利弊再实施。而且必须在有效的治疗时间窗内进行。

四、迟发性神经元坏死

研究发现脑缺血组织中有一些区域中受损神经元呈慢性广泛神经元脱失，称为迟发性神经元死亡（DND），其发生机制与EAA过度释放所致的神经毒性作用；细胞内钙超载；毒性自由基的产生；酸中毒；花生四烯酸的产生；单胺类神经介质代谢失衡。

五、脑缺血后细胞凋亡

细胞凋亡与细胞死亡是两种细胞死亡形式，两者在病理形态、生化改变、检测方法、发生机制和意义各不相同。缺血半暗带中细胞凋亡较中心坏死区为多，再灌注后中心区凋亡减少，半暗带区细胞凋亡增多尤以靠近中心区的半暗带边缘最为明显。缺血再灌注24～48小时凋亡最重，再灌注 96 小时凋亡细胞明显减少，可以认为半暗带细胞凋亡是缺血性细胞重要死亡形式之一。caspases 基因家族是参与调控凋亡的主要因素。在已知的 12 种 caspases 基因中，caspase-1、caspase-3 在缺血损伤后凋亡机制中起关键作用，其介导的凋亡细胞占 TUNEL 染色体阳性细胞的 40% ～ 50%。抑制 caspase 基因的上调或激活 bcl-2 基因可以减轻缺血损伤。动物实验已反复证实了 caspase 抑制剂不仅使梗死区体积缩小和改善神经功能评分，而且还可以延长治疗时间窗。

第二节 缺血性卒中的分型治疗

脑梗死有较多分型方法，其中较多分为动脉血栓性脑梗死、心源性脑梗死、腔隙性脑梗死等。在临床上最实用的是急性期确定梗死部位及大小的分型，然而在早期，尤其是在 3 ～ 6 小时的复流时间窗内，常规 CT 和 MRI 不易显示梗死灶及确定范围。目前正研究用 MRA 或 DWI/PWI-MR、DSA、SPECT 及 TCD 等检查来协助确定，但由于条件限制，这些方法难以推广应用。故采用更符合临床实践需要的 OCSP（Oxfordshire Community Stroke Project）分型和结构性影像 CT 分型，以便临床医生迅速做出有针对性的处理。

一、OCSP 分型

1. 全前循环梗死（total abterior circulation infarct，TACI）

表现为三联征，即完全大脑中动脉（MCA）综合征的表现：大脑较高级神经活动障碍；同向偏盲；偏身运动和 / 或感觉障碍。多为 MCA 近端主干、少数为颈内动脉虹吸段闭塞引起的大片脑梗死。

2. 部分前循环梗死（partial anterior circulation infarct，PACI）

有以上三联征的两个，或只有高级神经活动障碍，或感觉运动缺损较 TACI 局限，提示 MCA 远段主干、各级分支或大脑前动脉（ACA）及分支引起的中、小梗死。

3. 后循环梗死（posterior circulation infarct，POCI）

表现为各种程度的椎基动脉综合征，可有椎基动脉及分支闭塞引起大小不等的脑干、小脑梗死。

4. 腔隙性梗死（lacunar infarct，LACI）

表现为腔隙综合征，大多是基底节或桥脑小穿通支病变引起小腔隙灶。

二、CT 分型

按解剖部位分大脑梗死、小脑梗死、和脑干梗死。其中大脑梗死又可分为：①大梗死：超过一个脑叶，5cm 以上；②中梗死：小于一个脑叶，3.5 ～ 5cm；③小梗死：1.6 ～ 3cm；④腔隙性梗死：1.5cm 以下；⑤多发性梗死：多个中、小及腔隙梗死。

三、治疗重点

1. 大梗死（TACI 或部分 POCI）

抗脑水肿降低颅内压，伴脑疝危象者宜手术减压；在时间窗（3 ～ 6 小时）内符合条件者可紧急溶栓；不适合溶栓者，依病情可酌情应用降钎、抗凝或抗血小板治疗。

2. 中梗死（PACI、较重的 POCI）

时间窗内的溶栓，不适合溶栓者，依病情可酌情应用降钎、抗凝或抗血小板治疗；有脑水肿征象者须抗脑水肿、降颅内压。

3. 小梗死（较局限的 PACI、较轻的 POCI）

酌情选用影响血压及血容量少、作用缓和的改善脑血循环治疗。

4. 腔隙性脑梗死

改善脑血循环。

5. 多发性梗死

按轻重情况，分别采用小或中梗死的治疗方案。

第三节　中医诊疗

一、范围

厥证是由于阴阳失调，气机逆乱所引起的，以突然昏倒、不省人事、四肢逆冷为主要临床表现的一种病证。轻者短时苏醒，醒后无偏瘫、失语、口眼歪斜等后遗症；重者昏厥时间较长，甚则可一厥不醒而死亡。有关厥的记载，始于《内经》，论述甚多，从症状而言可分为两种情况：一种是指突然昏倒，不知人事。如《素问·厥论》指出：“厥……或令人暴不知人，或至半日，远至一日乃知人者。”《素问·大奇论》亦认为：“暴厥者，不知与人言。”另一种是指肢体和手足逆冷。如《素问·厥论》说：“寒厥之为寒也，必从五指而上于膝。”汉代张仲景继承了《内经》中手足逆冷为厥的论点，在《伤寒论·辨厥阴病脉证并治》指出：“凡厥者，阴阳气不相顺接，便为厥。厥者，手足逆冷是也。”元·张子和《儒门事亲》对厥证立专篇论述，不仅记载了手足逆冷之厥，而且还论证了昏不知人之厥，并将昏厥分为尸厥、痰厥、酒厥、气厥、风厥等，如《儒门事亲·指风痹痿厥近世差玄说》指出：“厥之为状，手足及膝下或寒或热也……厥亦有令人腹暴满不知人者，或一二日稍知人者，或猝然闷乱无觉知者……有涎如拽锯，声在咽喉中为痰厥，手足搐搦者为风厥，因醉而得之为酒厥，暴怒而得之为气厥。”此后医家对厥证的理论不断充实和系统化，提出了气、血、痰、食、暑、尸、酒、蛔等厥，并以此作为辨证的重要依据，指导临床治疗。

祖国医学并缺血性脑血管病的记载，但根据其临床表现大致属于厥证的范畴。

二、病因、病机

引起厥证的病因较多，常在素体亏虚或素体气盛有余的基础上，因情志内伤、久病体虚、亡血失津、饮食不节等因素诱发。主要病机为气机突然逆乱，升降乖戾，气血阴阳不相顺接。

（一）病因

1. 情志内伤

七情刺激，气逆为病，以恼怒致厥者为多。若所愿不遂，肝气郁结，郁久化火，肝火上炎，或因大怒而气血并走于上等，以致阴阳不相顺接而发为厥证。此外，其人若平素神气衰弱，加上突如其来的外界影响，如见死尸，或见鲜血喷涌，或闻巨响等，亦可使气血逆乱而发为昏厥。

2. 久病体虚

体质虚弱或多种慢性病日久，阴阳气血暗耗，元气亏虚，脑海失养，猝遇过度劳累或情志刺激，致清阳不升或气逆于上，发为厥证。

3. 亡血失津

如因大汗吐下，气随液耗，或因创伤出血，或血证失血过多，以致气随血脱，阳随阴消，津血亏虚，不能上荣，神明失主，而发为厥证。

4. 饮食不节

暴饮暴食，饮食积滞，停于中焦，气机阻滞，胃失和降，脾失升清，上下痞隔，发为厥证。或嗜食酒酪肥甘，脾胃受伤，运化失常，聚湿生痰，痰浊阻滞，气机不畅，如遇恼怒，痰随气逆上壅，阻遏清阳，发为厥证。

（二）病机

厥证的病机主要是气机突然逆乱，升降乖戾，气血阴阳不相顺接。正如《景岳全书·厥逆》所说："厥者尽也，逆者乱也，即气血败乱之谓也。"情志变动，最易影响气机运行，轻则气郁，重则气逆，逆而不顺则气厥。气盛有余之人，骤遇恼怒惊骇，气机上冲逆乱，清窍壅塞而发为气厥实证；素来元气虚弱之人，加之劳累饥饿等诱因，气机不相顺接，中气下陷，清阳不升，神明失养，而发为气厥虚证。气与血阴阳相随，互为资生，互为依存，气血的病变互相影响。素有肝阳偏亢，遇暴怒伤肝，肝阳上亢，肝气上逆，血随气升，气血逆乱于上，发为血厥实证；大量失血，血脱则气无以附，气血不能上达清窍，神明失养，昏不知人，则发为血厥虚证。由于肝气郁结，木旺乘脾，或饮食不节，痰浊内生，猝遇情志刺激而致气机逆乱，痰随气升，发为痰厥。由于暴饮多食，食滞中脘，胃气不降，气逆于上，清窍闭塞，而发为食厥。

因体质和病机转化的不同，病理性质有虚实之别。大凡气盛有余，气逆上冲，血随气逆，或夹痰浊、瘀血壅滞于上，以致清窍闭塞，不知人事，为厥之实证；气虚不足，清阳不升，气陷于下，或大量出血，气随血脱，血不上达，气血一时不相顺接，以致神明失养，不知人事，为厥之虚证。

病变所属脏腑主要在于心，涉及脑（清窍），与肝、脾、肾、肺密切相关。其中厥之实证与肝的关系最为密切。肝郁则全身之气皆郁，肝气逆则全身之气皆逆也，气血并走于上则昏不知人，阳郁不达则四肢逆冷。厥之虚证，与肺脾的关系最为密切。肺脾气虚，清阳不升，气陷于下，血不上达，致神明失主，而发为厥证。此外，心主神明，心病则神明失用，而致昏厥。肾为元气之根，肾虚精气不能上注，导致神明失养，可发为厥证。

厥证之病理转归主要有三：一是阴阳气血不相顺接，进而阴阳离决，发展为一厥不复之死证。二是阴阳气血失常，或为气血上逆，或为中气下陷，或气血痰瘀内闭，气机逆乱而阴阳尚未离决，此类厥证或生或死，取决于正气来复与否及治疗措施是否及时得当。若正气来复，治疗得当，则气复返而生；反之，则气机逆乱加重，气不复返而死。三是表现为各种证候之间的转化。如气厥和血厥之实证，常转化为气滞血瘀之证；血厥虚证常转化为脱证等。

三、辨证治疗

（一）气厥

1. 实证

症状：多因情志异常、精神刺激而发作，突然昏倒，不知人事，或四肢厥冷，呼吸气粗，口噤握拳，舌苔薄白，脉伏或沉弦。

证机概要：肝郁不舒，气机上逆，壅阻心胸，内闭神机。

治法：顺气降逆开郁。

代表方：五磨饮子加减。必要时可先鼻饲苏合香丸宣郁理气，开闭醒神。

常用药：沉香、乌药降气调肝；槟榔、枳实、木香行气破滞；檀香、丁香、藿香理气宽胸。

若肝阳偏亢，头晕而痛，面赤躁扰者，可加钩藤、石决明、磁石等平肝潜阳；若兼有痰热，症见喉中痰鸣，痰壅气塞者，可加胆南星、贝母、橘红、竹沥等涤痰清热；若醒后哭笑无常，睡眠不宁者，可加茯神、远志、酸枣仁等安神宁志。

2. 虚证

症状：眩晕昏仆，面色苍白，呼吸微弱，汗出肢冷，舌淡，脉沉细微。患者多素体虚弱，因陡受惊恐或过度劳倦、饥饿受寒而诱发。

证机概要：元气素虚，清阳不升，神明失养。

治法：补气回阳。

代表方：生脉饮、参附汤、四味回阳饮。三方均能补益正气，生脉饮重在益气生津，参附汤及四味回阳饮重在益气固阳。

常用药：临床可先急用生脉注射液或参附注射液静脉推注或滴注，补气摄津醒神。苏醒后可用四味回阳饮加味补气温阳，药用人参大补元气，附子、炮姜温里回阳，甘草调中缓急。

汗出多者，加黄芪、白术、煅龙骨、煅牡蛎，加强益气功效，更能固涩止汗；心悸不宁者，加远志、柏子仁、酸枣仁等养心安神；纳谷不香，食欲不振者，加白术、茯苓、陈皮健脾和胃。

（二）血厥

1. 实证

症状：多因急躁恼怒而发，突然昏倒，不知人事，牙关紧闭，面赤唇紫，舌暗红，脉弦有力。

证机概要：怒而气上，血随气升，菀阻清窍。

治法：平肝息风，理气通瘀。

代表方：羚角钩藤汤或通瘀煎加减。前方以平肝潜阳息风为主，适用于肝阳上亢之肝厥、头痛、眩晕。后方活血顺气，适用于气滞血瘀，经脉不利之血逆、血厥等症。

常用药：羚羊角粉（可先吞服）清心肝，息风潜阳；钩藤、桑叶、菊花、泽泻、生石决明平肝息风；乌药、青皮、香附、当归理气通瘀。

若急躁易怒，肝热甚者，加菊花、丹皮、龙胆草清泄肝火；若兼见阴虚不足，眩晕头痛者，加生地、枸杞、珍珠母以育阴潜阳。

2. 虚证

症状：常因失血过多，突然昏厥，面色苍白，口唇无华，四肢震颤，自汗肢冷，目陷口张，呼吸微弱，舌质淡，脉芤或细数无力。

证机概要：血出过多，气随血脱，神明失养。

治法：补养气血。

代表方：急用独参汤灌服，继服人参养荣汤。前方益气固脱，后方补益气血。

常用药：独参汤即重用一味人参，大补元气，所谓“有形之血不能速生，无形之气所当急固”。缓解后用人参养荣汤补养气血，药用人参、黄芪益气，当归、熟地养血，白芍、五味子敛阴，白术、茯苓、远志、甘草健脾安神，肉桂温养气血，生姜、大枣和中补益，陈皮行气。

若自汗肤冷，呼吸微弱者，加附子、干姜温阳；若口干少津者，加麦冬、玉竹、沙参养阴；心悸少寐者，加龙眼肉、酸枣仁养心安神。

（三）痰厥

症状：素有咳喘宿痰，多湿多痰，恼怒或剧烈咳嗽后突然昏厥，喉有痰声，或呕吐涎沫，呼吸气粗，舌苔白腻，脉沉滑。

证机概要：肝郁肺痹，痰随气升，上闭清窍。

治法：行气豁痰。

代表方：导痰汤加减。本方燥湿化痰，行气开郁，适用于风痰上逆，时发晕厥，头晕，胸闷，痰多等症。喉中痰涎壅盛者，可先予猴枣散化服。

常用药：陈皮、枳实理气降逆；半夏、胆南星、茯苓燥湿祛痰；苏子、白芥子化痰降气。

若痰湿化热，便干便秘，舌苔黄腻，脉滑数者，加黄芩、栀子、竹茹、瓜蒌仁清热降火。

（四）食厥

症状：暴饮暴食，突然昏厥，脘腹胀满，呕呃酸腐，头晕，苔厚腻，脉滑。

证机概要：食填中脘，胃气不降，气逆于上，清窍闭塞。

治法：和中消导。

代表方：昏厥若在食后未久，应用盐汤探吐以去实邪，再用神术散合保和丸加减治之。

常用药：山楂、神曲、莱菔子消食；藿香、苍术、厚朴、砂仁理气化浊；半夏、陈皮、茯苓和胃化湿。

若腹胀而大便不通者，可用小承气汤导滞通腑。

第四节　护理要点

1. **常规护理**　休息与体位、急性期绝对卧床休息，避免搬动，一般取平卧位，头部禁用冷敷，以防止脑血流量减少。

2. **饮食**　合理饮食鼓励无吞咽困难的病人自行进食，少量多餐；给予低盐、低糖、低脂、低胆固醇、富含维生素、足量纤维素的无刺激性食物，多食芹菜、豆类、鱼、香蕉、食醋等；有面肌麻痹者，应将食物送至口腔健侧的舌后部：有吞咽困难及呛咳者。加强吞咽功能训练，做好进食护理，防止误吸发生；昏迷病人应鼻饲流质饮食，保证每日的摄入量。

3. **心理护理**　关心、尊重病人，向病人耐心解释不能说话或吐字不清的原因，避免挫伤其自尊心，鼓励病人大声说话，对病人取得的进步应及时给予肯定和表扬，鼓励家属、朋友多与病人交流，耐心倾听其每一个问题。

4. **专科护理**　遵医嘱应用溶栓药在发病 6 小时内采用溶栓治疗，迅速溶解血栓，使缺血区血液再灌注，防止脑细胞进一步发生不可逆性损伤。常用溶栓药物有尿激醇、阿替普酶。严格掌握溶栓治疗的适应证、禁忌证、药物剂量、监测出血时间、凝血时间、凝血酶原时间，观察有无继发性皮肤黏膜及内脏出血征象。

5. **用药**　遵医嘱应用抗凝血药目的在于防止血栓扩展和溶栓后再闭塞。常用药物有肝素、低分子肝素及华法林等。

6. **生活护理**　照顾根据病人自理能力缺陷的程度，向病人提供生活照顾和帮助。病人定时翻身、拍背、按摩关节和骨隆突部位，预防压疮；指导病人保特口腔清清，早晚温水全身擦洗，指导病人学会使用坐便器。保持大小便通畅和会阴部清洁；将日常用品和呼叫器置于病人伸手可及处，便于病人使用。

7. **病情观察** 定时监测并记录生命体征、意识状态、瞳孔变化，观察有无头痛、呕吐等，及时发现脑缺血加重、频内压增高的征象，发现异常及时报告医生，并积极配合处理。

8. **健康教育** 指导病人和家属了解脑血栓形成的基本病因、主要危险因素和危害，告知本病的早期症状和就诊时机，教会病人本病的康复知识与自我护理方法；应鼓励病人树立信心，在肢体和语言康复过程中循序渐进、持之以恒，克服急于求成的心理。

第十五章　糖尿病诊断治疗的新进展

糖尿病是当前世界及我国的常见病，多发病。是世界第三大疑难病，世界卫生组织公布目前全世界约有 2 亿人左右患糖尿病，中国现有糖尿病人 2500 万左右，随着经济水平上升，生活提高，发病还有所上升，预计到 2010 年，可能超过 10，在整个世界范围内，糖尿病的危害目前也在扩大。

近 10 年来，随着免疫学和分子生物学技术的迅速发展，人们对糖尿病的发病机理、病理生理及遗传特征有了更深入的了解，糖尿病的诊断和治疗也几乎改变了传统的模式。血糖鉴定和糖化血红蛋白测定、微量白蛋白尿测定，胰岛细胞抗体（ICA）及谷氨酸脱酶抗体（GAD）的测定，新型口服降糖药的问世，生物合成人胰岛素的应用，以及强化治疗、联合治疗、胰腺移植，胰岛移植的研究和开展，都成为糖尿病诊断、治疗上的新动向。

第一节　糖尿病的定义

糖尿病是一种代谢综合征，其特征是高血糖。它是由于胰岛素的绝对不足，外周细胞对胰岛素的生物效应有抵抗性或耐受性，或者两者兼有。

WHO 推荐，凡具有典型临床症状者，应以静脉血糖（PG）水平作为糖尿病的诊断依据，以随机毛细血管（指 / 耳）血糖测定，可确定疑似糖尿病的患者，进一步的确诊也应采用静脉血浆葡萄糖测定，一般毛细血管（指 / 耳）血糖值比血浆血糖值平均高 8，静脉血浆血糖值大约比全血血糖值高 15。

尽管早已确立了糖耐量异常发生的危险因素，诸如糖尿病家族史，肥胖（尤其是中央性肥胖、中老年，缺乏锻炼，收入颇丰。），高血压，高血脂，绝经后等，但是，糖尿病的诊断标准仍存在争议，许多研究已经表明，诊断糖尿病时，与餐后 2 小时血糖值对应的空腹血糖值显得过高，即使口服 75 克葡萄糖耐量试验（OGTT）也是辅助手段，其重复率仅达 56，近来，美国糖尿病学会（ADA）建议降低诊断血浆空腹葡萄糖（FPG）的诊断标准由 7.8mmol/l 改为 7.0mmol/l，而餐后 2 小时血糖的诊断标准值不变，仍为 11.1mmol/l，这个标准重复率较好，深受专家们的重视。

第二节　糖尿病的分型诊断

1979 年 WHO 提出了原发性临床糖尿病分为胰岛素依赖型和非胰岛素依赖型，1985 年又增加 3 型糖尿病，但是在临床中，对糖尿病的分型诊断仍存在争议，依赖型与非依赖型的区别主要依据胰岛素 β 细胞功能受损的程度，临床上是否依赖胰岛素而言，并不反映其发病本质，而 1、2 型的区别要看病因是否由胰岛 β 细胞自身免疫破坏造成，1 型与 2 型是完全不同的两类疾病，但 2 型非依赖型可发展成 1 型胰岛素依赖型，成人缓慢进展型就经历了这个过程。病人很长一段时间酷似非胰岛素依赖型，演变成体重正常，在胰岛 β 细胞未出现明显损害之前无须胰岛素治疗，但以后服用磺脲类药物逐渐失效，需加用胰岛素治疗，最终依赖胰岛素，还有一部分非胰岛素依赖型亦可早发，年龄可小于 30 岁，甚至几岁，因此随着人们对糖尿病临床异质性和胰岛素细胞功能认识的提高，1996 年 12 月在英国 WHO 糖尿病及其并发症诊断标准及分型咨询委员会会议上，专家的建议：①取消依赖型与非依赖型的建议，保留 I、II 型的称谓，但在书写上改用 1 和 2 的阿拉伯写法。1 型又分为免疫介导性与特发性两个亚组；2 型又分为胰岛素抵抗与胰岛素分泌缺陷。②取消与营养不良有关的 III 型糖尿病的分型。③糖耐量减低不作为一个分型，而作为糖尿病发展过程中的一个阶段。④妊娠糖尿病的定义，在妊娠发现或发病的任何程度的葡萄糖耐量减少；目前将糖尿病分为 1、2 型似乎更合适。

一、1 型糖尿病病因诊断

主要是由遗传因素加上胰岛 β 细胞自身免疫的破坏。

1. 遗传基因标志

2. 免疫学指标

自身免疫反应抗体包括 ICA、IAA、GAD 抗体等，其中 ICA 是最早用于预测和诊断 1 型糖尿病的指标，高滴度和持续阳性的 ICA 预测性强。

3. 代谢指标

通过测定血中胰岛素、C 肽和酮体水平及各种胰岛 β 细胞功能试验，（如胰岛素、C 肽释放试验）典型的 1 型糖尿病血中胰岛素和 C 肽的水平极低，血酮升高，代谢指标可作为 1 型糖尿病的辅助指标，有助于判断疾病的预后，并指导治疗。

二、2 型糖尿病病因诊断

2 型糖尿病是由遗传因素（与糖代谢及胰岛素分泌和作用各环节有关的一些基因）加上环境因素（肥胖、营养过剩、活动减少）所致，2 型有很强的异质性，即多样性和非均一性，目前已知有 4 种单基因发生突变可引起 2 型糖尿病，即胰岛素、胰岛素受体、葡萄糖激酶、腺苷脱苷酶基因，还有线粒体基因突变糖尿病，2 型属多基因多因素遗传病，其主要生理病理改变为胰岛素抵抗，继发引发高胰岛素血症，这一类糖尿病异常与高血压、冠心病、高脂血症、肥胖等并存，称为 X 综合征，又称胰岛素抵抗综合征，成人多代谢病综合征。

三、糖化血红蛋白的测定

该反应作为长期血糖控制的指标，血糖是即时的，而红细胞的寿命是 120 天，血红蛋白与葡萄糖缓解持续且不可逆的进行酶促蛋白糖化反应的产物，可以反映测定前 4 ～ 8 周病人平均血糖的水平，虽然 GHb 是非常敏感和有用的糖尿病控制指标，但在糖尿病的诊断上不如

OGTT 更敏感，但也有人用做轻症糖尿病的诊断，特别是 2 型及老年糖尿病早期发现的一种较好的方法。

四、微量白蛋白的测定

目前反映肾损伤的指标繁多，如测尿、血白蛋白，IgG、β - 微球蛋白，尿转铁蛋白，尿 N-乙酰 - β -D 氨基葡萄糖甙酶（NAG）等，但哪一项都比不上尿微量蛋白的测定。

近来认为，尿微量蛋白测定是早期诊断糖尿病肾病最敏感的指标，它不仅能预测肾病的发展，而且与增生性视网膜病变及大血管疾病也有密切关系，尿微量蛋白反映了广泛的血管损伤，无论 1 型及 2 型糖尿病病人凡有尿微量蛋白者均有全身性通透性增加，这说明血管通透性增加不仅局限于肾小球，在小动脉、大动脉的血管通透性增加，可促使动脉粥样硬化的发生，当然，基因遗传因素在此也起了重要的作用，因此早期发现白尿蛋白的增加，即微量白蛋白对疾病的早期诊断，早期治疗和改善预后极为重要，故世界卫生组织，建议凡病程大于五年的 1 型糖尿病患者及所有的 2 型糖尿病患者均应每年测定一次尿蛋白的排泄率。最近一次的国际糖尿病肾病会议规定，将 UAER ＞ 20g/min 或＞ 3mg/24h，且 UAER ≤ 200ug/min 或≤ 300mg/24h，为微量蛋白尿，而 UAER ≤ 20ug/min，为正常白蛋白尿，UARE ＞ 20ug/min，为临床蛋白尿，测定 UAER 可留 24H 尿，过夜尿或晨尿，以选取 24H 尿标本为宜，尿白蛋白测定的方法有放射免疫、酶联免疫及比浊法，近来国外已生产出一种能测定尿微量蛋白的酶联免疫试纸条，可用于患者自我检查，但价格昂贵。

五、糖尿病的自我检测

无论糖尿病回顾性分析，还是前瞻性研究均证实糖尿病控制的好坏与其并发症的发生和严重程度明显相关，美国和加拿大 DCCT 研究证明，1 型糖尿病患者经胰岛素强化治疗，严格控制血糖后，其视网膜病变、肾病和神经病变发生率低，发展延缓，为使糖尿病治疗达标，病人学会自我监测非常必要。

糖尿病的自我检测的意义在于获取血糖及有关的代谢信息，作为调整药物、饮食和活动量的依据，通过糖尿病的自我检测也可以取得全面教育的效果，从而提高病人的生活质量。

1. 血糖的自我检测　就代谢控制来讲，血糖检测为首选，病人可直接利用血糖测定仪读出血糖值，用来评估治疗效果，调整治疗方案，自测血糖的时间和次数视病情而定，血糖控制稳定者每周测一至两天，使用胰岛素者一定要经常测，口服降糖药者也需要经常测，以防低血糖的发生，此外，在血糖测定的同时，最好两个月测一次 HbAC。

2. 尿糖检测　对肾糖阈正常者，尿糖测定仍是一种简便灵敏的方法，一般的治疗目标要保持尿糖阳性，然而，老年人肾糖阈升高，妊娠时肾糖阈降低，这时检测尿糖用处不大。

3. 尿酮体的检测　主要用于 2 型糖尿病，尤其是持续高血糖者（血糖＞ 240mg/dl），目前市场上已有尿酮试纸供应。

4. 血压、血脂监测　正常血压、血脂者每年至少检测一次，高血压者应密切检测血压，每周至少一次。

5. 体重检测　每日一次，肥胖的糖尿病患者更应用计划的减轻体重。

第三节　口服降糖药应用的调整

一、口服降糖药的品种繁多，磺脲类降糖药（SU）

第一代磺脲类始于50年代中期，主要是甲磺丁脲和和氯磺丙脲，后者易造成肝损害和严重低血糖，早被淘汰。D860作用缓和，目前临床上仍用，第二代磺脲类于60年代末始于临床，包括优降糖、克糖利、美吡达、糖适平和达美康，第二代磺脲类的共同特点为：每种药物冠以格列两个字，其作用比D860强10到数百倍，使用剂量小，副作用小，失效率低，其中优降糖的降糖作用最强，老年患者使用时应警惕低血糖反应，第二代磺脲类除降糖作用外，还有降低血小板黏附作用，使低密度脂蛋白下降，对预防糖尿病血管并发症可能有一定作用，其中糖适平很少从肾排泄，肾功能不全者也能使用，但GFR＜30ml/min者，也应避免使用糖适平。

二、重新启用的双胍类降糖药（BG）

降糖灵和降糖片，自50年代用于2型糖尿病的治疗后，因其存在明显的副作用，限制了它的应用与开发。由于二甲双胍能明显降低餐后高血糖，又能增加低亲和力胰岛素受体的数目，副作用公为苯乙双胍的1/50，所以一些国家仍在研制和使用，又由于长期服用二甲双胍不会增加体重，所以是2型糖尿病超重病人的首选药，副作用为肝肾功能不全的患者应慎用。

三、新一类口服降糖药的问世

α-葡萄糖苷酶抑制剂是通过竞争抑制α-葡萄糖苷酶，延迟小肠中淀粉糊精和葡萄糖的吸收，主要降低餐后高血糖和高胰岛素血症，目前用于临床的制剂有拜糖平，常用量为50～100mg，每日三次，随每餐第一口饭咀服效果更佳，大剂量会出现肠胀气和腹泻，减量后可缓解。

上述三类降糖药中，磺脲类系降糖药，有时可引起严重低血糖，而二甲双胍和拜糖平为抗高血糖药，可缓解高血糖，一般不引起低血糖症，目前主张，应根据患者病情的轻重，合理选择用药，做到个体化。凡早期轻症，身体肥胖，以胰岛素抵抗为主者可选用二甲双胍或拜糖平，以增进葡萄糖的利用和减少吸入，对病情中度，胰岛素分泌有一定障碍时，可选用磺脲类或磺脲类加二甲双胍的联合治疗，重症患者，胰岛素分泌明显不足，口服降糖药无效时，需采用胰岛素联合治疗。

第四节　2型糖尿病的胰岛素治疗

自DCCT报告发表后，近几年对Ⅱ型糖尿病胰岛素的应用比以前积极多了且对使用胰岛素的指征有了新的认识，对Ⅱ型糖尿病无论是胰岛β细胞功能减退还是胰岛素抵抗饮食、运动和足量的降糖药未能将空腹血糖降到7.8mmol/l，时间超过8～12周，就有使用胰岛素的指征。其原则是：①非肥胖病人一般 β 细胞功能不足，对胰岛素较敏感，需要恢复些体重（瘦人）应积极使用胰岛素，只要（胰岛素）黄尿类疗效差，就可改用胰岛素治疗，不必再试二甲双呱和拜糖平②肥胖病人应强调减肥，可选试用双呱类和拜糖平，如空腹血糖仍大于 7.8mmol/l，实施联合疗法。

联合疗法：2 型糖尿病开始胰岛素治疗前应首选联合疗法，即在足量口服降糖药（优降糖 15mg/d，二甲双胍 1.5g/d）的基础上，睡前注射一次中效胰岛素，能使大多数病人的空腹血糖迅速达到严格控制的水平，又不致发生严重低血糖，当空腹血糖控制好，多数病人白天对口服降糖药的反应可改善，使一天的血糖达到满意控制。部分病人还可减少口服药用量，以不出现餐后高血糖（＞日 10mmol/l）为准．研究发现联合疗法能使血浆游离胰岛素曲线降至最低避免高胰岛素血症的危害体重增加较少联合疗法的优点是每日仅注射一次胰岛素病人容易接受当联合疗法不能满意控制血糖时则宣告失败急需改用常规的胰岛素治疗。

第五节　中医诊疗

一、范围

消渴是由于先天禀赋不足、饮食不节、情志失调、劳倦内伤等导致阴虚内热，表现以多饮、多食、多尿、乏力、消瘦或尿有甜味为主要症状的病证。《素问·奇病论》首先提出消渴之名。根据病机及症状的不同，《内经》还有消瘅、肺消、膈消、消中等名称的记载，认为五脏虚弱，过食肥甘，情志失调是引起消渴的原因，而内热是其主要病机。汉·张仲景《金匮要略》不仅有专篇讨论，且最早提出白虎加入参汤、肾气丸等治疗方药。隋·巢元方《诸病源候论·消渴候》论述其并发症说："其病变多发痈疽。"《外台秘要·消中消渴肾消》引《古今录验》说："渴而饮水多，小便数……甜者，皆是消渴病也。"又说："每发即小便至甜"，"焦枯消瘦"，对消渴的临床特点作了明确的论述。在并发症方面，刘河间在《宣明论方·消渴总论》中有进一步论述，言消渴一证"可变为雀目或内障"。此外，元·张子和《儒门事亲·三消论》也云："夫消渴者，多变聋盲、疮癣、痤痱之类。""或蒸热虚汗，肺痿劳嗽。"在临床分类方面，明·戴思恭《证治要诀》明确提出上、中、下之分类，《证治准绳·消瘅》对三消的临床分类作了规范："渴而多饮为上消（经谓膈消），消谷善饥为中消（经谓消中），渴而便数有膏为下消（经谓肾消）。"明清至现代，中医学对消渴的治疗原则及方药，有了更多更为广泛深入的研究。

根据消渴病的临床表现，西医学的糖尿病与消渴病范畴大抵相同。

二、病因、病机

禀赋不足、饮食失节、情志失调、劳欲过度等原因均可导致消渴。病变的脏腑主要在肺、胃、肾，病机主要是阴津亏损，燥热偏盛。

（一）病因

1. 禀赋不足

先天禀赋不足，是引起消渴病的重要内在因素。《灵枢·五变》已经有"五脏皆柔弱者，善病消瘅”的描述，而其中以阴虚体质最易罹患本病。

2. 饮食失节

《素问 · 奇病论》云：“此肥美之所发也，此人必数食甘美而多肥也，肥者令人内热，甘者令人中满，故其气上溢，转为消渴。”指的是脾胃损伤可致运化失职，积热内蕴，化燥伤津，消谷耗液，进而发为消渴。饮食失节导致脾胃损伤常因长期过食肥甘、醇酒厚味、辛辣香燥之品所致。

3. 情志失调

长期过度的情志刺激，如郁怒伤肝，肝气郁结不得疏泄，或劳心竭虑，营谋强思等郁久化火，消灼肺胃阴津而发为消渴。正如《临证指南医案 · 三消》说：“心境愁郁，内火自燃，乃消证大病。”

4. 劳欲过度

《外台秘要 · 消渴消中》说：“房室过度，致令肾气虚耗故也，下焦生热，热则肾燥，肾燥则渴。”指的是房劳过度，损伤肾精，可致虚火内生，火因水竭益烈，水因火烈而益干，终致肾虚、肺燥、胃热俱现，发为消渴。

（二）病机

消渴病机主要在于阴津亏损，燥热偏盛，阴虚为本，燥热为标。两者互为因果，阴愈虚则燥热愈盛，燥热愈盛则阴愈虚。肺、胃、肾为主要病变脏腑，尤以肾为关键。三脏之中，既互相影响又有所偏重。如《医学纲目 · 消瘅门》说：“盖肺藏气，肺无病则气能管摄津液之精微，而津液之精微者收养筋骨血脉，余者为溲。肺病则津液无气管摄，而精微者亦随溲下，故饮一溲二。”肺为水之上源，敷布津液，燥热伤肺，则津液不能敷布而直趋下行，随小便排出体外，故小便频数量多；肺不布津则口渴多饮。胃主腐熟水谷，脾主运化，为胃行其津液。燥热伤脾胃，胃火炽盛，脾阴不足，则口渴多饮，多食善饥；脾气虚不能转输水谷精微，则水谷精微下流注入小便，则小便味甘；水谷精微不能濡养肌肉，则形体日渐消瘦。肾为先天之本，寓元阴元阳，主藏精。‘肾阴亏虚则虚火内生，上燔心肺则烦渴多饮，中灼脾胃则胃热消谷。肾失濡养，开阖固摄失权，则水谷精微直趋下泄，随小便而排出体外，故尿多味甜。病变脏腑常相互影响，如肺燥津伤，津液敷布失调，可导致脾胃失去濡养，肾精不得滋助；脾胃燥热偏盛，上可灼伤肺津，下可耗伤肾阴；肾阴不足则阴虚火旺，亦可上灼肺胃，终致肺燥胃热肾虚，故“三多”之症常可相互并见。消渴病日久，易发生以下病变：一是阴损及阳，导致阴阳俱虚。阴虚为本，燥热为标是消渴基本病机特点，由于阴阳互根，若病程日久，阴损及阳，可致阴阳俱虚，其中以肾阳虚及脾阳虚较为多见。严重者可因阴液极度耗损，虚阳浮越，而见烦躁、头痛、呕恶、呼吸深快等症，甚则出现昏迷、肢厥、脉细欲绝等阴竭阳亡危象。二是病久人络，血脉瘀滞。消渴病是一种病及多个脏腑的疾病，气血运行失常，阴虚内热，耗伤津液，又可导致血行不畅、血脉瘀滞。现代研究证明，消渴病多种并发症的发生与血瘀密切有关。消渴病病变影响广泛，涉及多个脏腑，未及时医治以及病情严重的患者，常可并发其他多种病证。如肺喜润恶燥，肺失濡养，日久可并发肺痨；肾阴亏损，肝失濡养，肝肾精血不足，不能上承耳目，可并发白内障、雀目、耳聋等；燥热内结，脉络瘀阻，毒蕴成脓，可发为疮疖痈疽；阴虚燥热，血脉瘀滞，脑脉闭阻或血溢脉外，可发为中风偏瘫等。

三、辨证治疗

（一）上消

肺热津伤证　症状：口渴多饮，口舌干燥，尿频量多，烦热多汗，舌边尖红，苔薄黄，脉洪数。

证机概要：肺脏燥热，津液失布。

治法：清热润肺，生津止渴。

代表方：消渴方加减。本方清热降火，生津止渴，适用于消渴肺热津伤之证。

常用药：天花粉、葛根、麦冬、生地、藕汁生津清热，养阴增液；黄连、黄芩、知母清热降火。

若烦渴不止，小便频数，而脉数乏力者，为肺热津亏，气阴两伤，可选用玉泉丸或二冬汤。玉泉丸中，以人参、黄芪、茯苓益气，天花粉、葛根、麦冬、乌梅、甘草等清热生津止渴。二冬汤中，重用人参益气生津，天冬、麦冬、天花粉、黄芩、知母清热生津止渴。二方同中有异，前者益气作用较强，而后者清热作用较强，可根据临床需要选用。

（二）中消

1. 胃热炽盛证

症状：多食易饥，口渴，尿多，形体消瘦，大便干燥，苔黄，脉滑实有力。

证机概要：胃火内炽，胃热消谷，耗伤津液。

治法：清胃泻火，养阴增液。

代表方：玉女煎加减。本方清胃滋阴，适用于消渴胃热阴虚，多食易饥，口渴等症。

常用药：生石膏、知母、黄连、栀子清胃泻火；玄参、生地、麦冬滋肺胃之阴；川牛膝活血化瘀，引热下行。

大便秘结不行，可用增液承气汤润燥通腑，“增水行舟”，待大便通后，再转上方治疗。本证亦可选用白虎加人参汤。方中以生石膏、知母清肺胃，除烦热，人参益气扶正，甘草、粳米益胃护津，共奏益气养胃、清热生津之效。

2. 气阴亏虚证

症状：口渴引饮，能食与便溏并见，或饮食减少，精神不振，四肢乏力，体瘦，舌质淡红，苔白而干，脉弱。

证机概要：气阴不足，脾失健运。

治法：益气健脾，生津止渴。

代表方：七味白术散加减。本方益气健脾生津，适用于消渴之津气亏虚者。《医宗金鉴》等书将本方列为治消渴的常用方之一。并可合生脉散益气生津止渴。

常用药：黄芪、党参、白术、茯苓、山药、甘草益气健脾；木香、藿香醒脾行气散津；葛根升清生津；天冬、麦冬养阴生津。

肺有燥热，加地骨皮、知母、黄芩清肺；口渴明显，加天花粉、生地养阴生津；气短汗多，加五味子、山萸肉敛气生津；食少腹胀，加砂仁、鸡内金健脾助运。

（三）下消

1. 肾阴亏虚证

症状：尿频量多，混浊如脂膏，或尿甜，腰膝酸软，乏力，头晕耳鸣，口干唇燥，皮肤干燥，瘙痒，舌红苔少，脉细数。

证机概要：肾阴亏虚，肾失固摄。

治法：滋阴固肾。

代表方：六味地黄丸加减。本方滋养肾阴，适用于消渴肾阴亏虚之证。

常用药：熟地、山萸肉、枸杞子、五味子固肾益精；山药滋补脾阴，固摄精微；茯苓健脾渗湿；泽泻、丹皮清泄火热。

阴虚火旺而烦躁，五心烦热，盗汗，失眠者，加知母、黄柏滋阴泻火；尿量多而混浊者，加益智仁、桑螵蛸等益肾缩尿；气阴两虚而伴困倦，气短乏力，舌质淡红者，加党参、黄芪、黄精益气。

若烦渴，头痛，唇红舌干，呼吸深快，阴伤阳浮者，用生脉散加天门冬、鳖甲、龟板育阴潜阳；如见神昏、肢厥、脉微细等阴竭阳亡危象者，可合参附龙牡汤益气敛阴，回阳救脱。

2. 阴阳两虚证

症状：小便频数，混浊如膏，甚至饮一溲一，面容憔悴，耳轮干枯，腰膝酸软，四肢欠温，畏寒肢冷，阳痿或月经不调，舌苔淡白而干，脉沉细无力。

证机概要：阴损及阳，肾阳衰微，肾失固摄。

治法：滋阴温阳，补肾固涩。

代表方：金匮肾气丸加减。方中以六味地黄丸滋阴补肾，并用附子、肉桂以温补肾阳。主治阴阳两虚，尿频量多，腰酸腿软，形寒，面色黧黑等症。《医贯·消渴论》对本方在消渴病中的应用作了较好的阐述："盖因命门火衰，不能蒸腐水谷，水谷之气，不能熏蒸上润乎肺，如釜底无薪，锅盖干燥，故燥。至于肺亦无所禀，不能四布水津，并行五经，其所饮之水，未经火化，直入膀胱，正谓饮一升溲一升，饮一斗溲一斗，试尝其味，甘而不咸可知矣。故用附子、肉桂之辛热，壮其少火，灶底加薪，枯笼蒸溽，槁禾得雨，生意维新。"

常用药：熟地、山萸肉、枸杞子、五味子固肾益精；山药滋补脾阴，固摄精微；茯苓健脾渗湿；附子、肉桂温肾助阳。

尿量多而混浊者，加益智仁、桑螵蛸、覆盆子、金樱子等益肾收摄；身体困倦，气短乏力者，可加党参、黄芪、黄精补益正气；阳痿，加巴戟天、淫羊藿、肉苁蓉；阳虚畏寒者，可酌加鹿茸粉 0.5g 冲服，以启动元阳，助全身阳气之生化。

消渴多伴有瘀血的病变，故对于上述各种证型，尤其是对于舌质紫暗或有瘀点瘀斑，脉涩或结或代，及兼见其他瘀血证候者，均可酌加活血化瘀的药物，如丹参、川芎、郁金、红花、泽兰、鬼箭羽、山楂等，或配用降糖活血方（方中用丹参、川芎、益母草活血化瘀，当归、赤白芍养血活血，木香行气导滞，葛根生津止渴）。

消渴容易发生多种并发症，应在治疗本病的同时，积极治疗并发症。白内障、雀盲、耳聋，主要病机为肝肾精血不足，不能上承耳目所致，宜滋补肝肾，益精补血，可用杞菊地黄丸或明目地黄丸。对于并发疮毒痈疽者，则治宜清热解毒，消散痈肿，用五味消毒饮。在痈疽的恢复阶段，则治疗上要重视托毒生肌。

第六节　护理要点

1. 接受正规的治疗，控制血糖　遵医嘱皮下注射胰岛素并注意注射部位的更换，以促进胰岛素的吸收。严格执行无菌操作，防止发生感染。注射胰岛素后 30 分钟要按时进食，以免发生低血糖。在应用胰岛素的过程中随时监测血糖的变化，防止低血糖和高尿酸血症。注意胰岛素的保存，2 ～ 8℃冰箱冷藏或室温 25℃避光放置，安全使用胰岛素。注意口服降糖药的服用时间及方法。如果发生低血糖反应立即进食含糖食物，病情加重时及时就诊。

2. 精神支持　鼓励家属、朋友主动关心病人。鼓励病人说出对治疗疾病的感受。给病人倾诉的机会和时间。尽可能向病人解释清楚治疗的目的、过程及原因。

3. 做好糖尿病病人的健康教育　解释糖尿病的定义、临床表现及并发症。讲明糖尿病治疗的目标、饮食、药物、运动治疗的要求。解释严格控制饮食的重要性。解释体育锻炼的方式、方法及重要性。帮助病人熟悉并掌握糖尿病自测的技能。

4. 皮肤护理　使用中性肥皂和温水洗澡，并仔细擦干皮肤，勤洗澡。避免皮肤抓伤、刺伤和其他伤害。皮肤受伤立即治疗，用肥皂水洗净，干燥纱布包扎，碘伏涂抹。如果伤口愈合差或感染，应及时到医院就诊。

5. 足部护理　每天检查足部，如有疼痛、颜色和温度变化及感染症状，应及时就诊。每天坚持用温水洗脚，水温宜控制在＜40℃，洗脚时间为15分钟。平常不要将趾甲剪得很深，可请家人协助。不要用锐器抠老茧和鸡眼。每天更换干净袜子，穿合适舒适的鞋子。不要赤足行走或冬天采用热水袋取暖，以防烫伤。每天适时进行踢腿运动，以促进肢体末梢血液循环。

6. 口腔护理　定期检查牙齿。保持口腔清洁卫生，坚持早、晚餐后勤刷牙。嘱病人戒烟、戒酒，防止血管变窄、血液循环不良。

第十六章　甲亢的治疗进展

第一节　定义

Graves 病（也称 Basedow 病、Parry 病，以下简称 GD）由 Parry 于 1825 年首次报告，Robert Graves 和 von Basedow 分别于 1835 年和 1840 年详细报告。GD 是甲状腺功能亢进症的最常见病因，占全部甲亢的 80% ～ 85%。西方国家报告本病的患病率为 1.1% ～ 1.6%，我国学者报告是 1.2%，女性显著高发（女：男 =4 ～ 6：1），高发年龄为 20 ～ 50 岁。临床主要表现为：①甲状腺毒症；②弥漫性甲状腺肿；③眼征；④胫前黏液性水肿。

第二节　病因和发病机制

目前公认本病的发生与自身免疫有关，属于器官特异性自身免疫病。它与自身免疫甲状腺炎等同属于自身免疫性甲状腺病（autoimmune thyroid diseases，AITD）。

一、遗传

本病有显著的遗传倾向，目前发现它与组织相容性复合体（MHC）基因相关：白种人与 HLA-B8、HLA-DR3、DQA1*501 相关；非洲人种与 HLA-DQ3 相关；亚洲人种与 HLA-Bw46 相关。

二、自身免疫

GD 患者的血清中存在针对甲状腺细胞 TSH 受体的特异性自身抗体，称为 TSH 受体抗体（TSH receptor antibodies，TRAb），也称为 TSH 结合抑制性免疫球蛋白（TSH-binding inhibitory immlmoglobulin，TB Ⅱ）。TRAb 有两种类型，即 TSH 受体刺激性抗体（TSHR stimulation antibody，TSAb）和 TSH 受体刺激阻断性抗体（TSHR stimulation-blocking antibody，TSBAb）。TSAb 与 TSH 受体结合，激活腺苷酸环化酶信号系统，导致甲状腺细胞增生和甲状腺激素合成、分泌增加。所以，TSAb 是 GD 的致病性抗体。95% 未经治疗的 GD 患者 TSAb 阳性，母体的 TSAb 也可以通过胎盘，导致胎儿或新生儿发生甲亢。TSBAb 与 TSHR 结合，占据了 TSH 的位置，使 TSH 无法与 TSHR 结合，所以产生抑制效应，甲状腺细胞萎缩，甲状腺激素产生减少。TSBAb 是自身免疫甲状腺炎（autoimmune thyroiditis，AIT）导致甲减的原因之一。因为 GD 和 AIT 同属于 AITD，所以 50% ～ 90% 的 GD 患者也存在针对甲状腺的其他自身抗体。

Graves 眼病（Graves ophthalmopathy，GO）是本病的表现之一。其病理基础是在眶后组织浸润的淋巴细胞分泌细胞因子（干扰素 -γ 等）刺激成纤维细胞分泌黏多糖，堆积在眼外肌和眶后组织，导致突眼和眼外肌纤维化。

三、环境因素

环境因素可能参与了 GD 的发生，如细菌感染、性激素、应激等都对本病的发生和发展有影响。

第三节　病理

甲状腺呈不同程度的弥漫性肿大。甲状腺滤泡上皮细胞增生，呈高柱状或立方状，滤泡腔内的胶质减少或消失，滤泡间可见不同程度的与淋巴组织生发中心相关的淋巴细胞浸润。这些淋巴细胞的构成特点是以 T 细胞为主，伴少数的 B 细胞和浆细胞。Graves 眼病的眶后组织中有脂肪细胞浸润，纤维组织增生，大量黏多糖和糖胺聚糖（glycosaminoglycan，GAG）沉积，透明质酸增多，淋巴细胞和浆细胞浸润，同时眼肌纤维增粗，纹理模糊，肌纤维透明变性、断裂和破坏。胫前黏液性水肿者局部可见黏蛋白样透明质酸沉积，肥大细胞、巨噬细胞和成纤维细胞浸润。

第四节　临床表现

一、甲状腺毒症表现

1. 高代谢综合征　甲状腺激素分泌增多导致交感神经兴奋性增高和新陈代谢加速，患者常有疲乏无力、怕热多汗、皮肤潮湿、多食善饥、体重显著下降等。

2. 精神神经系统　多言好动、紧张焦虑、焦躁易怒、失眠不安、思想不集中、记忆力减退，手和眼睑震颤。

3. 心血管系统　心悸气短、心动过速、第一心音亢进。收缩压升高、舒张压降低，脉压增大。合并甲状腺毒症心脏病时，出现心动过速、心律失常、心脏增大和心力衰竭。以心房颤动等房性心律失常多见，偶见房室传导阻滞。

4. 消化系统　稀便、排便次数增加。重者可以有肝大、肝功能异常，偶有黄疸。

5. 肌肉骨骼系统　主要是甲状腺毒症性周期性瘫痪（thyrotoxic periodic paralysis，TPP）。TPP 在 20 ～ 40 岁亚洲男性好发，发病诱因包括剧烈运动、高碳水化合物饮食、注射胰岛素等，病变主要累及下肢，有低钾血症。TPP 病程呈自限性，甲亢控制后可以自愈。少数患者发生甲亢性肌病，肌无力多累及近心端的肩胛和骨盆带肌群。另有 1%GD 伴发重症肌无力，该病和 GD 同属自身免疫病。

6. 造血系统 循环血淋巴细胞比例增加，单核细胞增加，但是白细胞总数减低。可以伴发血小板减少性紫癜。

7. 生殖系统 女性月经减少或闭经。男性阳痿，偶有乳腺增生（男性乳腺发育）。

二、甲状腺肿

大多数患者有程度不等的甲状腺肿大。甲状腺肿为弥漫性、对称性，质地不等，无压痛。甲状腺上下极可触及震颤，闻及血管杂音。少数病例甲状腺可以不肿大。

三、眼征

GD 的眼部表现分为两类：一类为单纯性突眼，病因与甲状腺毒症所致的交感神经兴奋性增高有关；另一类为浸润性眼征，发生在 Graves 眼病（近年来称为 Graves 眶病，Graves orbitopathy），病因与眶周组织的自身免疫炎症反应有关。单纯性突眼包括下述表现：①轻度突眼：突眼度 19 ～ 20mm；② Stellwag 征：瞬目减少，炯炯发亮；③上睑挛缩，睑裂增宽；④ von Graefe 征：双眼向下看时，由于上眼睑不能随眼球下落，显现白色巩膜；⑤ Joffroy 征：眼球向上看时，前额皮肤不能皱起；⑥ Mobius 征：双眼看近物时，眼球辐辏不良。

第五节 诊断、鉴别诊断

一、诊断

诊断的程序是：①甲状腺毒症的诊断：测定血清 TSH 和甲状腺激素的水平；②确定甲状腺毒症是否来源于甲状腺功能的亢进；③确定引起甲状腺功能亢进的原因，如 GD、结节性毒性甲状腺肿、甲状腺自主高功能腺瘤等。

1. 甲亢的诊断

①高代谢症状和体征；②甲状腺肿大；③血清 TT4、FT4 增高，TSH 减低。具备以上三项诊断即可成立。应注意的是，淡漠型甲亢的高代谢症状不明显，仅表现为明显消瘦或心房颤动，尤其在老年患者；少数患者无甲状腺肿大；T3 型甲亢仅有血清 T3 增高。

2. GD 的诊断

①甲亢诊断确立；②甲状腺弥漫性肿大（触诊和 B 超证实），少数病例可以无甲状腺肿大；③眼球突出和其他浸润性眼征；④胫前黏液性水肿。⑤ TRAb、TSAb、TPOAb、TgAb 阳性。以上标准中，①②项为诊断必备条件，③④⑤项为诊断辅助条件。TPOAb、TgAb 虽然不是本病致病性抗体，但是可以交叉存在，提示本病的自身免疫病因。

二、鉴别诊断

1. 甲状腺毒症原因的鉴别

主要是甲亢所致的甲状腺毒症与破坏性甲状腺毒症（例如亚急性甲状腺炎、无症状性甲状腺炎等）的鉴别。两者均有高代谢表现、甲状腺肿和血清甲状腺激素水平升高，而病史、甲状腺体征和 131I 摄取率是主要的鉴别手段。

2. 甲亢的原因鉴别

GD、结节性毒性甲状腺肿和甲状腺自主高功能腺瘤分别约占病因的 80%、10% 和 5%。

伴浸润性眼征、TRAb 和（或）TSAb 阳性、胫前黏液性水肿等均支持 GD 的诊断。与多结节性毒性甲状腺肿、甲状腺自主高功能腺瘤鉴别的主要手段是甲状腺放射性核素扫描和甲状腺 B 超：GD 的放射性核素扫描可见核素均质性地分布增强；多结节性毒性甲状腺肿者可见核素分布不均，增强和减弱区呈灶状分布；甲状腺自主性功能性腺瘤则仅在肿瘤区有核素浓聚，其他区域的核素分布稀疏。甲状腺 B 超可以发现肿瘤。

第六节　治疗

甲亢的治疗因其的病因尚未完全清楚，故目前没有针对病因的治疗。主要有药物治疗、放射碘治疗和手术治疗。

抗甲亢药物治疗是首选的治疗方法，适应：①病情较轻，甲状腺轻、中度肿大；②年龄在 20 岁以下，孕妇、老年人体弱的人或合并严重心、肝、肾疾病而不宜手术者；③甲状腺次全切除术后而不宜放射性碘治疗者；④放射性碘治疗的辅助治疗；⑤手术前准备治疗。

抗甲状腺药物治疗的优缺点是什么？

抗甲状腺药物治疗是甲亢治疗中最常用的方法。大多数甲亢病人一般首选抗甲状腺药物作为决定性的治疗药物。本疗法既有优点也有缺点。

优点：

1. 几乎所有的病人对此类药都有肯定的疗效。
2. 药物作用有可逆性，故不引起永久性甲状腺功能减退。
3. 严重副作用少见，故较为安全。
4. 治疗方法较为简便，易被病人接受。
5. 价格较为便宜。

缺点：

1. 疗程时间过长，短者 1 年，长者数年。
2. 疗程结束后复发率较高，约 50% 的患者停药后 1 年内复发。疗效不如甲状腺手术或同位素治疗。

放射性碘治疗适应证为：① 35 岁以上，病情中等，甲状腺中度肿大者；②对抗甲状腺药物有过敏或毒性反应而不能续用，或长期治疗无效或停药后复发；③患者不愿手术，或有手术禁忌证，或手术后复发者。

放射性碘治疗的禁忌证：①妊娠期和哺乳期妇女；②年龄在 20 岁以下者；③有重度肝肾功能不全者或活动性肺结核者；④重度浸润性突眼者；⑤周围血白细胞低于 3000/mm 或中性粒细胞低于 1500/mm 者。

放射性碘治疗的并发症：①甲状功能减退；②放射性甲状腺炎；③个别可诱发甲状腺危象。

甲状腺手术治疗适应于：①甲状腺显著肿大，压迫邻近器官；②甲状腺较大，经抗甲状腺药物治疗无效或停药后复发以及不能或不愿坚持服药者；③胸骨后甲状腺肿伴甲亢或结节性甲状腺肿伴甲亢。

哪些甲亢患者不宜用状腺手术治疗?

有以下情况的甲亢患者不适宜用甲状腺手术治疗:

1. 病情轻且甲状腺肿大程度轻，用药物治疗往往可使甲亢治愈。

2. 恶性突眼，严重的恶性突眼用手术治疗，有可能使突眼加重，但一般不重的突眼可以用手术治疗。

3. 青少年甲亢患者的身体发育不成熟，不适于手术，而且手术后复发者相对较多。

4. 老年甲亢，各脏器功能有衰退现象者。

5. 手术治疗后甲亢复发，再施行手术的难度加大，易发生手术并发症。

6. 甲亢孕妇在妊娠后期不宜手术。

应注意哪些诱发甲亢的因素?

甲亢有许多类型，其中最为常见的是毒性弥漫性甲状腺肿。毒性弥漫性甲状腺肿的发病与遗传和自身免疫等因素有关，但是否出现甲亢的症状还和一些诱发因素（环境因素）有关。如果避免这些诱发因素有可能不出现甲亢症状，或延迟出现甲亢症状，或减轻甲亢的症状。觉的诱发因素有:

1. 感染：如感冒、扁桃腺炎、肺炎等。

2. 外伤：如车祸、创伤等。

3. 精神刺激：如精神紧张、忧虑等。

4. 过度疲劳：如过度劳累等。

5. 怀孕：怀孕早期可能诱发或加重甲亢。

6. 砚摄入过多：如大量吃海带等海产品。

7. 某些药物：如乙胺碘呋酮等。

甲亢病人的饮食应注意什么?

甲亢患者由于代谢亢进，营养物质需求明显增加，如果营养补充不足，消瘦可更为明显，甚至出现类似晚期癌症的恶液质，因此，饮食是否得当是十分重要的。患者的饮食应从以下几个方面加以注意:

1. 每日进食总热量，男性至少 2400 千卡，女性 2000 至少千卡。

2. 多吃高蛋白食物，年轻患者还需多吃脂肪类食物。

3. 多吃含维生素丰富的水果、蔬菜。

4. 少吃辛辣食物，如辣椒、葱、姜、蒜等。

5. 少吃含碘多的食品，如海带、海虾、海鱼等。

6. 尽量不吸烟，不饮酒。

7. 少喝浓茶、咖啡。

第七节　中医诊疗

一、范围

郁证是由于原本肝旺，或体质素弱，复加情志所伤引起气机郁滞，肝失疏泄，脾失健运，心失所养，脏腑阴阳气血失调而成，以心情抑郁、情绪不宁、胸部满闷、胁肋胀痛，或易怒易哭，或咽中如有异物等为主要临床表现的一类病证。早在《素问·六元正纪大论》就有关于五气之郁的论述，如“木郁达之，火郁发之，土郁夺之，金郁泄之，水郁折之。”汉·张仲景《金匮要略·妇人杂病脉证并治》记载了属于郁证的脏躁及梅核气两种病证，并观察到多发于女性，所提出的治疗方药沿用至今。元·朱震亨《丹溪心法·六郁》强调郁在疾病发生中的作用，如“气血冲和，万病不生，一有怫郁，诸病生焉。故人生诸病，多生于郁。”并首倡“六郁”之说，·创制了六郁汤、越鞠丸等治疗方剂。明·虞抟《医学正传·郁证》首先采用郁证这一病证名称。自明代之后，已逐渐把情志之郁作为郁证的主要内容。如明·徐春甫《古今医统大全·郁证门》云：“郁为七情不舒，遂成郁结，既郁之久，变病多端。”明·张介宾《景岳全书·杂证谟》中提出，五气之郁，因病而郁，情志之郁，因郁而病，两者有所不同，并着重论述了怒郁、思郁、忧郁三种郁证的证治。清·叶天士《临证指南医案·郁》所载的病例，均属情志之郁，治则涉及疏肝理气、苦辛通降、平肝息风、清心泻火、健脾和胃、活血通络、化痰涤饮、益气养阴等法，用药清新灵活，颇多启发，并且充分注意到精神调治对郁证具有重要的意义，认为“郁证全在病者能移情易性”。王清任进一步阐发了郁证中血行郁滞的病机特点，突出了活血化瘀法在治疗郁证中的应用。

祖国医学并无甲状腺功能亢进的记载，但根据其临床表现大抵属郁证范畴。

二、病因、病机

（一）病因

1. 情志所伤

七情过极，刺激过于持久，超过机体的调节能力，导致情志失调，尤以悲忧恼怒最易致病。如清·尤怡《金匮翼·积聚统论》所说：“凡忧思郁怒，久不能解者，多成此疾。”

2. 体质因素

原本肝旺，肝气易结，或体质素弱，机体的调节能力减弱，复加情志刺激致病。如清·沈金鳌《杂病源流犀烛·诸郁源流》所说：“诸郁，脏气病也。其原本于思虑过深，更兼脏气弱，故六郁之病生焉。”

（二）病机

郁证的病机是情志所伤，肝气郁结，导致肝失疏泄、脾失健运、心失所养，脏腑阴阳气血失调。

由于本病多为情志所伤，始于肝失条达，气失疏泄，故以气郁为先；由气及血，则为血郁；气郁日久化火，则为火郁；气滞湿阻，聚而成痰，则为痰郁；气滞水湿不行，湿气停留，则为湿郁；食滞不消而蕴湿、生痰、化热等，则又可成为湿郁、痰郁、热郁等证。此六郁互为因果又互相兼杂。病变部位主要在肝，但可涉及心、脾、肾。病理性质初起以六郁邪实为主，日久转虚或虚实夹杂。肝喜条达而主疏泄，长期肝郁不解，情志不畅，肝失疏泄，可引起五脏气血失调。肝气郁结，横逆乘土，则出现肝脾失和之证。忧思伤脾，思则气结，既可导致气郁生痰，痰气郁结，又可肝郁抑脾，饮食渐减，生化乏源，气血不足，而形成心脾两虚或心神失养之证。更有甚者，肝郁化火，可致心火偏亢，火郁伤阴，心失所养，肾阴被耗，出现阴虚火旺或心肾阴虚之证。如清·林佩琴《类证治裁·一郁证》云："七情内起之郁，始而伤气，继必及血，终乃成劳。"

三、辨证治疗

1. 肝气郁结证

症状：精神抑郁，情绪不宁，善太息，胸部满闷，胁肋胀痛，痛无定处，脘闷嗳气，不思饮食，大便失常，或女子月经不调，舌苔薄腻，脉弦。

证机概要：肝郁气滞，脾胃失和。

治法：疏肝解郁，理气畅中。

代表方：柴胡疏肝散加减。本方具有疏肝理气、活血止痛之功效，适用于肝郁诸证。

常用药：柴胡、香附、枳壳、陈皮疏肝解郁，理气畅中；郁金、青皮、苏梗、合欢皮调气解郁；川芎理气活血；芍药、甘草柔肝缓急。

肝气犯胃，胃失和降，而见暖气频作、脘闷不舒者，加旋覆花、代赭石、苏梗、半夏和胃降逆；兼食滞腹胀者，加神曲、麦芽、山楂、鸡内金消食化滞；肝气乘脾而见腹胀、腹痛、腹泻者，加苍术、白豆蔻、厚朴、茯苓健脾化湿，理气止痛；妇女经血瘀滞，经前乳胀腹痛者，加当归、丹参、益母草、红花活血调经。

2. 气郁化火证

症状：性情急躁易怒，胸胁胀满，口苦而干，或头痛、目赤、耳鸣，或嘈杂吞酸，大便秘结，舌质红，苔黄，脉弦数。

证机概要：肝郁化火，横逆犯胃。

治法：疏肝解郁，清肝泻火。

代表方：丹栀逍遥散加减。本方由逍遥散加丹皮、栀子而成，具有疏肝解郁、清肝泻火的功效，适用于肝郁化火之证。

常用药：柴胡、薄荷、郁金、香附疏肝解郁；当归、白芍养血柔肝；白术、茯苓、甘草健脾和中；丹皮、栀子清肝泻火。

热势较甚，口苦便结者，加龙胆草、大黄泻热通腑；肝火犯胃而见嘈杂吞酸、嗳气呕吐者，加黄连、吴茱萸（即左金丸）清肝泻火，降逆止呕；肝火上炎而见头痛目赤者，加菊花、钩藤、刺蒺藜清热平肝；热盛伤阴，而见舌红少苔、脉细数者，去原方中当归、白术、生姜之温燥，加生地、麦冬、山药滋阴健脾，或改用滋水清肝饮养阴清火。

3. 痰气郁结证

症状：精神抑郁，胸部闷塞，胁肋胀满，咽中如有物梗塞，吞之不下，咯之不出，苔白腻，脉弦滑。

本证亦即《金匮要略·妇人杂病脉证并治》所说"妇人咽中如有炙脔，半夏厚朴汤主之"之证。明·孙一奎《赤水玄珠·咽喉门》将本证称为"梅核气"。

证机概要：气郁痰凝，阻滞胸咽。

治法：行气开郁，化痰散结。

代表方：半夏厚朴汤加减。本方行气开郁，化痰降逆，自《金匮要略》以来，即将本方作为治疗本证的主要方剂。

常用药：厚朴、枳壳、紫苏理气宽胸，开郁畅中；半夏、茯苓、生姜化痰散结，和胃降逆。

湿郁气滞而兼胸脘痞闷、嗳气、苔腻者，加香附、佛手、苍术理气除湿；痰郁化热而见烦躁、舌红苔黄者，加竹茹、瓜蒌、黄芩、黄连清化痰热；病久人络而有瘀血征象，胸胁刺痛、舌质紫暗或有瘀点瘀斑、脉涩者，加郁金、丹参、降香、姜黄活血化瘀。

4. 心神失养证

症状：精神恍惚，心神不宁，多疑易惊，悲忧善哭，喜怒无常，或时时欠伸，或手舞足蹈，骂詈喊叫等，舌质淡，苔薄白，脉弦细。

此种证候多见于女性，常因精神刺激而诱发。临床表现多种多样，但同一患者每次发作多为同样几种症状的重复。本证亦即《金匮要略 · 妇人杂病脉证并治》所说："妇人脏躁，喜悲伤欲哭，像如神灵所作，数欠伸，甘麦大枣汤主之。"

证机概要：营阴暗耗，心神失养。

治法：甘润缓急，养心安神。

代表方：甘麦大枣汤加减。本方养心安神，和中缓急，自《金匮要略》以来，即将本方作为治疗本证的主要方剂。

常用药：甘草甘润缓急；小麦补益心气；大枣益脾养血；郁金、合欢花解郁安神。

血虚生风而见手足蠕动或抽搐者，加当归、生地、珍珠母、钩藤养血息风；躁扰失眠者，加酸枣仁、柏子仁、茯神、制首乌等养心安神；喘促气逆者，可合五磨饮子开郁散结，理气降逆。

5. 心脾两虚证

症状：多思善疑，心悸胆怯，失眠健忘，头晕神疲，面色不华，食欲不振，舌质淡，苔薄白，脉细弱。

证机概要：脾虚血亏，心失所养。

治法：健脾养心，补益气血。

代表方：归脾汤加减。本方补气生血，健脾养心，是治心脾两虚证的首选方剂。

常用药：党参、茯苓、白术、甘草益气健脾；黄芪、当归补气养血；酸枣仁、远志、茯神、龙眼肉养心安神；木香、神曲理气醒脾，并使诸药补而不滞。

心胸郁闷，情志不舒者，加合欢花、郁金、佛手理气开郁；阴虚有火，舌红、口干、心烦者，加生地、麦冬、黄连滋阴清热。

6. 心肾阴虚证

症状：情绪不宁，心悸，眩晕，健忘，失眠，多梦，心烦易怒，口燥咽干，或遗精腰酸，妇女则月经不调，舌红少津，脉细数。

证机概要：阴精亏虚，阴不涵阳。

治法：滋养心肾。

代表方：天王补心丹加减。本方滋阴降火，养心安神，适用于阴亏血少，心肾阴虚之证。

常用药：地黄、山药、山茱萸滋补心肾；人参、茯苓、五味子、当归益气养血；柏子仁、酸枣仁、远志、丹参养心安神；天冬、麦冬、玄参、丹皮滋阴降火。

心肾不交而见心烦失眠、多梦遗精者，可合交泰丸（黄连、肉桂）交通心肾；遗精较频者，加芡实、莲须、金樱子补肾固涩。

第八节　护理要点

1. 一般护理　病人安置凉爽、安静、无强光刺激的房间中，避免因不良环境刺激导致病情加重，避免情绪激动。关心、体贴病人，说话态度要和蔼，掌握交流技巧，给病人以精神上的安慰。饮食选择高蛋白、高热量、多维生素、低碘饮食。鼓励病人多饮水。禁饮浓茶或咖啡等兴奋性饮料。嘱病人充分休息，减少体力消耗。

2. 观察体重　每周测量体重 1 次，每日测脉搏 4 次，以便及时观察治疗效果，调整治疗方案。

3. 药物治疗的护理　安排好服药时间，遵医嘱按时服药，病人不能自行停药。服药期间注意观察药物的不良反应，如白细胞降低、血小板降低、皮珍、发热、关节痛及肝功能损害等。一般用药初期每周查白细胞 1 次，以后根据病情每 2 周或 1 个月查 1 次。如白细胞低于 3×10^9/L，应进行保护性隔离，医护人员要严格执行隔离制度。

4. 突眼护理　有恶性眼球突出的病人，眼睑常不能闭合，易引起角膜损伤，故应注意保护角膜和球结膜。日间为防阳光及灰尘刺激可嘱病人戴茶色眼镜，用 0.5% 氯霉素眼药水滴眼，4 次 / 日，以保持角膜湿润及预防感染。睡前涂抗生素眼膏，并用清洁的纱布轻轻覆盖，以防止角膜干燥及溃疡。睡眠时适当抬高头部，减轻眼部肿胀。同时，做好病人的心理护理，鼓励病人增加战胜疾病的信心。

5. 预防甲亢危象的发生　感染、过度劳累、精神创伤及术前准备不充分是甲亢危象的主要诱发因素。如发现病人有高热、心率加快、腹污、呕吐等症状加重时，应立即报告医生，及时处理，控制病情。

第十七章　蛛网膜下腔出血的诊治及进展

第一节　定义

蛛网膜下腔出血（subarachnoidhemorrhage，SAH）是指各种原因出血血液流入蛛网膜下腔的统称。临床上分为自发性与外伤性两类，自发性又分为原发性和继发性两种。由各种原因引起软脑膜血管破裂血液流入蛛网膜下腔者称原发性 SAH；因脑实质内出血血液穿破脑组织流入蛛网膜下腔者称继发性 SAH。一般所谓的 SAH 仅指原发性 SAH，占急性脑血管病的 10% ～ 15%，这里所述者亦仅限于此。SAH 的年患病率为 16 ～ 19.4/10 万人口，可发生于任何年龄，以 30 ～ 70 岁好发。

第二节　病因

SAH 的病因很多，常见的有以下几种。

一、颅内动脉瘤

颅内动脉瘤是 SAH 最常见的病因，占 50% ～ 80%。

1. 囊状动脉瘤　最常见。好发于动脉分叉部，80% ～ 90% 见于脑底动脉环前部，特别是颈内动脉与后交通动脉、大脑前动脉与前交通动脉分叉处最为常见。由于动脉分叉部内弹力层和肌层先天缺失，在血流涡流的冲击下渐向外突出形成动脉瘤，一般为单发，10% ～ 20% 为多发。

2. 巨型颅内动脉瘤　指直径大于 2.5cm 的动脉瘤。

3. 层间动脉瘤　常有高血压和主动脉弓同时受累。由于动脉内膜破损并与肌层分离在血流的作用下形成假通道，如破裂则为 SAH。

4. 梭形动脉瘤　常继发于严重的脑动脉硬化，好发于基底动脉和颈内动脉

5. 炎症性动脉瘤　细菌、霉菌、螺旋体等感染均可为病原。

6. 赘生动脉瘤　左心房黏液瘤、肺癌。等脑转移可引起，多位于皮层动脉的末梢枝。

二、血管瘤

占 SAH 的 5 ～ 10 为先天性畸形。包括：脑动静脉畸形（AVM），海绵状血管瘤，毛细血管扩张和静脉血管瘤等。以 AVM 为常见，好发于青少年，鲜有家族史，可合并颅内动脉瘤或脊髓 AVM。

三、高血压动脉硬化

可引起动脉破裂发生 SAH。

四、脑瘤

占 SAH 的 1 ～ 2。原发者有胶质瘤，脑膜瘤、脉络膜乳头状瘤、脊索瘤、垂体瘤、血管源性肉瘤、骨软骨瘤等；转移者有肺癌、绒毛膜上皮癌、恶性黑色素瘤等，均可引起 SAH，但以胶质瘤、转移瘤多见。

五、脊髓病变压器

约占 SAH 的 1。

六、其他

其他占 SAH 的 5 ～ 10。

1. 出血性疾病 血友病（Ⅷ因子缺乏）、Christmas 病（Ⅸ因子缺乏）、血小板减少症，凝血酶贮存异常（如肝病、抗凝治疗不当、维生素 K 缺乏等）、弥漫性血管内凝血等。

2. 白血病 Groch 在 93 例白血病尸检中，46 例有脑出血，其中 15 例为 SAH。

3. 颅内静脉血栓形成 Estanol 在 2 年内报告 20 例发生 SAH。

4. 动脉炎 常继发于中枢神经系统感染(化脓性或结核性脑膜炎)、红斑狼疮，多发性结节、过敏性紫癜、出血性肾炎、急性风湿热等。

七、病因不明

可能是微动脉瘤、微 AVM 等，不易被目前的检查方法所发现。

第三节 病理、生理

一、脑血流动力学和脑代谢的变化

由于血液、CVS 和颅内压（ICP）等的影响，SAH 病人可有脑血流量（CBF）、区域脑耗氧量（$rCMRO_2$）和脑灌注压（CPP）的降低，区域脑血容量（rCBV）增加，尤其于伴 CVS 和神经障碍者。实验研究证明，单纯 ICP 增高须达 7.98kPa 才引起 CBF 和 $rCMRO_2$ 降低，但 SAH 在 ICP 正常时，即可有 CBF 和 $rCMRO_2$ 变化，而 ICP 增高则加剧这些变化。

二、ICP

SAH 后可能出现 CSF 通路和吸收障碍，病人均有不同程度的 ICP 增高。研究证明，SAH 急性期，ICP 增高有减少动脉瘤再出血的作用；不利的一面是加重脑供血和代谢障碍。

三、全身水电解质变化

SAH 病人。由于卧床、禁食、呕吐和应用利尿剂，以及下视丘功能异常，可致病人血中抗利尿激素增加，血容量降低，尿浓缩、蛋白尿、糖尿，血钠可增高或降低。

第四节　临床表现

一、先兆和诱发因素

正确识辨“警兆症状”，对提高诊断水平，改善预后，具有重要意义。40% ～ 60% 动脉瘤于破裂前 6 ～ 21 天有“警兆症状”。病人多表现为异乎寻常的不典型头痛，包括由动脉瘤扩张引起的局限性头痛（可伴颅神经麻痹）；由动脉瘤破裂前少量渗血引起的弥散性头痛、颈痛（可伴恶心、呕吐等）。然而这些警兆易被忽视，常误认为紧张性头痛或颈椎病。1/3 病人有诱发因素，如举重物、弯腰运动、生气、大小便、咳嗽等。

二、典型表现

1. 头痛　见于 80 ～ 95 病人，呈劈裂样剧痛，分布于前额、后枕或整个头部，再延及颈、肩、腰背及下肢等。

2. 恶心呕吐、面色苍白、出冷汗

3. 意识障碍　见于 50 以上病人，可短暂神志模糊至昏迷。少数无意识改变，但有畏光、淡漠、怕响声、拒动等。

4. 精神症状　谵妄、木僵、定何障碍、痴呆和虚构。

5. 癫痫　见于 26 病人，可有全身性或局限性发作。

6. 胃肠道出血　见于 2 病人。

7. 体征　①血压在出血初期多增高，经 1 ～ 2 天后趋正常。脉搏增快或不齐。体温在出血 1 ～ 2 天后可轻度增高。②脑膜刺激征在发病数小时至 6 天出现，但以 1 ～ 2 日最多见。③长束征可单或双侧，有时仅为病理征。④眼底出血见于 25 病人，尤其见于前交通动脉瘤破裂者。出血严重时可致玻璃体膜下出血，为 SAH 重要依据之一。视乳头水肿少见，为 10% ～ 20%，如出现则提示颅内占位病变。偶尔还有球结膜下出血。⑤局灶征常缺少。可有一侧动眼神经麻痹、单瘫或偏瘫、失语、感觉障碍、视野缺损和尿潴留，它们提示原发病变及其部位或血肿、CVS 所致。

三、典型表现

1. 少数病人起病时无头痛，而表现恶心、呕吐、发热和周身不适或疼痛。另一些人有胸痛、背痛、腿痛、视力和听觉突然丧失等。

2. 50 岁以上 SAH 特点：①头痛少（50 以下）且不明显。②意识障碍多（70）且重。③颈项强直较 Kernig"s 征多见。

3. 儿童（12 岁以下）SAH 特点：① AVM 较动脉瘤多见脑瘤也是常见病因。②可伴系统性疾病，如主动脉弓狭窄、多囊肾等。

四、脑血管痉挛

发病率为 31.6% ～ 66%，亦有报道为 75%，其中 20% ～ 30% 取消有临床症状。早期血管痉挛常发生于起病不久，历时数十分钟或数小时即缓解，出血后早期发生一过性意识障碍和轻度神经功能缺损即可能是其结果。迟发性血管痉挛多发生在病后 5 ～ 15 天，主要表现为意识障碍、局限性神经系统体征、精神障碍等。血管造影显示的 CVS，不一定有临床症状，只有在 rCBF 小于 18 ～ 20ml/100g 脑组织时，才出现脑缺血症状。CVS 是 SAH 致残和死亡的主要原因，原来所谓的“再出血”表现，实际上为迟发性 CVS 所致。它包括：① SAH 症状经治疗或休息后好转后又出现或进行性恶化。②意识由清醒至嗜睡或昏迷，或昏迷→清醒→昏迷。③偏瘫、偏身感觉障碍、失语等。④ ICP 增高症。多数病人病情发展缓慢，一般持续 1 ～ 2 周，然后逐渐缓解，少数发展迅速，预后差，15% 左右的病人残废或留下持久的神经功能缺损。

五、再出血

可发生在第一次出血后任何时期，动脉瘤所致者以前次出血后 10 ～ 14 天为高峰，至少 10 的 SAH 病人在第一次出血后数小时内发生再次出血，在随后的 4 周内，大约有 3 的病人可能发生再出血，半年后再出血率每年约为 3，再出血的死亡率高达 50。

六、急性脑积水（AHC）

指 SAH 发病后 1 周后发生的脑积水，发生率为 9% ～ 27%。SAH 后 AHC 无特异性临床症状和体征，通常表现为剧烈头痛、呕吐、脑膜刺激征，并可有意识障碍等症状。较为突出的症状是意识障碍，尤其是在 1 或 2 天内逐渐出现昏迷、瞳孔缩小、光反射消失，而脑干反射相对完整。

第五节　诊断和鉴别诊断

一、SAH 的诊断

突然剧烈头痛、恶心呕吐、脑膜刺激征阳性的患者，应高度怀疑本病，腰穿 CSF 呈均匀一致血性，压力增高，基本上可以诊断。如眼底检查发现玻璃体膜下出血，对诊断很有帮助，但并非每例都能见到。典型病人诊断并不困难，可是有相当数量病人以突然胸痛、背或腿痛、失明、失听为首发症状，因此，应反复查找典型症状和体征，必要时辅以特殊检查。但近来国内学者研究一组 250 例临床诊断为 SAH 的病人，经 CT 检查，仅 59.2 为 SAH，40.8 为脑叶出血、原发性脑室出血、小脑出血、尾状核头出血等无明显肢体瘫痪的颅内出血。因此，查体必须细致，有条件时均应做脑 CT 检查以鉴别。

二、再出血的诊断

若近期 SAH 病人诉头痛骤剧，而后很快深昏迷，瞳孔散大，反射消失，且呼吸暂停，则再出血的诊断不成问题，但是其他并发症可以近似再出血。意识恶化和局灶神经体征有各种原因，尤其迟发性脑缺血，此外还有癫痫和室颤。即使对证实骤起意识丧失（数分钟内）的 SAH 病人进行 CT 检查也仅 2/3 示再出血。若排除致命性病例，突然发作患者近 50 不是再出血。在 62 例相似再出血病人中发现 3 例突起意识障碍，随后数小时无变化，又进一步逐渐加重，CT 示脑梗死。因此，不能单从临床上诊断再出血，必须进行脑 CT 检查确诊，过去常忽视之。以腰穿诊断再出血几乎不可能，腰穿对非怀疑血肿病人的危险性甚至高于首次出血者。

三、急性脑积水（AHC）的诊断

AHC 是 SAH 后不可忽视的近期并发症之一。通常表现为剧烈头痛、呕吐、脑膜刺激征，并可有意识障碍等症状，与 SAH 的临床症状很难鉴别，确切的诊断只能依靠脑 CT 检。国外许多学者采用双尾指数（指尾状核水平两侧侧面室前角间的距离与同一水平颅骨内板间的距离之比值）超过同年龄的双尾指数上限值作为脑积水的诊断标准。在 SAH 病后 72 小时内检查脑 CT 或 1 周内复查双尾指数超过同年龄的上限数值即可诊断为 AHC。

四、脑血管痉挛（CVS）的诊断

临床上 CVS 的发生常以头痛和虚性脑膜炎轻微加重为前驱，伴有精神错乱、定向力丧失或嗜睡，以及与受损动脉灌流区相一致的局灶体征，如程度不同的偏瘫、偏身感觉障碍、失语。DSA 是诊断 CVS 的主要方法，不仅能早期诊断 CVS，而且还可以了解 CVS 的部位、程度和治疗反应。多普勒超声（TCD）为 SAH 后 CVS 提供了一种简单易行、非创伤性检测手段，并可根据流速的改变来判断痉挛程度。

五、各种辅助检查手段在 SAH 诊断的价值

1. SAH 后腰穿可促进非怀疑血肿者，甚至意识清晰者脑移位及脑疝；分析 CSF 诊断 SAH 只有以分光光度仪检查上清液才可信，这要在症状出现 12 小时以上腰穿，过早则会误诊为“雷劈样头痛”良性型。

2. 腰穿仅适用于 CT 阴性的 SAH。在出血后 12 小时至 2 周内，所有 SAH 病人均可有 CSF 黄变；70 以上 3 周后仍可有黄变；40 以上可达 4 周。

3. CT 诊断 SAH 安全且灵敏，但最好在 3 天内，且可提供其他重要资料：①证实出血的非动脉瘤源性（“高血压性”出血、AVM、中脑周隐源性出血）；②表明急需治疗的早期并发症；③证实破裂动脉瘤的可能部位；④为将来变化确定基线。

4. DSA 检查阴性病人非单一病种，包括有非 SAH 而为损伤性腰穿病人，各型非动脉瘤性 SAH 以及一些“隐匿性动脉瘤”病人。

5. 再出血是 SAH 急性恶化原因，但仅见于 2/3 急性意识丧失病人，除非特殊情况，不能以 CSF 分析来确诊。再出血确诊必须行 CT 扫描。

六、鉴别诊断

各种脑膜炎均有头痛、呕吐、脑膜刺激征，但起病不如 SAH 急骤，且开始即有发热，腰穿检查 CSF 可资鉴别。比较困难的是 SAH 发病 1 ～ 2 周后，CSF 黄变，白细胞增加，应与结核性脑膜炎鉴别。结核性脑膜炎发病较慢，中毒症状重，CSF 蛋白增高明显，糖、氯化物降低。某些以精神症状为主要表现者，应与精神病鉴别，需详细询问病史及检查，如疑似本病者，可腰穿检查 CSF 或做 CT 检查以防误诊。

第六节　治疗

一、治疗原则

制止继续出血，防治继发性 CVS，去除出血的原因和防止复发。

二、一般治疗

1. 所有 SAH 病人发病后都应住院治疗，最理想的是提供监护病房（ICU），由神经科医师、神经外科医师、神经放射医师、神经麻醉医师和特别护理专家组成的医疗小组进行相应有效的检查和治疗，同时进行严密的监护。

2. 绝对卧床休息 4 ～ 6 周，病人宜置于安静、舒适、光线暗淡的房间绝对卧床休息。床头抬高 30°，以促进静脉回流，减少脑水肿的发生。要防止褥疮发生和下肢静脉血栓形成。

3. 避免一切可能引起血压或颅压增高原因，如用力排便、咳嗽、喷嚏、情绪激动、劳累等。饮食要求柔软、富含纤维素并能满足营养需求。要避免便秘，可服用缓泻剂或使用开塞露等。昏迷病人应留置导尿管。清醒的病人常感头痛和颈项疼痛，可给予止痛剂以缓解疼痛，但在颅内压较高或呼吸不规则的情况下，禁用吗啡、度冷丁等麻醉剂。烦躁、焦虑不安的病人则需给予镇静剂。

4. SAH 后常有交感神经功能亢进，以致出现危及生命的心律失常、心电图异常和心脏形态学改变。因此，有必要进行心电监护并根据病情给予相应的药物治疗。早期应用心得安有预防作用。

5. 如果病人入院时即已昏迷，必须立即进行呼吸道管理和维持足够的通气量和氧分压。

6. 控制血压，不宜过高或过低，应维持在平均血压或正常偏高水平，低血压可加重由 CVS 引起的神经功能障碍。

7. 脱水降低颅内压，减轻脑水肿。通常静脉滴注 20 甘露醇，急性期剂量为 1g/kg 体重，20 ～ 30 分输完，以后视病情、血清渗透压克分子浓度和颅内压的情况减至 0.25g/kg 体重，每 6 小时一次。甘露醇也经常与速尿联合应用。是否应用激素意见不一致。

8. 有抽搐发作者应及时给予抗痉药物。临床上 10% ～ 26% 的病例会出现癫痫发作，但是否预防性应用抗惊厥药尚有争议。考虑到伴随癫痫发作而出现的血压突然升高常给病人带来不良后果，SAH 后应给予苯巴比妥等药物预防癫痫发作是可取的。

9. 防治低钠血症。SAH 病人常发生低钠血症，发生原因可能为抗利尿激素不适当分泌综合征（SIADH）或中枢性耗盐综合征（salt-wasting syndrome）。前者血容量增加，血钠被稀释，需要限制输液量，每日入量限于 500 ～ 1000ml；后者则可能导致尿钠排泄增多和血容量减少，需要补充生理盐水和胶体液体，每日入量为 2000 ～ 3000ml；避免失水或水分过多。wijdicks 等认为，低钠血症不是由 SIADH 引起，而与钠盐过多丢失有关，故主张补液而不是限制液体摄入。

10. 腰穿放血。腰穿作为诊断操作是需要的，作为治疗手段目前并无一致看法，但对于缓解头痛有一定效果。不论为了降低颅内压或减少出血引起的脑膜刺激症状，其效果还须视个别病人对腰穿放液后的自觉症状而定。只要没有很高颅内压力的禁忌以及不是多次反复进行穿刺，腰穿少量放液（5 ～ 10ml）至少在一部分病人中是可行的。再出血是病变本身的原因，一般与腰穿无直接关系。

三、再出血的预防

SAH 治疗的目的主要是预防再出血。至少 10 的 SAH 病人在第一次出血后的数小时内发生再次出血，在随后的 4 周内，大约有 3% 的病人可能发生再出血，再出血的死亡率为 30% ～ 50%。再出血主要是由于原动脉瘤破裂处堵塞的血凝块溶解所致。SAH 后 CSF 中纤维蛋白降解产物（FDP）浓度升高和局灶性脑实质损害都可促进 CSF 中和血清中的纤维蛋白溶解，可以使动脉瘤周的血凝块溶解。Juvela 等研究发现再出血与血小板聚集能力下降和血栓素释放减少有关。防止再出血的方法是：早期手术和抗纤溶治疗。手术夹闭动脉瘤是防止再出的最理办法。抗纤溶的目的主要是保护动脉瘤周围的血凝块不被溶解，从而降低等待手术期间再出血的危险性，抗纤溶药物主要是通过抑制纤维蛋白酶原中蛋白水解酶的形成，从而阻止血凝块溶解，降低 CSF 中 FDP。临床上最常用的抗纤溶药物是 6- 氨基己酸（EACA）和止血环酸（AMCA），这两种药在胃肠道吸收，能透过血脑屏障进入 CSF 中。SAH 后是否应用抗纤溶药物仍有争议，许多调查资料表明，抗纤溶药物的使用虽能降低再出血的危险，但并不能降低早期死亡率或致残率，反而使缺血性卒中发展，其原因未明，可能促进血管内血栓形成或栓塞。再出血发生率降低所带来的好处被缺血性卒中发病增多所抵消。虽然抗纤溶药物减少了 SAH 后两周内再出血的危险，但对发病初的再出血则无效，可能是由于药物的负荷量和血药浓度不足所致。因此，抗纤溶药物宜给予准备延期手术的 SAH 病人，而不是早期手术的病人，用药时间不要三周。为了保持有效的血药浓度，最好持续静脉滴注，避免口服。临床上一旦出现脑缺血征象，立即停药。EACA 在美国应用普遍，每日剂量 24 ～ 36g，AMCA 在欧洲应用广泛，每日剂量 6g 左右。国内常用的药物有：① EACA4 ～ 6g 溶于 100ml 生理盐水或 5 ～ 10 葡萄糖中静滴，15 ～ 30 分钟内滴完，以后持续静滴 1g/h，维持 12 ～ 24 小时，以后每日静滴 24g，持续 7 ～ 10 天，改口服，逐渐减量共用 3 周左右，肾功能障碍者慎用。②止血芳酸（PAMBA）100 ～ 200mg 加入 5 ～ 10 葡萄糖或生理盐水中缓慢静注，每 2 ～ 3 次。③ AMCA 为 PAMBA 的衍化物，抗血纤维蛋白溶酶的效价比 EACA 强 8 ～ 10 倍，比 PAMBA 略强。每次 250 ～ 500mg 加入 5 ～ 10 葡萄糖中静滴，每日 1 ～ 2 次。反对应用抗纤溶药物者认为它们疗效不肯定，且有下列副作用：①引起脑缺血神经功能障碍。②肢体静脉血栓形成、肺栓塞。③交通性脑积水。④腹泻（口服时）。近来 Pinna 报道抗纤溶药物与钙通道拮抗剂联合应用，既可减少再出血的发生，又可防止缺血性脑损害。

四、脑血管痉挛（CVS）的防治

组织学研究证明，CVS 早期仅为血管壁的可逆性收缩，后期则因坏死、增生而伴管壁肥厚、管腔狭窄。因此，CVS 处理的关键在于预防，一旦发生 CVS，目前的方法只能减少 CVS 所致的缺血并发症。

1. 钙拮抗剂的应用

钙拮抗剂预防 CVS 的作用机制可能为：①缓解缺血灶中的 CVS；②抑制肾上腺素能受体所致的血管痉挛；③增加脑组织的葡萄糖利用率，引起继发性脑血流量增加；④梗死半球的血流重新分布，使缺血区血流量增加，对临界脑组织有保护作用。常用于脑血管疾病的钙离子拮抗剂有 Nicardipine，Nimodipine Flunarizine Verapamil Cinnarizine。Nicardipine 6mg/d 静注 8 天，120mg/d 口服 15 天，仅有轻度无症状性血压下降，可同时应用升压药，合用抗纤溶药也能防止缺血。Nimodipine 60mgQ4h，口服，21 天为一疗程。亦可应用 Nimodipne0.03mg/kg.h 静脉滴注，连用 7 ～ 14 天。目前多数学者仍主张应用 Nimodipne 治疗 SAH 后 CVS。此外，还有人应用硫酸镁防治 CVS 的实验报道。Ram 在大鼠 SAH 模型上观察到，无论静使用还是脑池局部应用硫酸镁，都有缓解 CVS 的作用。作者认为 Mg^{2+} 竞争结合 Ca^{2+} 通道，起了相似钙拮抗剂的作用。

2. 3H 治疗（高血压、高血容量、血液稀释疗法）

3H 治疗亦称升压扩容法。本法的治疗作用在于非特异性的升高血压，增加循环血量，从而增加灌注压，增加脑血流量。多采用多巴胺升压治疗，其剂量以维持收缩压在 160 ～ 200mmHg 为妥；扩容应用晶体液、血浆、全血、白蛋白及低分子右旋糖酐等，国外应用此法较多。

3. 自由基清除剂

SAH 后溶血产生氧合血红蛋白，其向高铁血红蛋白转变中释放超氧化物，通过脂质过氧化物反应产生自由基，引起 CVS。① 21- 氨基类固醇，为无糖激素，可限制脂质过氧化物，预防自由基损害，减少缺血损害，可去除血管痉挛，改善 CBF，延迟脑损害。目前处于动物实验阶段。② Nizofenone 能降低脑代谢，减轻脑水肿，清除自由基，抑制 TXA2，因此可限制缺血，改善功能。

4. 针对多种血管活性物质的治疗

多种血管活性物质对 SAH 后 CVS 的发生起重要作用，内皮素是迄今发现最强的缩血管物质之一。日本学者 Shigeno 等在狗 SAH 模型上用放射菌素 D 防治 CVS，取得显著效果。作者推测放线菌素 D 防治 CVS 的机理是它能干扰内皮素 mRNA 的合成。SAH 时内皮素合成增加，应用放线菌素 D 能抑制其合成，从而达到缓解 CVS 的目的。

（1）TXA2 阻滞剂　SAH 后血管内皮损伤使 PGI2 合成减少，TXA2 合成增加。TXA2 合成酶抑制剂 OKY-046 使 CVS 的发生率及 CT 低密度区出现率显著减少。PGI2 亦可试用于 CVS 治疗，仅对早期 CVS 有效。此外，BayU3405 是一种新型 TXA2 受体拮抗剂，能免除 TXA2 的体外缩血管作用，但其体内作用尚待进一步观察。

（2）组织型纤溶酶原激活剂（t-PA）　是一种纤维蛋白溶解剂，目前应用脑梗死，鞘内注射可快速清除蛛网膜下腔的血液，预防 CVS，通常在 SAH 后 48 ～ 72 小时内应用，但必须在动脉瘤切除后才能应用，否则动脉瘤破裂处的血凝块迅速溶解，可使动脉瘤再次破裂出血。

5. 其他疗法

（1）超早期手术，清除产生 CVS 物质的凝血块，处理动脉瘤。

（2）脑血管扩张术，采用球囊——导管对 SAH 后 CVS 的血管进行扩张成形。

五、急性脑积水（AHC）的治疗

1. 保守治疗　由于 50 病人可缓解；早期引流虽然能迅速改善症状，但再出血的发生率高，死亡率高；脑脊液中血液及高含量的蛋白可能阻塞引流管等原因，使手术适应证的选择存在较多的争议。因此，许多人主张保守治疗。应用皮质激素、甘露醇静滴。

2. 反复腰穿　如果脑脊液阻塞是在蛛网膜下腔而不是脑室系统，反复腰穿有可能使脑脊液压力缓慢下降，采用本法感染的可能性极小。

3. 脑室引流　引充术的并发症有脑室炎和再出血。

第七节　中医治疗

一、范围

中风是以猝然昏仆，不省人事，半身不遂，口舌㖞斜，言语不利为主症的一类疾病，病轻者可无昏仆而仅见口舌㖞斜或伴及半身不遂等症状。由于本病发生突然，起病急骤，古人形容“如矢石之中的，若暴风之急速”。临床见症不一，变化多端而速疾，有昏仆、抽搐，与自然界“风性善行而数变”的特征相似，故古代医家取类比象而名之为“中风”，又因其发病突然，亦称之为“卒中”。东汉 · 张仲景《伤寒论》有“中风”病名，如《伤寒论 · 辨太阳病脉证并治》：“太阳病，发热汗出，恶风，脉缓者，名为中风。”乃伤寒表虚之证，与本节所述不可混淆。《内经》中没有中风的病名，但有关中风的论述较详。在病名方面，依据症状表现和发病阶段不同而有不同名称，如在卒中昏迷期间称为“仆击”“大厥”“薄厥”；半身不遂者则有“偏枯”“偏风”“身偏不用”“风痱”等病名。在病因方面，认识到感受外邪、烦劳暴怒可以诱发本病。如《灵枢·刺节真邪》云：“虚邪偏客于身半，其人深，内居营卫，营卫稍衰，则真气去，邪气独留，发为偏枯。”此外，还认识到本病的发生与体质、饮食有密切的关系。如《素问·通评虚实论》曾经明确指出：“仆击偏枯，肥贵人则膏粱之疾也。”历代医家对中风的病因和治法也做了诸多的探讨和发挥。大体可划分为两个阶段。在唐宋以前，主要以“外风”学说为主，多从“内虚邪中”立论，如《金匮要略·中风历节病脉证并治》谓：“脉络空虚，贼邪不泻。”并将中风根据病情轻重而分为中络、中经、中腑、中脏。其中脏腑内容被明代医家李中梓分为闭证和脱证，并沿用至今。治疗主要以疏风散邪，扶助正气为法，如唐·孙思邈《备急千金要方》的小续命汤和金·刘完素《素问病机气宜保命集》的大秦艽汤，均为代表方。唐宋以后的医家，对病因的认识有了较大的突破。特别是金元时期，如刘完素认为病因是热，曰：“风本生于热，以热为本，以风为标。”李东垣认为属“正气自虚”，指出：“凡人年逾四旬，气衰之际，或因忧喜愤怒伤其气者，多有此疾。”朱丹溪主张“湿痰生热”，说是“痰生热，热生风也”。元代王履提出“真中风”“类中风”病名。他说：“因于风者，真中风也；因于火、因于气、因于湿者，类中风而非中风也。”其后，明代张景岳认为本病与外风无关，而提倡“非风”之说，并提出“内伤积损”的论点。至清代叶天士始明确以“中风”立论，进一步阐明了“精血衰耗，水不涵木……肝阳偏亢，内风时起”的发病机制，提出滋阴息风、滋阴潜阳以及开闭、固脱等法，这一时期治疗分别以治火、治痰、治虚等，各有偏重。清代王清任以气虚血瘀立论，创立补阳还五汤治疗偏瘫，至今仍为临床常用的方剂。

祖国医学并无蛛网膜下腔出血的记载，根据其临床表现大抵属于中医中风范畴。

二、病因、病机

本病多因气血亏虚，心、肝、肾三脏失调，复因劳逸失度、内伤积损、情志不遂、饮酒饱食或外邪侵袭等触发，导致机体阴阳失调，气血运行受阻，肌肤筋脉失于濡养；或阴亏于下，肝阳偏亢，阳化风动，血随气逆，肝阳暴张，夹痰夹火，横窜经遂，蒙蔽清窍，而成上实下虚，阴阳互不维系的危重证候。

（一）病因

1. 积损正衰

素体阴亏血虚，虚火内扰，或中年以后精气渐虚，肝肾阴虚于下，肝阳偏亢于上，肝风易动，化火生痰；或因素体禀赋不足，或久病体虚，气血亏虚，脉络空虚，风邪人中；或素体形盛气衰，外风引动，痰瘀阻络，气血涩滞，亦发为偏枯卒中。

2. 情志失调

平素忧郁恼怒，情志不畅，肝气不舒，郁而化火，或长期精神紧张，阴精暗耗，志火内燔，或火盛灼津炼液为痰，复因将息失宜，肝风内扰，风火痰热内盛，阻滞经络或蒙蔽神窍而发病。此外，素体阳盛或心肝火旺之青壮年，亦有骤遇怫郁而阳亢化风，以致猝然发病者。

3. 劳倦过度

包括房劳、烦劳等。《素问·生气通天论》说：“阳气者，烦劳则张。”烦劳过度，耗气伤阴，易使阳气暴涨，引动风阳上旋，气血上逆，壅阻清窍；纵欲过度，房事不节，亦能引动心火，耗伤肾水，水不制火，则肝风内动，扰乱清窍而发病。

4. 饮食不节

平素嗜食甘肥醇酒，脾失健运，聚湿生痰；或逸多劳少，形体肥胖，气虚而多湿多痰，痰湿内盛，痰郁化热，阻滞经络，或痰热生风，横窜经络而成病。

一般来说，中风的发病都有明显的诱因。因此，对于诱发因素，必须引起足够的重视，尽量避免。

（二）病机

中风病机主要为阴阳失调，气血逆乱。病位于脑，与心、肝、脾、肾关系密切。气血不足或肝肾阴虚是致病之本，风、火、痰、瘀是发病之标，一旦遇到烦劳、恼怒、房事不节或醉酒饱食等诱因，阴阳严重失调，气血发生逆乱而致卒中。由于病位浅深、病情轻重的不同，又有中经络和中脏腑之别。经络之证，病位较浅，每因风痰瘀阻滞经脉，或肝风夹痰，横窜经络，气血不能濡养机体，则见半身不遂，口舌㖞斜，言语不利，或仅见口舌㖞斜，或伴见半身不遂等症状。若风阳痰火蒙蔽清窍，气血逆乱，上冲于脑，则见中脏腑之证，病位较深，或因络损血溢，瘀阻脑络，而致猝然昏厥仆倒，不省人事。中脏腑因邪正虚实的不同，又有闭、脱之分，及出现由闭转脱的演变。若风阳痰火蒙蔽清窍，则见昏仆、不省人事、面赤、息粗、肢体拘急等闭症。如风阳痰火炽盛，进一步耗灼阴精，阴虚及阳，阴竭阳亡，阴阳离决，则出现脱证。此时精气去而神气脱，表现为口开目合、手撒、汗出肢冷、气息微弱等虚脱之危重证候。在恢复期，中经络之证因风、火、痰、瘀之邪留滞经络，气血运行不畅，而仍留有半身不遂，口歪或不语等后遗症，一般恢复较慢。而中脏腑病情虽然危重，如经积极抢救治疗，往往可使病情脱离危险，神智渐趋清醒，转危为安，然恢复期往往因气血失调，血脉不畅而后遗经络病证。综上所述，中风之发生，病机虽较复杂，但归纳起来不外虚（阴虚、气虚）、火（肝火、心火）、风（肝风、外风）、痰（风痰、湿痰）、气（气逆）、血（血瘀）六端，其中以肝肾阴虚或气血亏虚为其根本。此六端在一定条件下，相互影响，相互作用，而突然发病。有外邪侵袭而引发者称为外风，又称真中风或真中；无外邪侵袭而发病者称为内风，又称类中风或类中。从临床看来，本病以内因引发者居多。

三、辨证治疗

（一）中经络

1. 风痰瘀阻证

症状：头晕，头痛，手足麻木，突然发生口舌㖞斜，口角流涎，舌强言謇，半身不遂，或手足拘挛，舌苔薄白或紫暗，或有瘀斑，脉弦涩或小滑。

证机概要：风痰上扰，肝阳化风，痹阻经脉。

治法：息风化痰，活血通络。

代表方：半夏白术天麻汤合桃仁红花煎加减。前方功能化痰息风，补脾燥湿，温凉并济，补泻兼施，用于风痰上扰，眩晕头痛，胸闷呕恶，舌苔白腻，脉弦滑者。后方活血化瘀，行气散结。

常用药：半夏、茯苓、陈皮、甘草补脾益气；白术燥湿化痰；桃仁、红花逐瘀行血；香附、青皮、穿山甲、延胡索理气行血；天麻平息内风；生姜、大枣调和营卫。湿痰偏盛，舌苔白滑者，加泽泻、桂枝利湿化饮；肝阳偏亢者，加钩藤、代赭石潜阳息风。中成药可服血塞通片以活血化瘀。

2. 风阳上扰证

症状：常感眩晕头痛，耳鸣面赤，腰腿酸软，突然发生口舌㖞斜，语言謇涩，半身不遂，苔薄黄，舌质红，脉弦细数或弦滑。

证机概要：肝肾阴虚，痰热内蕴，风阳上扰，经脉痹阻。

治法：镇肝息风，育阴潜阳。

代表方：镇肝息风汤或天麻钩藤汤加减。前方功能镇肝息风，善治阴虚阳亢、肝风内动而致头晕目眩，面赤，肢体活动不利，口舌㖞斜，甚则跌仆，不省人事，脉弦长有力者。后方功能平肝、息风、镇潜，用于阳亢风动，眩晕肢麻者。

常用药：龙骨、牡蛎、代赭石、珍珠母、石决明、龟板镇肝潜阳；天麻、钩藤、菊花平肝息风；白芍、玄参养阴柔肝；牛膝引血下行；桑叶、菊花清肝泄热等。

阳亢火盛，头痛剧烈，面红目赤者，加夏枯草清肝息风潜阳；肝风内动，肢搐手抖者，加僵蚕、地龙息风镇痉；痰热较甚，苔黄腻，加胆星、竹沥、川贝母以清热化痰；心烦躁热者，加黄芩、山栀、茯神清热除烦宁神；痰蒙心神，语言不清，神情呆滞者，加菖蒲、远志化痰开窍；若伴肾阴不足，气血亏虚，腰膝酸软无力，加当归、首乌、枸杞、桑寄生、熟地等补益肝肾。

（二）中脏腑

1. 闭证

突然昏仆，不省人事，牙关紧闭，口噤不开，两手握固，肢体偏瘫，拘急，抽搐。由于有痰火和痰浊内闭之不同，故有阳闭、阴闭之分。

（1）阳闭

症状：除闭证主要症状外，兼见面红气粗，躁动不安，舌红苔黄，脉弦滑有力。

证机概要：肝阳暴张，气血上逆，痰火壅盛，清窍被扰。

治法：清肝息风，豁痰开窍。

代表方：先服（或用鼻饲法）至宝丹或安宫牛黄丸以清心开窍，并用羚角钩藤汤加减。羚角钩藤汤清肝息风，清热化痰，养阴舒筋，用于风阳上扰、窜犯清窍而见眩晕、痉厥和抽搐等症者。至宝丹或安宫牛黄丸以清心开窍。

常用药：羚羊角（或山羊角）、钩藤、珍珠母、石决明以平肝息风；胆南星、竹沥、半夏、天竺黄、黄连清热化痰；菖蒲、郁金化痰开窍。

痰热阻于气道，喉间痰鸣辘辘者，可服竹沥水、猴枣散以豁痰镇惊；肝火旺盛，面红目赤，脉弦劲有力，宜酌加龙胆草、山栀、夏枯草、代赭石、磁石等清肝镇摄之品；腑实热结，腹胀便秘，苔黄厚，宜加生大黄、元明粉、枳实以清热通腑导滞，或用礞石滚痰丸清热涤痰通腑；痰热伤津，舌质干红，苔黄糙者，宜加沙参、麦冬、石斛、生地等滋阴清热。

（2）阴闭

症状：除闭证主要症状外，兼见面白唇紫或黯，四肢不温，静而不烦，舌质暗淡，苔白腻滑，脉沉滑

证机概要：痰浊偏盛，风痰上扰，内闭心神。

治法：豁痰息风，辛温开窍。

代表方：急用苏合香丸温开水化开灌服（或用鼻饲法），以芳香开窍，并用涤痰汤加减。涤痰汤化痰开窍，用于痰蒙心窍，神志呆滞不清者。苏合香丸宣郁开窍。

常用药：半夏、茯苓、橘红、竹茹化痰；郁金、菖蒲、胆星豁痰开窍；天麻、钩藤、僵蚕息风化痰。

2. 脱证

症状：突然昏仆，不省人事，面色苍白，目合口开，鼻鼾息微，手撒遗尿，汗出肢冷，

舌萎缩，脉沉细微欲绝或浮大无根。

证机概要：元气衰微，精去神脱，阴竭阳亡。

治法：回阳救阴，益气固脱。

代表方：立即用大剂参附汤合生脉散加味。参附汤补气回阳，用于阳气衰微，汗出肢冷欲脱；生脉散用于津气耗竭。两方同用，益气回阳，救阴固脱，主治阴竭阳亡之证。

常用药：人参、附子补气回阳；麦冬、五味子、山萸肉滋阴敛阳。

阴不敛阳，阳浮于外，津液不能内守，汗泄过多者，可加煅龙骨、煅牡蛎敛汗回阳；阴精耗伤，舌干，脉微者，加玉竹、黄精以救阴护津。

（三）恢复期和后遗症期

中风病急性阶段经抢救治疗，神志渐清，痰火渐平，风退瘀除，饮食稍进，渐人恢复期，但恢复期和后遗症有半身不遂、口歪、语言謇涩或失音等症状，此时仍须积极治疗并加强护理。针灸与药物治疗并进，可以提高疗效。药物治疗根据病情可采用标本兼顾或先标后本等治法。

1. 痰瘀阻络证

症状：口舌㖞斜，舌强语謇或失语，半身不遂，肢体麻木，舌紫暗或有瘀斑，苔滑腻，脉弦滑或涩。

证机概要：痰瘀互结，脉络痹阻。

治法：化痰祛瘀，活血通络。

代表方：温胆汤合四物汤加减。前方理气化痰，用于气郁生痰，痰浊内扰之证；后方补血活血，用于营血虚滞之证。

常用药：熟地、当归、川芎滋阴补血活血；枳实、半夏、竹茹化痰和胃；茯苓、陈皮益气健脾。

若兼气虚者，加黄芪、党参、白术；心烦甚者，加山栀、豆豉以清热除烦；眩晕者，可加天麻、钩藤以平肝息风；四肢不用明显者，加杜仲、川断、牛膝、桑枝。

2. 气虚血瘀证

症状：偏枯不用，肢软无力，面色萎黄，舌质淡紫或有瘀斑，苔薄白，脉细涩或细弱。

证机概要：气虚血滞，脉络瘀阻。

治法：益气养血，化瘀通络。

代表方：补阳还五汤加减。本方益气养血，化瘀通络，适用于中风恢复阶段气虚血滞而无风阳痰热表现之半身不遂，口舌㖞斜，或语言謇涩之证。

常用药：黄芪以补气养血；桃仁、红花、赤芍、当归、赤芍养血活血，化瘀通经；地龙、牛膝引血下行兼以通络。

血虚甚者，加枸杞、首乌藤以补血；肢冷，阳失温煦，加桂枝温经通脉；腰膝酸软，加续断、桑寄生、杜仲以壮筋骨、强腰膝。

3. 肝肾亏虚证

症状：半身不遂，患肢僵硬拘挛变形，舌强不语，或偏瘫，肢体肌肉萎缩，舌红脉细，或舌淡红，脉沉细。

证机概要：肝肾亏虚，阴血不足，筋脉失养。

治法：滋养肝肾。

代表方：左归丸合地黄饮子加减。左归丸功专填补肝肾真阴，用于精血不足，不能荣养筋脉，腰膝酸软，肢体不用等症；地黄饮子滋肾阴，补肾阳，开窍化痰，用于下元虚衰，虚火上炎，痰浊上泛所致之舌强不语、足废不用等症。

常用药：干地黄、首乌、枸杞、山萸肉补肾益精；麦冬、石斛养阴生津；当归、鸡血藤养血和络。

若腰酸腿软较甚，加杜仲、桑寄生、牛膝补肾壮腰；若肾阳虚，加巴戟天、肉苁蓉补肾益精；附子、肉桂引火归原；夹有痰浊，加菖蒲、远志、茯苓化痰开窍。

第八节　护理要点

1. **休息**　忌行走和头部剧烈活动，卧床 2 ～ 4 周；有躁动者加床档，必要时用镇静剂。

2. **基础护理**　保持床铺平整、干燥、清洁，去除对皮肤利激的有害因素，每 2 小时翻身 1 次，发红部位的皮肤，在骨隆凸处放棉热或铺气垫床，避免使用易损伤皮肤的便器，防止压疮发生。意识障碍者做好口腔护理，有义齿应取下，防止窒息。

3. **饮食**　低盐、低脂的食物。急性脑出血重症病人发病 48 小时内一般禁食，以输液来维持营养、补充足量的热能。每日液体量为 1500 ～ 2000ml，48 小时后不能进食者给予鼻饲，以混合奶或匀浆为主。鼻饲过程中注意温度和量，有消化道出血者应禁食，待无咖啡色物质排出后再进食。

4. **心理护理**　对意识清楚、意识好转的病人讲解疾病的转归、治疗，消除其紧张心理，使情绪稳定利于病人康复。

5. **头痛的护理**　剧烈头痛不能忍受者应使用止痛剂，并给予镇静剂使病人安静休息，绝对卧床 4 ～ 6 周，利于病情好转，操作尽量集中进行。

6. **血压增高的护理**　避免一切能引起血压增高的因素，如有便秘，及早给予缓泻剂。保持情绪乎稳，按时服用降压药物。早期使用钙拮抗剂（尼莫地平），使用中注意观容药物的滴速，宜缓慢。

7. **生命体征的观察**　严密观察、记录意识状态、瞳孔大小、对光反射情况及生命体征变化。意识、瞳孔是判断病情变化的重要指标，尤其对并发脑水肿的病人，应每小时观察 1 次，注意其定向力是否正确，瞳孔是否等大，以便及时发现脑疝。

8. **症状的观察**　严密观察头痛的性质、强度、持续时间，保持病室安静，减少探视。遵医嘱给予镇痛药，并观察用药后的效果，如发现剧烈头痛、频繁呕吐并呈喷射状、脑膜刺激征明显及时通知医生给子相应处理。及时发现并控制抽搐发生，遵医嘱给子抗癫痫药物。躁动或谵妄时，立即寻找原因，并适当处理。

9. **药物观察**　由于尼莫地平具有较强的扩血管作用，可造成血压下降，一些病人可出现头痛症状，另外，尼莫地平为酒精溶剂，部分病人可有头晕、心慌等反应，甚至难以耐受。因此在输液时向病人解释清楚上述不良反应，以避免造成病人不必要的紧张。输液过程中注意慢滴，如有条件应使用输液泵控制输液速度，并密切注意病人的反应及血压变化。